江苏省名老中医药专家学术传承工作室建设项目

章永红肿瘤内科病临证心悟

主编　章永红　章　迅　叶丽红

U0305901

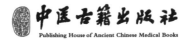

中医古籍出版社
Publishing House of Ancient Chinese Medical Books

图书在版编目(CIP)数据

章永红肿瘤内科病临证心悟 / 章永红，章迅，叶丽红主编. —北京：中医古籍出版社，2022.7
ISBN 978-7-5152-2348-3

Ⅰ.①章… Ⅱ.①章… ②章… ③叶… Ⅲ.①肿瘤-中医临床-经验-中国-现代②中医内科-中医临床-经验-中国-现代 Ⅳ.①R273②R25

中国版本图书馆 CIP 数据核字(2021)第 223480 号

章永红肿瘤内科病临证心悟
主编　章永红　章　迅　叶丽红

责任编辑　王益军
封面设计　河北源澜文化传播有限公司
出版发行　中医古籍出版社
社　　址　北京市东城区东直门内南小街 16 号(100700)
电　　话　010－64089446(总编室)010－64002949(发行部)
网　　址　www.zhongyiguji.com.cn
印　　刷　廊坊市鸿煊印刷有限公司
开　　本　710mm×1000mm　1/16
印　　张　24
字　　数　280 千字
版　　次　2022 年 7 月第 1 版　2022 年 7 月第 1 次印刷
书　　号　978-7-5152-2348-3
定　　价　69.00 元

《章永红肿瘤内科病临证心悟》

编委会

主　编

章永红　章　迅　叶丽红

副主编

方志军　陆为民　丁大伟　彭海燕

编　委

（按姓氏笔画排序）

丁大伟　万　茜　方志军

叶丽红　刘　敏　陆为民

章　迅　章永红　彭海燕

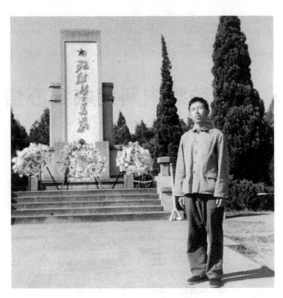

章永红在江苏新医学院（南京医学院和南京中医学院合并）
上大学时在南京雨花台留影（1973 年）

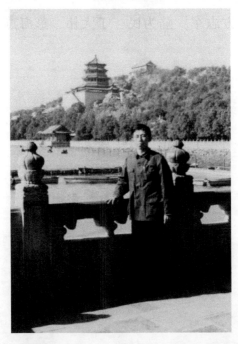

章永红在上海中医学院硕士毕业时到北京颐和园留影（1983 年）

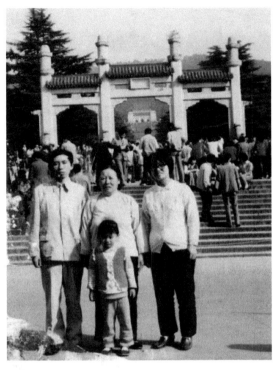

章永红在南京中医学院读博期间与母亲、妻女在南京中山陵留影(1985 年)

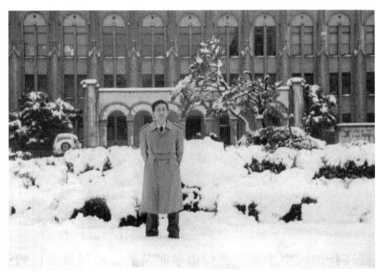

章永红在东京大学医学部药理学做访问学者时的校园照(1991 年)

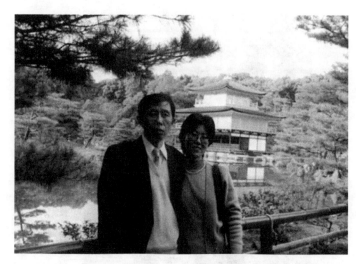

章永红在日本大阪医疗讲学时与夫人在奈良的风景照(1997 年)

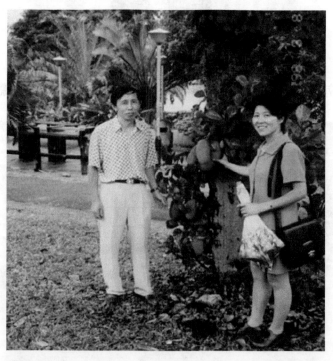

章永红在新加坡中华医院医疗讲学时与夫人的风景照(1998 年)

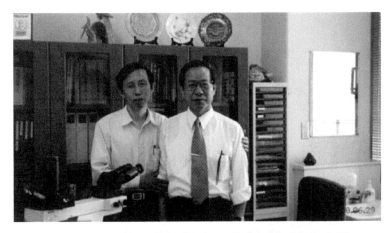

章永红在大阪市立大学医学部做访问学者时与教官合影（2000 年）

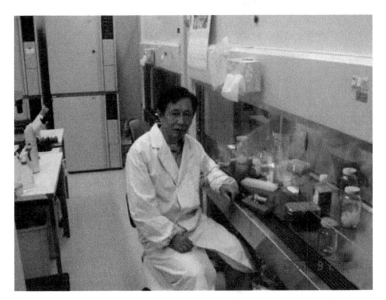

章永红在东京大学大学院医学系研究科分子生物学

做访问学者时在实验室留影（2006 年）

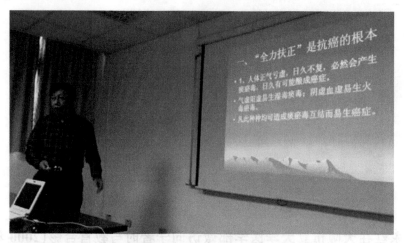

章永红在中国台湾中国医药大学讲学时的讲课照片（2014 年）

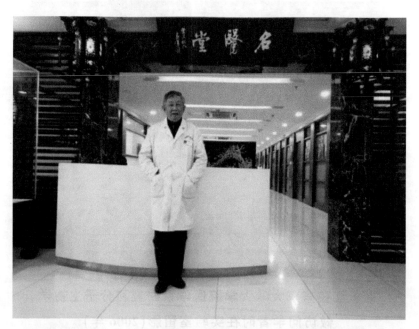

章永红在江苏省中医院名医堂门诊时的留影（2017 年）

章永红简介

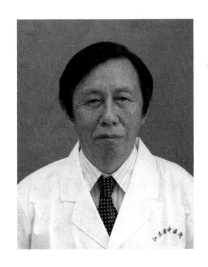

　　章永红,主任中医师,教授,博士研究生导师,医学博士。现为江苏省中医院名医堂高级中医肿瘤专家,江苏省名中医。出身于祖传四代中医世家,为江苏著名孟河医派传承人之一,为全国首届6名中医博士之一。先后3次赴日本东京大学等世界一流大学做抗癌访问学者3年,先后任江苏省中医药学会肿瘤分会主任委员、名誉主任委员,江苏省自然科学基金项目评审专家,国家食品药品监督管理局评审专家,国家自然科学基金项目评审专家,国家科学技术奖评审专家,国家"十二五"重点学科"中医肿瘤学"学科方向带头人。

　　2002年10月被江苏省卫生厅、江苏省中医药管理局评定为"省名中医"。2009年以来被江苏省中医药管理局确定为第一、第二、第三批省老中医药专家学术经验继承工作指导老师。2016年被江苏省中医药管理局确定为第二批省名老中医药专家学术传承章永红工作室。

从事中医药临床医疗工作 40 余年，积累了丰富而独特的中医药临床治疗经验，在中医药抗癌研究领域具有较精深地学术造诣和较精湛地医疗技术。擅长乳腺癌、肺癌、结肠癌、胃癌等各种癌症及脾胃病的中医药治疗。对经现代医学治疗无效，包括不能手术、放化疗无效、靶向治疗无效的晚期癌症患者，单纯运用中医药治疗，取得了控制癌瘤发展、改善症状、提高生存质量、延长患者生存期的显著效果。

主持完成了国家级及省厅级中医药科研课题 10 余项，获得药物发明专利 10 余项。以排名第一获江苏省科技进步奖和江苏省中医药科技进步奖 2 项。获日本医药资源研究振兴会研究奖励。2014 年获南京中医药大学首届优秀教师奖和首届以岭中医药奖。

出版了《抗癌中药大全》(江苏科学技术出版社)、《章永红治癌临证经验》(江苏凤凰科学技术出版社)、《章永红抗癌用药经验》(江苏凤凰科学技术出版社)、《章永红抗癌食物中药运用经验》(汉斯出版社)、《章永红抗病毒抗癌中药运用》(汉斯出版社)等个人专著 7 部。发表中医药论文 160 余篇。近 10 年来以第一作者或通讯作者发表 SCI 等核心期刊中医药论文 50 余篇，主持完成中央与地方共建特色优势学科"中医药抗肿瘤实验室"建设项目。主编完成南京中医药大学第一部《中医肿瘤学》自编教材，以编委(无副主编)参加普通高等教育"十一五"国家级规划教材《中医肿瘤学》的编写，已出版供高校使用，培养了国内外中医药硕士、博士近百名。

自序

岁月如梭，昨日还是青年的我瞬间已到古稀之年，从医四十余载，为对运用中医药学治疗肿瘤内科病的感悟做一简单回顾和小结，故集相关文稿和近年来的部分临床资料，编著为《章永红肿瘤内科病临证心悟》，以此敬向关心支持我的领导、前辈、同道及学生，表示衷心的谢意，并以此对中医药学的学术经验传承工作尽微薄之力。

中医药学术历史悠久，博大精深，是祖国的宝贵遗产和伟大宝库。前人的理论观点和学术经验，值得我们去继承和发扬，但时代在前进，科学在发展，我们必须与时俱进，在继承的基础上，通过临床实践，不断创新，才能使中医药健康快速发展，更好地适应时代要求，更好地服务于广大患者。中医药只有在临床中不断提高治疗疑难病证的疗效水平，才能屹立于世界医学之林。勤临床多实践，是提高中医药临床医疗技能和辨治水平的重要途径，同时也要勤思考、多研究，才能不断创新，将中医药发扬光大。

本人从医以来十分重视临床实践，不断融会新知，略有经验收获，愿奉献同道及爱好者。故将过去的学术旧作酌予修订、临床经验记录、学生整理文稿，及近年来的部分临床医案，分治癌医论经验、内科医论经验、治癌医案选录等，聊作从医经历的回顾和自省。不妥之处，敬请斧正。

文稿整理中,主编、副主编、编委及众多同道、学生付出了辛勤劳动,附此致谢!承蒙出版社的领导和编辑的关心支持和指导,谨致衷心感谢!

章永红

2020 年 11 月于南京

前　言

　　章永红教授从事中医药抗癌临床工作40余年,具有丰富地临床治疗经验,是国内外享有盛誉的中医药抗癌专家。其培养的中医药抗癌医学博士、硕士遍布中国大陆、台湾地区、香港地区,以及韩国、新加坡、马来西亚、德国等境内外、国内外的高等学府和医疗机构。其在乳腺癌、肺癌、结肠癌、胃癌等各种癌症及脾胃病治疗领域尤有建树,勤于实践、勇于探索,将中医理论、他人的经验与临床实践紧密结合,从而摸索出独特地有效临床经验。对经现代医学治疗无效,包括不能手术、放化疗无效、靶向治疗无效的晚期癌症患者,单纯运用中医药治疗,取得了控制癌瘤发展、改善症状、提高生存质量、延长患者生存期的显著效果。

　　章永红教授创立了扶正攻毒的抗癌基本原则,创新了中医药抗癌的治疗理论,提出扶正是根本、攻毒是关键、调补脾胃是前提、软坚散结是关键。这些宝贵的临床经验,对创新发展中医药抗癌学术治疗理论大有裨益。

　　本书分为治癌医论经验、内科医论经验、治癌医案选录三个部分,并附名医小传。治癌医论经验主要阐述章永红教授中医药抗癌的独特学术观点、创新治疗理念及各种癌症的治疗经验,内科医论经验主要介绍章永红教授治疗内科杂病的中医药治疗经验,治癌医案选录主要介绍章永红教授近年来在肿瘤疾病治疗方面的效验医案。本书反映了章永红教授在治疗癌症和杂病过程中的精湛医疗技术、创新治疗理念和独到用药特色。

本书在整理编写过程中，承蒙章永红教授的同事、博士生、硕士生等的大力支持和协助经验整理，承蒙出版社有关领导和编辑的大力支持与指导，同时也得到引用的有关文献资料作者的大力支持，在此一并表示衷心的感谢！

整理编著者

2020 年 5 月于南京

目　录

第一章　治癌医论经验

一、从脾胃论治肺癌经验撷要

从脾胃论治肺癌的临床常用治法，主要包括健脾补肺、开胃健脾、和胃降逆、补脾生血、益胃生津、健脾祛湿六法。

肺癌是我国恶性肿瘤谱中的主要肿瘤之一，肺癌的发病率、死亡率已高居全国恶性肿瘤首位。结合多年的临床经验，认为癌症患者从全身来说，存在不同程度的气血阴阳亏虚；从局部来说，存在正气亏虚和癌毒至实的病理改变。在癌症的综合治疗中，调补脾胃、保护胃气是各种治疗的前提和基础。中医药对于改善癌症患者的临床症状、降低放化疗后的毒副反应、提高生活质量、延长生存期等方面具有其自身的特色和优势。

（一）肺与脾胃之联系

人体以五脏为中心，以精气血津液为物质基础，通过经络使脏腑之间发生联系。《灵枢·经脉》言："肺手太阴之脉，起于中焦，下络大肠，还循胃口，上膈属肺，从肺系横出腋下……""脾足太阴之脉，起于大指之端……入腹属脾络胃，上膈，夹咽，连舌本，散舌下；其支者，复从胃，别上膈，注心中"，从中可以看出在组织结构上肺与脾胃通过经络相沟通联系，且两者同为太阴经，在生理病理上有着不可分割的联系。肺在五行中属金，脾胃在五行中属土，金（肺）与土（脾、胃）在五行生克上属于"子母"关系；病理状态下任何一方虚损都会相互影响，即母不生子、子盗母气。肺与脾胃生理功能之间的联系主要体现在气的生成与水液代谢两个方面：一方面，肺主气司呼吸，吸入自然界中的清气；脾主运化水谷，胃主受纳水谷，脾主升清，胃主降浊，两者共同参与谷气的生成；清气与谷气在肺中又汇聚成宗气，宗气是人体一身之气的重要组成部分；另一方面，肺主行水，通过肺气正常的宣发肃降功能调节全身水液输布；脾主运化水液，脾气具有吸收、转输水精及调节水液代谢的功能。两者相互协调是保证津液正常输布与排泄的重要环节。肺与脾胃之间的紧密联系共同维持人体有关生命活动的正常运转。

（二）从脾胃论治肺癌的中医治法

1. **健脾补肺是核心**　肺癌术后及放化疗后的患者往往有不同程度的正气损伤，致使患者的免疫系统受到破坏。临床上常见神疲乏力，咳嗽无力，气短而喘，语音低微，面色少华，舌淡苔白，脉细弱等症状，此时的治疗原则应以扶助正气为主。气是人一身之本，扶正的思想应贯穿治疗的整个过程。《景岳全书·杂证谟·非风》中提到："盖人之生死，全由乎气，气聚则生，气散则死。"提出扶正之首在于补气，扶正之重在于补脾。脾胃为后天之本、气血生化之源，与人体的正气强弱密切相关；人以胃气为本，五脏皆禀气于胃，脾胃之气既伤，则百病由生。脾为肺之母，肺为脾之子，在肺癌患者以正气虚证为主的治疗中，往往需要健脾益气以达到补益肺气的功效，此法又可称为"培土生金"法。正如《难经·六十九难》所言："虚则补其母，实则泻其子。"遣方用药时，常选用平和之品，做到补益而不碍脾胃。中医认为甘平恒用，无伤中之害。药用党参、太子参、黄芪、红芪、黄精、白术、山药、芡实、莲子肉、茯苓、灵芝、甘草等。临床用量宜大，一般30~60 g，如《慎柔五书·卷之三》中述："平和之药，气血疏畅，宜多不宜少；寒热之药，不过却病，宜少不宜多，多则大伤脾胃。"

2. **开胃健脾是基础** 肺癌患者在化疗或放疗的过程中常会对脾胃功能有一定的抑制，形成不同程度的胃肠道反应；老年肺癌患者和肺癌晚期（非放化疗）患者也会出现此类情况。临床上常见纳呆、不欲饮食、消瘦、疲乏无力、腹胀等症状。此时的治疗原则应以开胃健脾为主，即开启胃的受纳水谷之功、脾的运化水谷之功，恢复脾胃的功能，以维护后天之本，恢复机体的抗肿瘤能力。临证时，提出开胃之法不可概投谷芽、神曲之类，而应根据病情辨证施治。遣方用药时，多选用性平味淡之品，慎用药性为大辛、大补之品；并且注意汤药的口感，过苦、过酸、过辣等味重之品一般不用。这是因为一方面肿瘤患者需长期服药，性味厚重的药患者很难长久坚持；另一方面摄食欲望差的肿瘤患者，汤药口感不好，患者不太愿意服药。临证时常用太子参、炙黄芪、炒白术、山药、茯苓、黄精、石斛、薏苡仁、木香、砂仁、广藿香、石菖蒲、生麦芽、炒谷芽、荷叶、鸡内金、神曲等药。

3. **和胃降逆是关键** 肺癌患者在使用化学药物或分子靶向药物治疗的过程中，常因药物的毒副反应使胃部难以耐受，导致中焦气机失调、胃气上逆，而出现干呕、呃逆、恶心、呕吐、嗳气，或食入即吐，或朝食暮吐等一些症状。根据中医学"六腑以通为用，以降为顺"的理论，此时的治疗原则应以和胃降逆为主。脾胃居中，为人体气机升降的枢纽，若胃失和降，不仅影响六腑的通降，还会影响全身气机的升降，从而出现各种病理表现。《临证指南医案·卷三》中载："脾宜升则健，胃宜降则和。"临证时，多遵循"治中焦如衡，非平不安"的原则，降胃气的同时一方面健脾气，降中有升，使中焦气机升降如衡；另一方面养胃阴，兼顾胃喜润恶燥的生理特性。遣方用药时，一般少用甘温益气、甘寒养阴之品，常选用甘淡、甘平之品，做到益气而不温热，养阴而不凉滞，药用太子参、白术、山药、茯苓、黄精、石斛、麦冬、玉竹、橘皮、姜竹茹、姜半夏、紫苏梗、川厚朴、枳壳等。

4. 注重补脾生血　肺癌患者在放疗或化疗的过程中，常易引起骨髓抑制，使白细胞下降，有时可能因血象不升而影响治疗的顺利进行。临床上常见神疲，面色淡白，气短懒言，头晕，眼花，脱发，心悸，健忘，食少，便溏，舌质淡、苔薄白，脉细无力等症状，此时的治疗原则应以气血俱补为主。在补血法的运用上，临证采取补脾、健脾达到生血之目的，较之单纯的补血治疗优势明显。脾胃为后天之本、气血生化之源，是血液能否充足的关键。若脾胃功能强健，则血液生化有源；反之，则血液生化乏源，从而形成血虚的各种病理变化。《医法圆通》中说"阳明为五脏六腑之海，生精生血，化气行水之源也"，遣方用药时，喜用补脾药与具有补精气、补精血功效的药物同用，如白术、党参、黄芪、当归、白芍、石斛、熟地黄、何首乌、枸杞子、沙苑子、桑葚、鸡血藤、阿胶、龟板、鳖甲等。

5. **益胃生津养肺阴** 肺癌患者在放射治疗的过程中，正常的肺组织受到照射的损伤而出现的炎症反应，称为放射性肺炎，是肺部肿瘤在放射治疗过程中常见的并发症。中医理论认为，放射线具有火热之性，照射人体，会消灼津液，损伤阴精。临床上常见干咳少痰，口燥咽干，眼球凹陷，皮肤枯瘪，低热，口渴喜饮，饥不欲食，便秘，舌红苔少，脉细数等症状。此时的治疗原则应以养阴、清热、解毒为主，在养阴法的具体运用上，主张以益胃生津法为主、辅以滋补肾阴法以达到养阴润肺的目的。胃喜润恶燥，胃与脾纳运相助，运化水谷精微化生精气血津液以滋养全身；肾阴乃人体阴液的根本，对五脏六腑之阴的化生都有促进作用。胃阴虚常使肺阴生化乏源，肺阴受损常累及胃阴亏耗，亦使肾阴亏损。遣方用药时，一般选用甘、微寒生津及甘、微凉濡润之品；而慎用性质黏腻、大寒之品，以防滋阴敛邪、苦寒败胃之弊。药用石斛、沙参、麦冬、玉竹、黄精、天花粉、山药、玄参、生地黄、粳米、芦根、五味子、女贞子、枸杞子、山萸肉、桑葚等，临证时常重用黄精、石斛、麦冬、玄参、玉竹之品。

6. **健脾祛湿化痰饮** 晚期肺癌患者常因肿瘤增大侵犯胸壁组织以致压迫肺和脏层胸膜，影响液体和蛋白质的重吸收从而形成胸腔积液。临床上常见胸闷气短，心悸，咳嗽痰多、色白质黏稠，身体困重，纳呆，恶心，舌质淡胖、边有齿印、苔白腻，脉濡滑等症状。此时的治疗原则应以益气、化痰饮为主，在化痰法的运用上，提倡以健脾祛湿法根除痰之病源，而非单纯应用燥湿化痰之药。《医宗必读·痰饮》中指出："治痰不理脾胃，非其治也。"脾喜燥恶湿，脾失健运，易产生湿邪；湿邪不去，脾难健运，亦聚成痰，痰壅于肺。故有"脾为生痰之源，肺为贮痰之器"之说。遣方用药时，喜用既有健脾又有利湿功效的中药，如茯苓、薏苡仁、芡实、白扁豆、望江南、荠菜等。选用祛湿药时慎用燥湿利水之品，以防伤阴；一般选用甘淡渗湿或养阴利水之品，如猪苓、冬瓜皮、玉米须、野料豆、滑石、白残花、垂盆草、木馒头、楮实子等。

（三）病案举隅

宰某某，男，63岁，2017年5月9日初诊。患者因发热咳嗽至医院就诊，查胸部CT发现右肺上叶占位伴周围感染，后复查CT示：右上肺癌伴右肺门及纵隔淋巴结转移、右侧胸腔少量积液、慢性支气管炎、肺气肿伴肺大泡形成、心包少量积液；支气管镜病理提示小细胞肺癌，诊断为小细胞肺癌局限期。未行手术治疗，化疗1次。既往有"脑梗死、高血压"病史，血糖正常。刻下：气喘，咳嗽咳痰不显，食欲可，大便可，舌苔薄，脉细滑。辨证当属肺积之肺虚痰毒证，治以健脾补肺、化痰解毒之法。处方：党参20 g，红芪30 g，炒白术20 g，蒸黄精20 g，麦冬20 g，石斛20 g，生薏苡仁30 g，猕猴桃根30 g，山慈菇10 g，白花蛇舌草15 g，莪术15 g，龙葵10 g，壁虎3 g。常法煎服。

2周后复诊：诉气喘好转，复查胸部CT提示右肺上叶病灶及淋巴结减小，原方炒白术、党参剂量均调整为30 g，加用玉竹20 g，南沙参20 g养阴润肺。

续服2周后，患者未诉明显不适，病情稳定，后患者续服中药，多次复查胸部CT示右肺上叶占位及右肺门纵隔肿大淋巴结等病灶同前，近期随访疗效满意。

二、治疗乳腺癌内分泌综合征经验

在乳腺癌内分泌综合征发生、发展的过程中，正气亏虚为其根本，肾精不足为其病机之核心，瘀毒内阻贯穿始末。遵循辨病与辨证相结合的原则，从"正""邪"两方面出发，确立了以健脾益肾为主，化瘀解毒为辅的治疗原则。从内分泌综合征角度，治疗以健脾益气、补益肾精为主，而从乳腺癌脾虚之病机基础考虑，治疗以健脾为要，并于健脾益肾基础上辅以化瘀解毒之法，以达正复邪去，脏腑气血安和之效。

乳腺癌位于女性癌症发病之首，严重影响女性的生理及心理健康。乳腺癌病变部位虽位于乳房，但并不局限于乳房局部，可累及身体各系统、组织器官，其治疗方式以综合治疗为主。乳腺癌是一种激素依赖性恶性肿瘤，现代医学研究表明，乳腺癌的发生发展与机体内雌激素水平密切相关。随着人体内激素水平的不断提高，乳腺癌细胞的增生、复发、转移也随之加快。激素受体阳性乳腺癌是乳腺癌最常见的类型，对于此类患者在手术和化疗基础上予以辅助内分泌治疗有助于降低复发率及转移率，延长患者生存期。但长期接受内分泌治疗的患者，内分泌药物通过抑制卵巢功能或阻碍雄激素转化为雌激素从而导致体内雌激素水平下降，继而出现烘热多汗、神疲乏力、腰膝酸冷等一系列类似围绝经期综合征表现。现代医学尚无有效的治疗措施，中医药作为我国特色疗法，对于乳腺癌患者出现此类围绝经期综合征的治疗有绝对优势。

（一）病因病机

乳腺癌内分泌综合征主要表现为潮热汗出、神疲乏力、头晕耳鸣、腰膝酸冷、心烦抑郁、失眠、月经失调等，可归属于中医学"绝经前后诸证"范畴。因内分泌药物的影响致患者体内雌激素水平下降，肾气渐衰，天癸耗竭，多数医家认为其病位主要在肝、肾，临床以肝肾阴虚证多见。根据多年临床经验总结出乳腺癌内分泌治疗所致绝经前后诸证病位主要在脾、肾，其主要病机为脾气亏虚、肾精不足及瘀毒内阻。

1. 脾气亏虚为基础　正气不足，卫外不固，外邪侵袭，阻滞乳络，气血津液运行不畅，乳病由生；邪滞日久，气郁、痰浊、瘀血内生，正气渐衰，乳病渐进；继之，刀刃、药食所伤，乳病虽缓，正气衰甚。故认为在乳腺癌发生、发展过程中，正气亏虚为其根本。乳腺癌内分泌综合征患者经历了乳腺癌发病、进展、手术治疗、化疗（或联合放疗）、内分泌治疗这一因虚致实、因实致虚的漫长病理过程，正虚始终贯穿其始末。脾为生化之源，水谷经脾之运化功能转化为气血津液，并输布全身，外充卫气护肌腠，内滋营血养脏腑，脾虚为正虚之根本。天癸为先天之精，来源于肾，靠后天脾胃转化之水谷精微不断滋养，脾虚化源不足，后天充养失司，天癸渐衰，易诱发绝经前后诸证。故认为脾虚为乳腺癌内分泌综合征病机基础。临床上常出现神疲乏力、头晕目眩、纳差、便溏等脾虚表现。

2. 肾精不足为核心　《素问·六节藏象论》曰："肾者主蛰，封藏之本，精之处也。"肾精是构成人体的基本物质，是人体生长发育和生殖的基础。《素问·上古天真论》曰："女子七七任脉虚，太冲脉衰少，天癸竭，地道不通，故形坏而无子。"中年妇女随着年龄的增长肾中精气逐渐衰少，天癸渐竭，冲任二脉渐虚，胞宫藏泻失职，致肾－天癸－冲任－胞宫轴功能失调，引发绝经前后诸证。乳腺癌内分泌药物治疗的机制主要为抑制体内雌激素分泌，减少雌激素水平从而降低乳腺癌的复发率和转移率。中医学认为雌激素属于人体内"肾精"范畴，雌激素水平降低，肾中精气衰少，继而出现一系列类似绝经前后诸证表现。另外，乳腺癌患者经化疗、内分泌治疗，药物的毒性反应损伤肝肾，耗伤肝肾阴血。故认为肾精不足为乳腺癌内分泌治疗所致类绝经前后诸证病机之核心，临床常出现烘热汗出、腰膝酸冷、眩晕耳鸣等肾虚症状。

3. *瘀毒内阻为隐患*　瘀毒为乳腺癌发病之关键，同样也是疾病发展过程中的病理产物，瘀毒内阻贯穿于乳腺癌的始末。乳腺癌手术治疗、放化疗均以清除体内癌毒为目的，由于癌毒的顽固性、胶着性，即使经过手术、放化疗，甚至靶向治疗，仍会有部分癌细胞残存体内。内分泌治疗主要目的即抑制残存癌细胞生长，有临床研究表明，乳腺癌患者长期服用内分泌治疗药物他莫昔芬有增加静脉血栓的风险。此外，癌症治疗后期，正气虚甚，气虚推血无力，血液运行缓慢甚至停滞不前，易致瘀血内阻，残存癌细胞经血液淋巴运行，于瘀血处易积聚而形成新的转移灶，加快病情的进展，甚至危及患者生命，故瘀与毒为疾病之隐患，是乳腺癌后期病情进展的关键要素，不容忽视。

（二）治则治法

总结多年治疗乳腺癌内分泌综合征经验，从本病病机特点出发，遵循辨病与辨证相结合的原则，从"正""邪"两方面出发，继而确立了以健脾益肾为主，化瘀解毒为辅的治疗原则，临床根据患者的症状加减用药。

1. 健脾益肾为主　人体精血来源于先天肾精，充养于后天脾胃之精。天癸的耗竭一方面责之于先天肾精衰少，源泉不足；另一方面则为脾运之功欠佳，后天补给不足。故从内分泌综合征角度出发，治疗以健脾益气、补益肾精为主；而从乳腺癌脾虚之病机基础考虑，治疗以健脾为要。故临床治疗乳腺癌内分泌综合征，以脾肾同治、健脾益肾为治疗大法，使脾胃健、正气复，肾精盛、阴血足，气血调和，诸病渐愈。临床常用健脾药如红芪、党参、白术、茯苓、山药、黄精等。其中山药、黄精皆为味甘性平之品，同归脾、肺、肾经，既有健脾益气之效，兼具补益肾精之功。阴虚之象甚者宜将党参改为太子参，太子参兼具补气健脾、养阴生津之效。补肾中药尤其是温补肾阳之品有类雌激素样作用，易引起患者体内雌激素水平升高，乳腺癌复发和转移风险随之增高，临床虽无定论，但其安全性有待进一步研究探讨。故临床常选用一些平补之品，如枸杞子、山萸肉、女贞子等。以缓解患者肾虚症状为度，达补而不过之效。枸杞子味甘、性平，归肝、肾、肺经，功能养肝、滋肾、润肺，现代临床研究表明，枸杞子有抗癌、提高免疫力、调节内分泌等疗效。

2. 化瘀解毒为辅　脾肾亏虚为乳腺癌内分泌综合征病机之根本，瘀毒内阻为其潜在危险因素。通过健脾益肾扶其正治其本，而化瘀解毒为祛邪治标之法，达标本同治之目的。认为瘀毒互生，血瘀日久，留滞不去，化热酿毒，癌毒滞络，脉道不通，血壅不流。故治疗过程中往往于健脾益肾基础上辅以化瘀解毒之法，以达正复邪去、脏腑气血安和之效。常用药物包括莪术、藤梨根、老鹳草、红豆杉、白花蛇舌草、蒲公英、山慈菇、木馒头、全蝎、壁虎等。临床选药以患者体质强弱、邪气盛衰为基础，辨证论治为原则。瘀毒邪盛，不得强攻之。全蝎、壁虎等虫类药抗癌解毒力盛，毒性亦盛，非癌毒之象甚不得任用之。常于患者疼痛症状明显，或有复发转移倾向时加以运用，且严格控制其用量，全蝎一般3～5 g，壁虎一般2～5 g。对于服药过程中出现恶心呕吐者可于方药中加入少许红枣、生姜以减轻患者的不适症状。莪术为化瘀解毒药之首，现代实验研究表明，莪术二酮有抗凝血作用，能预防血栓形成，莪术油能抑制乳腺癌细胞增生，兼具化瘀与抗癌解毒之效，且毒性相对较弱，不良反应较少。血瘀日久，积而化热，故临床常见瘀热之象。白花蛇舌草性甘寒、无毒，具清热解毒、消炎止痛之功。临床研究表明，白花蛇舌草具有良好的抗肿瘤活性，且能提高机体免疫功能。故常将莪术与白花蛇舌草配伍同用。

3. 临床随症加减 《脾胃论》曰："脾既病，则其胃不能独行津液，故亦从而病焉。"脾胃常相兼为病，脾虚常伴有胃阴不足之象，如口干咽燥、胃脘灼热、大便干结等，加用沙参、石斛、玉竹等甘润养阴之品。《素问·阴阳应象大论》曰："肾生髓，髓生肝。"肝之阴血由肾中生殖之精所酿生，肾精盛，则肝血足；肾中精气衰少，则肝中阴血来源匮乏，故肾虚常兼有肝阴不足诸症，如两目干涩、急躁易怒、肢体麻木等。加用何首乌、白芍、当归等养血柔肝、滋养肝阴之品。《备急千金要方·心脏脉论》曰："夫心者火也，肾者水也，水火相济。"肾水上济于心，心火下乘于肾，以达心肾阴阳平衡。肾水不足，不能上济心火，可能出现心火亢盛之象，如心悸健忘、心烦、不寐等。可加用栀子、知母、竹叶等清泻心火之品。《素问·灵兰秘典论》曰："脾胃者，仓廪之官，五味出焉。"脾气亏虚，健运失司，气血生化乏源，血虚心失所养，易出现心血不足之象，如心悸气短、面色萎黄、失眠等。加用远志、莲子、酸枣仁、灵芝等养心安神之品。

（三）注重精神调摄

《素问·举痛论》曰："余知百病生于气也，怒则气上，喜则气缓，悲则气消，恐则气下。"情志内伤致气机逆乱，脏腑功能失常，渐生诸病。《素问·阴阳应象大论》曰："人有五脏化五气，以生喜怒悲忧恐。"情志活动以五脏精气为基，脏腑气血失和易引起情志病变。故情志异常既是乳腺癌之病因，也是乳腺癌发生、发展过程中的病理产物。临床调查表明，乳腺癌患者焦虑、抑郁情绪越严重，其生存质量越差，越容易复发转移。《素问·汤液醪醴论》曰："精神不进，志意不治，故病不可愈。"目前新的医学模式为社会－心理－生物模式，皆体现了精神心理疏导在疾病治疗中的重要地位。对于乳腺癌内分泌综合征患者而言，饱受癌症痛苦，从发现疾病开始到手术治疗、化疗、放疗，再到后期内分泌治疗，同时承受着来自生理和心理的双重煎熬。通过自我调节以达到新的心理平衡，可减轻患者不适症状，延缓疾病进展，甚至促进疾病向愈。故在用药的同时对患者进行心理疏导，引导患者保持冷静、心情愉悦、树立信心显得至关重要。

（四）病案举隅

林某，女，47岁，2016年7月29日初诊。患者2015年8月7

日因"右侧乳腺恶性肿瘤"于某院行"右乳癌改良根治术"。术后病理显示：右乳浸润性导管癌，右腋下淋巴结 6/16 转移，脉管内见癌栓；免疫组化检查示：ER++，PR++，Her－2++；FISH 检测 Her－2 基因无扩增。术后行化疗（具体不详），后长期服用他莫昔芬。复查乳腺 B 超示：左乳乳腺增生；肿瘤指标：CA125 升高。刻下：患者面色潮红，四肢乏力，日夜均易出汗，晨起口干，时感腰膝酸冷，食纳欠佳，寐差，二便尚可，舌暗红边有瘀斑，苔薄白，脉细。辨证属脾肾亏虚、瘀毒内阻证，治以健脾益肾、化瘀解毒。处方：党参 20 g，炒白术 20 g，山药 20 g，山萸肉 10 g，枸杞子 10 g，石斛 20 g，麦冬 10 g，薏苡仁 10 g，莪术 15 g，藤梨根 10 g，白花蛇舌草 15 g，老鹳草 10 g，全蝎 10 g，壁虎 3 g。

经治疗 3 个月后，患者乏力及潮热汗出症状好转，舌边瘀斑减轻，复查肿瘤指标正常。于原方基础上减白花蛇舌草、全蝎、壁虎。后患者定期复诊，随症加减，多次复查肿瘤指标未见明显异常，乳腺 B 超无进展性病变，病情尚平稳。

按语：患者中年女性，乳腺癌术后化疗。刀刃、药毒耗伤人体正气，正气亏虚无力推动气血运行，脾失健运，四肢失养，故见四肢乏力、食纳差等脾虚之象。患者年近七七之年，加之长期服用内分泌药物，肾精衰甚，天癸耗竭，故见面色潮红、易汗、腰膝酸冷等肾阴阳两虚之象。因癌毒之顽固性，手术、化疗、内分泌治疗均未能净除之，所以可见暗红兼有瘀斑之舌象。故将本案患者病机归纳为脾肾亏虚、瘀毒内阻。方中选用党参、炒白术、山药、薏苡仁健脾益气；山萸肉、枸杞子补益肾精；石斛、麦冬滋养胃阴；莪术、藤梨根、白花蛇舌草、老鹳草化瘀解毒。因患者肿瘤指标偏高，有复发转移倾向，遂予以全蝎、壁虎加强抗癌解毒之效。

本方选药以健脾为主，佐以补肾养阴、化瘀解毒之品，以期达到正复邪去之效。服药 3 个月，患者症状好转，复查肿瘤指标正常，癌毒之象减轻，考虑患者正气尚虚，不宜长期使用攻伐之品，加之热毒之象不显，且虫类药物毒性更甚，不良反应多，遂于原方基础上减白花蛇舌草、全蝎、壁虎。在分析本案病例过程中同时考虑了乳腺癌本身及其内分泌治疗所致病证，结合患者症状及相关检查结果，评估患者病情以指导中医治疗，充分体现了中医之整体观及中西医结合治疗的特色。

（五）结语

运用健脾益肾解毒法为主治疗乳腺癌内分泌综合征临床取得了良好疗效。乳腺癌内分泌综合征是一类复合病证，既有内分泌治疗引起的不良反应，又有乳腺癌的基础症状存在，从中医基础之整体观念出发，在治疗过程中需两者兼顾。通过中医药治疗以达到减轻患者不适症状、改善患者生存质量、控制肿瘤进展、减少癌症复发与转移、延长患者生存期等目的。在治疗理念上尤其突出"健脾"之重，人体内气血津液的生成、流注均有赖于脾之健运，通过补益后天以充养先天，从而先天盛、后天足，正气存、邪渐消、病渐愈。

三、治疗胸腹部肿瘤常用角药撷英

角药是将三种功效相近或伍用臻善的中药联合成组，互为犄角，其以中医辨证论治为思想纲领，以中药性味归经为配伍原则，是在对药基础之上的拓展与延伸，临证发微，力专效宏。躬行科研临床数十年，致力于肿瘤内科疑难病的中医药治疗，基于治疗胸腹部肿瘤形成了"调补脾胃，扶正攻毒"的学术思想。

（一）调补脾胃，斡旋中焦

1. 橘皮、枳实、木香　《素问·玉机真藏论》曰："脾脉者土也，孤藏以灌四旁者也。"《素问·刺禁论》曰："肝生于左，肺藏于右，心部于表，肾治于里，脾为之使，胃为之市。"认为脾胃既是脏腑气机升降通道，亦为治疗肿瘤斡旋要枢，脾不健运，胃失和降，疾病乃生。橘皮、枳实、木香为临证调达肿瘤患者中焦气机常用角药。橘皮又名陈皮，为芸香科植物橘成熟果实的果皮，性温，味辛、苦，归脾经，功善行气健脾、降逆止呕、燥湿化痰，《本草汇言》赞之"欲调气健脾者，橘皮之功居首焉"；枳实为芸香科植物酸橙及甜橙的幼果，性微寒，味苦、辛，归脾、胃、大肠经，可收破气消积、行气导滞、消痰除痞之效；木香为菊科植物，性温，味辛，归脾、大肠经，擅健脾消食兼行气止痛。三者伍用，调脾为主，兼以行气，胸腹并治，对肿瘤患者常见胸脘痞胀、呃逆嗳气、食欲缺乏等脾胃气滞证尤为适用。

2. 生黄芪、潞党参、生白术　认为在肿瘤的综合治疗中，应以调补脾胃、保护胃气为前提，而补益脾胃又当以补气为先，临床辨证可酌情配合滋阴养血温阳等治法。生黄芪专入脾、肺两经，具有补气健脾、益卫固表等功效，《汤液本草》称其为"上中下内外三焦之药"；潞党参甘平，补脾益气，兼以养血生津；生白术性温，味苦甘，专入中焦，益气健脾，《本草通玄》赞之"补脾胃之药，无出其右"，其土德之全被张寿甫誉为"后天资生要药"，上三品为临证最常用补脾药组。因肿瘤患者脏气虚乏，癌毒渐著使正气更伤，恶性循环，故而全力扶正，以达养正消积，其扶正首在补气，重于补脾。参术芪合用，旺脾土以化气血，匡正气而抑癌毒，党参又可制约白术之温燥。临证处方遣药灵活有度，上三味多以30g化裁。临证久病入络者常配伍山楂，与参术芪类甘平之药合用，化瘀不伤新血，补气兼顾开郁。

临床研究表明，黄芪及内含活性成分可通过免疫调节及作用于黏膜免疫等发挥抗肿瘤成效。党参、白术为补气良方四君子汤和补中益气汤的代表药，研究表明此类益气方药可从特异性与非特异性免疫应答两个层面良性调节，从而调动患者潜在的抗癌功能。上两角药组，一调一补，临证灵活化裁，不拘泥于其一，力求补脾不碍气化、调胃无伤后天，甘平恒用，斡旋中焦，益寿延年。

（二）攻毒邪去，蚤音留情

1. 全蝎、蜈蚣、地龙 叶桂言："草木药饵，总属无情，不能治精亏之惫。"认为癌为痼疾，非攻难克，故而多用虫药，以有情之品，以毒攻毒。全蝎性平，味辛，归肝经，《药性切用》谓其"攻毒祛风"，现代研究也表明从东亚钳蝎中分离的多肽类物质可抑制多系统肿瘤；蜈蚣性温，味辛，亦归肝经，张灵甫赞其"走窜最速，所到之处，皆可开之，善解诸毒"，与全蝎配伍，可减药量以损其毒性，力起沉疴而有裨疗效，对肝癌、肺癌、脑瘤及癌痛均可奏效；地龙为钜蚓科动物毛蚓干燥体，性寒，味咸，归肝、脾、膀胱经，尤善通络，其抗癌机制涵盖抑制肿瘤生长、促进细胞凋亡、增强机体免疫、抗氧化与改善血液高凝状态等不同层面。临床针对肺癌、肝癌、胃癌等胸腹部肿瘤者常同用此药。异病同治，辨证为先，又常与天龙合用，二龙皆咸寒，联袂消癌毒。全蝎、蜈蚣、地龙，三药皆属虫类，难免伤及胃气，故倡导首剂量宜小，防虚虚之弊。

2. 九香虫、龟甲、鳖甲 九香虫性如其名，香气走窜，利膈宣通，温咸入肝肾，又可归脾经，可收温通肾阳、行气止痛之功。《本草用法研究》记载"九香虫咸，流通血脉"。现代昆虫学药理研究表明，九香虫无论是整体入药还是各种提取成分都有良好的抗癌活性，其对人乳腺癌 MCF-7 和人胃癌 SGC-7901 细胞均可诱导细胞凋亡从而发挥抗癌活性，常将其用于饱受癌痛的胸腹部肿瘤患者；龟甲为龟科动物的腹甲，性寒，味甘，归心、肝、肾经，滋阴潜阳，善治劳倦；鳖甲为鳖科动物的背甲，性寒，味咸甘，归肝、肾经，滋阴潜阳，软坚散结，《神农本草经》言之"主心腹癥瘕"。肿瘤发生虽成因复杂，但万变不离"正虚癌毒"，针对胸腹部中晚期肿瘤正虚邪恋患者，常以九香虫与二甲同用以缓解阴虚乏力盗汗之见症，三药皆入肝肾两经，同属搜剔有情之品，滋阴温阳兼顾逐瘀，合奏扶正攻毒之效。

上两角药组，皆属虫类，临证活用虫药，旨在搜剔攻毒，盖因胸腹部肿瘤一经发现多为中晚期痼疾，实乃肿瘤患者其桎梏与临床医师之羁绊，蛋音有情，攻毒痼去。

运用角药治疗胸腹部肿瘤临证紧扣病机，重视辨证归经，化裁灵活有度，如阿胶、补骨脂、仙鹤草伍用，既可补虚扶正疗毒，又防虫药出血之弊。不拘泥于形式，勤于科研创新，结合临床研究，如基于死亡受体通路研究伍用青蒿、云芝、蟾皮，诱导细胞凋亡；基于线粒体通路研究伍用姜黄、西洋参、冬凌草，抑制肿瘤生长。

四、治疗颅脑肿瘤经验举隅

认为颅脑肿瘤的病机可概括为正气亏虚、痰瘀内阻、肝风内动、清窍受蒙、络脉不通，其病理因素多与风、火、痰、瘀、毒有关。治疗颅脑肿瘤主张益气养阴以匡扶正气，攻毒散结以拔除癌毒。常在健脾护胃的选方基础上，合理运用补气补阴药物配合攻毒散结药物，以达扶正抗癌的目的。强调颅脑肿瘤的治疗以扶正补虚为主，攻毒散结为辅，顾护脾胃贯穿治疗始终，同时需关注生活与情志的调摄，对指导中医治疗颅脑肿瘤有重要的意义。

颅脑肿瘤包括脑瘤（原发性脑瘤）及脑转移瘤，具有高致残率、高致死率、高复发率等特点，其恶性程度高，预后差，治疗难度大，严重危害人类健康，治疗方法主要包括手术治疗、放射治疗、化学药物治疗以及综合治疗等。

颅脑肿瘤在中医典籍中并无明确的记载，但根据其症状表现，可归属中医"真头痛""眩晕""呕吐""癫痫""中风""厥证"等疾病范畴。中医学强调的是整体观念和辨证论治，颅脑肿瘤的治疗基本采用"扶正祛邪、调整阴阳"的整体治疗原则和"以人为本"的辨证论治理念。中医药在控制肿瘤的发生发展、增效减毒、缓解临床症状、提高患者生存质量、延长生存期等方面均具有较好的效果。研究发现，鸦胆子油乳注射液治疗脑转移瘤有较好的临床受益反应。

（一）病因病机

认为颅脑肿瘤病位在脑，且与肝脾肾三脏关系密切，其病机可概括为正气亏虚、痰瘀内阻、肝风内动、清窍受蒙、络脉不通，正虚是肿瘤发生的基础，癌毒是致病关键，其病理因素多与风、火、痰、瘀、毒有关，其中风为阳邪，其性开散，易袭阳位，脑为诸阳之会，易受风袭；"百病多因痰作祟"，颅脑肿瘤症状多表现为痰邪作祟，故"风"与"痰"是颅脑发病的重要病理因素。中医认为"脑为髓海"，脏腑虚弱，清阳不升，浊气不降，致血行滞涩，滞而化瘀，气血津液输布失常，湿聚为痰，痰瘀互结，阻塞脑络；或先天不足、后天房劳、年老体弱、久病体虚、情志等因素导致肝肾亏虚，髓海不充，脑失所养，外邪乘虚入侵形成痰浊瘀毒，阻塞脑窍；或外邪内因致脾胃虚弱，运化不能，痰湿内生，瘀毒互结，阻塞脑窍；或肝肾阴虚，肝阳上亢，化风为火，风、火、痰、瘀互结，清阳失用，痹阻脑络，发为脑瘤。脑瘤是多种致病因素、病理产物胶结的顽疾，虚实夹杂，病情复杂且重，治疗棘手，预后不良。

（二）治疗特色

1. 扶正为本，气阴为要　肿瘤证属本虚标实，治疗当标本兼顾、攻补兼施。认为肿瘤多为因虚致病，因虚致实，是一种全身属虚，局部属至实至虚的疾病，治当以补为先，且正气亏虚在癌病的发生发展过程中持续存在，因此扶正固本的治疗原则应贯穿治疗始终。临床治疗颅脑肿瘤时好用补益药，尤以补气补阴药为多。临证常用白术、党参、灵芝、黄芪等补气药，以及黄精、枸杞、石斛、百合、玉竹、鳖甲、龟甲、首乌、天冬等补阴药，常用剂量为 20～40 g。

现代药理学研究表明这些药物多具有增强免疫、抗肿瘤的效果，白术能增强体液免疫功能、促进细胞免疫，同时还能改善人体非特异性免疫功能；石斛提取物具有显著的细胞毒性作用，还可增强细胞免疫；枸杞所含枸杞多糖对 S180 腹水瘤荷瘤小鼠具有抑制肿瘤生长，增强细胞免疫功能的作用，与环磷酰胺合用有协同抗瘤作用。常将灵芝、黄精配伍使用，灵芝所含灵芝孢子油能增强免疫细胞的生理活性，恢复机体免疫系统功能，具有抗肿瘤、增强免疫的效果，而黄精提取物也具有一定抑瘤、增强体液免疫的作用，灵芝配伍黄精可补精气、养精血，加强疗效。实验结果证明，黄精、灵芝具有延长细胞寿命，促进细胞增生的作用，两者合用作用更为显著，具有协同作用。

2. 攻毒散结为辅，善用动物类药　在攻毒方面，癌为沉疴，颅脑肿瘤是邪毒久积、闭阻脑窍的结果，除扶正补虚外，还需辅以攻毒散结，认为颅脑肿瘤的治疗应从风、火、瘀、痰、毒着手。平肝息风药常选用全蝎、天龙、天麻、僵蚕、蜈蚣、蝉蜕、地龙，清热解毒药常选用山慈菇、白花蛇舌草、青蒿、藤梨根、夏枯草、山豆根。"百病多因痰作祟""怪病顽疾多责之于痰"，痰随气升，上阻脑窍，发为本病，软坚化痰常选用昆布、海藻、半夏、苦杏仁。瘀是肿块形成的基础，癌症患者血液往往处于高凝状态，形成血栓的风险较高，活血化瘀常选用莪术、三棱、地鳖虫、姜黄、穿山甲、蜣螂等。

现代药理学研究表明攻毒散结药物多具有一定抗肿瘤作用。例如全蝎提取液对带瘤小鼠的肿瘤生长有明显的抑制作用，其抗癌有效物质蝎毒蛋白，对消化道、乳腺、皮肤、鼻咽、淋巴等部位和系统的肿瘤抑制作用明显，对癌性疼痛的止痛有特效。其他如复方山豆根注射液有较好的抑瘤作用，藤梨根中提取的多糖复合物具有免疫调节作用，薏苡仁油能抑制肿瘤血管生成、促进细胞免疫，半夏可抑制肿瘤的侵袭和转移，三棱、莪术提取物修饰的肿瘤细胞疫苗可明显增强对小鼠黑色素瘤 B16 的抗瘤效应。

认为久治不愈的疑难疾病，当以虫蚁搜剔，方能力起沉疴。其总结多年临床经验发现，动物类药在治疗肿瘤方面疗效颇著，能有效控制肿瘤生长、防止复发转移，因此临床用药时多选取动物类药以达到软坚散结的目的。现代药理学研究表明，动物类药可抑制肿瘤细胞生长，或诱导肿瘤细胞分化与凋亡，或抗肿瘤新生血管生成；其不良反应小，对骨髓抑制较轻，有些还具有增强机体免疫功能、减轻放化疗毒性的作用。如体内实验和体外实验中均证实地龙提取物对多种肿瘤细胞具有抑制作用；僵蚕的醇提液对小鼠艾氏腹水癌有抑制作用，并能有效抑制小鼠肉瘤的生长。

颅脑肿瘤的临床表现常见神智昏蒙、头晕头痛、恶心呕吐、肢体活动不利、舌强难语，病因多责之风与痰，肝风内动，与痰瘀癌毒胶结，清空受扰，脑窍不通。除了本病位脑，临床医师还需关注肝脾。虫类药多兼有平肝息风、镇静止痛之功效，临证多选用全蝎、天龙、僵蚕、蜈蚣、地鳖虫、蜂房、九香虫等，常用药对为天龙加全蝎。动物类药多有小毒，在使用时应从小剂量开始运用，如天龙、全蝎常用剂量为 2～5 g，同时应合理配伍，以减轻毒性，防止正气耗伤，以达攻毒而不伤正的目的。

3. 注重顾护脾胃　认为脾胃功能失常可导致肿瘤的发生，而肿瘤的发生发展亦可导致或加重脾胃的损伤。一方面，先天不足、后天所伤、饮食不当，导致脾胃虚弱，运化失常，痰湿内生，瘀毒互结，阻塞脑窍，形成脑瘤；另一方面，肿瘤患者由于疾病发生发展、手术放化疗等因素，脾胃功能多受影响。脾为"后天之本""气血生化之源"，胃为"水谷之海""元气强弱，胃气为本"。"脾主升清，胃主降浊"，脾能健运，胃能和降，运化如常，药食补养才能发挥作用，气血生化才能充足，抵抗外邪癌毒才有物质基础。脾胃功能的强弱直接决定了元气的盛衰，扶正补虚、攻毒散结等治疗均依赖于脾胃功能的正常运行，故应将健脾护胃贯穿治疗始终。选方多选用《医方集解》六君子汤（党参、白术、黄芪、山药、茯苓、甘草）加灵芝、黄精，补益脾胃，亦常选用《金匮要略》橘皮枳实生姜汤（橘皮、枳实、生姜），加砂仁、木香，调理脾胃。

4. 生活与情志调摄　生活方式及情志因素对肿瘤的发生发展有很大影响。不良的生活习惯，如经常熬夜、长时间使用电子产品、运动不当等均有可能导致颅脑肿瘤的产生或进展；饮食与肿瘤的发生也有着密切的关系；而情志致病亦是肿瘤发生发展的一个重要方面，情志所伤可为癌变发生的契机，情志的好坏可直接影响肿瘤的发展、治疗效果及预后。在用药治疗颅脑肿瘤的同时，应引导患者适时起居，适当锻炼，均衡膳食，保持良好的情志状态，这不仅能提高患者的生存质量，还能提高治疗效果，改善患者预后。

（三）病案举隅

脑胶质瘤案

患者王某某，女，26岁，2017年8月24日初诊。患者2017年

3月无明显诱因下出现左侧肢体偏瘫，头晕头痛时作，视力语言无明显障碍，无恶心呕吐，确诊脑胶质瘤，于2017年3月14日行手术切除，术后残瘤，术后病理提示胶质母细胞瘤4期。术后行伽马刀放射治疗。患者一般情况较差，为求中西医结合治疗，遂于门诊求诊。初诊时见患者全身乏力明显，行走不能，食欲欠佳，以半流质饮食为主，涎多，夜寐尚安，二便尚调，舌质淡红，苔薄腻，脉细。诊断：脑胶质瘤。辨证为气阴两虚、癌毒留恋。处方：党参30 g，炒白术30 g，生黄芪30 g，山药20 g，枸杞20 g，黄精20 g，石斛20 g，玉竹20 g，生薏苡仁30 g，芡实20 g，莪术10 g，白花蛇舌草15 g。共20剂，水煎服，每日1剂。

2017年9月20日二诊时见患者左侧肢体活动不利，乏力仍然，头晕头痛仍作，但较前有所好转，食欲稍改善，大便偏干，周身疼痛。调整处方为党参40 g，炒白术40 g，黄精40 g，石斛30 g，玉竹40 g，阿胶6 g，三七参3 g，猫爪草10 g。共15剂，水煎服，每日1剂。

后患者头晕头痛较初诊逐步缓解，精神、体力、食欲、周身疼痛均有改善，但肢体活动仍不利，现患者定期于门诊复诊，随证加减用药，病情未见进展。

按语：脑胶质瘤在颅脑肿瘤中最为常见，患者病死率高，中位生存期较短。一半以上的脑胶质瘤对化疗药物不敏感或存在放化疗抵抗，中医药在脑胶质瘤的治疗中起到了重要作用。认为该病辨证治疗时应分清标本主次，初诊时患者术后为刀所伤，加之术后放化疗，症见头晕头痛时作，乏力明显，食纳欠佳，左侧肢体活动不利，行走不能，气血津液耗伤明显，正气亏虚严重，脾胃运化功能差，辨证为气阴两虚、癌毒留恋，故治以扶正补虚为主，解毒散结为辅。

健脾益胃、补气养阴为治疗首要。首诊方中党参、白术、黄芪、山药、枸杞、黄精、石斛、玉竹健脾胃、益气阴，以达扶正补虚的目的；莪术、白花蛇舌草破血消积、清热解毒，以达攻毒散结的目的，兼之生薏苡仁化湿、芡实收敛止涩缓解症状。二诊时患者症状稍有改善，乏力仍然，大便偏干，周身疼痛，在益气养阴基础上，加阿胶和血滋阴、润燥止痛，参三七活血化瘀、消肿止痛，猫爪草解毒散结、抗肿瘤。

现代药理学研究证实，复方阿胶浆可显著降低胃癌细胞 Bcl－2基因表达，诱导肿瘤细胞凋亡；猫爪草成分猫爪草总皂苷可抑制癌细胞增生，诱导细胞凋亡。随访数月，门诊随症加减用药，现患者疼痛逐渐减轻，肢体活动度改善，乏力感不显，食欲明显好转。

脑转移瘤案

患者苗某某，女，75 岁，2017 年 12 月 19 日初诊。患者 2017年 12 月初因头晕头痛，咳嗽频作，就诊查 MRI 示：脑内多发异常强化灶，考虑转移瘤可能性大，老年性脑改变，颅内多发腔隙性梗死。右肺下叶脊柱旁占位，癌可能。两肺多发磨玻璃结节影，右肺下少许炎症可能，纵隔内稍大淋巴结。甲状腺右叶低密度，甲状腺左叶钙化灶。患者年老未行手术治疗，为求中医药治疗于门诊就诊。就诊时见患者神志清，精神欠佳，头痛难忍，头晕时作，偶有咳嗽，无恶心呕吐，无腹痛腹泻，无活动障碍，纳食可，夜寐尚安，舌淡红，苔薄黄，脉弦细。诊断：肺癌脑转移。辨证为正虚毒瘀，处方：党参 40 g，炒白术 40 g，黄精 10 g，玉竹 10 g，石斛 10 g，生薏苡仁 30 g，猕猴桃根 10 g，老鹳草 10 g，通关藤 10 g，肿节风 10 g，莪术 15 g，三棱 10 g，白花蛇舌草 15 g，焙壁虎 2 g，全蝎 2 g。共20 剂，水煎服，每日 1 剂。

2018 年 1 月 10 日二诊时患者精神可，头晕头痛稍缓解，咳嗽仍作，现化疗中。舌红、苔薄黄腻，脉细滑。处方：党参 40 g，炒白术 40 g，黄精 10 g，玉竹 10 g，石斛 10 g，生薏苡仁 30 g，老鹳草 10 g，姜半夏 10 g，通关藤 10 g，藤梨根 10 g，三棱 10 g，莪术 10 g，白花蛇舌草 15 g，山豆根 2 g（包煎），焙壁虎 2 g，全蝎 2 g。共 30 剂，水煎服，每日 1 剂。

按语：患者 2017 年 12 月确诊肺癌脑转移，未行手术治疗，就诊时精神一般，咳嗽、头痛难忍。患者老年女性，年老体弱，正气亏虚，邪毒乘虚入肺，肺失宣降，清气不升，浊气不降，瘀浊内停，癌毒瘀结，上犯于脑，阻塞脑窍，发为脑瘤，结合舌苔脉象，证属正虚毒瘀。患者现一般情况尚可，头痛剧烈，邪毒盛而正气尚耐受攻伐，治疗应在扶正补虚同时配合攻毒散结、消肿止痛。方中以党参、白术、黄精、玉竹、石斛益气养阴、顾护脾胃、扶助正气，以生薏苡仁、老鹳草利水祛湿，缓解脑水肿症状，以三棱、莪术、通关藤、白花蛇舌草、肿节风、壁虎、全蝎攻毒散结、消肿止痛、抗肿瘤。全方攻补兼施，标本兼顾，用药精当，药后患者头晕头痛略有缓解，二诊调整处方在前方基础上加藤梨根、山豆根、半夏，增强攻毒效力。现患者门诊持续中药治疗中，症状逐步缓解。

（四）结语

颅脑肿瘤是临床常见恶性肿瘤之一，相较其他系统肿瘤，其恶性程度更高，预后更差。中医药在颅脑肿瘤的综合治疗中发挥了重要作用，临床常在手术、放化疗同时运用中医药治疗，以起到抗肿瘤、提高免疫、减轻毒副反应、预防复发等协同作用。治疗颅脑肿瘤经验独到，结合现代医学辅助检查结果进行辨证论治。扶正而不留邪，祛邪而不伤正，益气养阴、扶助正气、攻毒散结、合理运用动物类药、时时顾护脾胃为其治疗颅脑肿瘤的治则要点，临证时还注重引导患者畅情志、调饮食、适起居，养成良好的生活习惯，通过医患双方共同努力以达到控制疾病、改善预后、提高生存质量的目的。

五、胃癌的辨证与中医治疗

胃癌基本属于中医学的"噎膈""反胃""积聚""癥瘕""伏梁"等范畴。胃癌的发生，一方面是由于人体正气不足，特别是脾胃功能虚弱所致；另一方面是由于长期的饮食不节，情志抑郁不舒，渐致痰火胶结、气滞血瘀而成。

（一）辨证鉴别

对胃癌的辨证分型，临床上最常见的有痰气凝滞、瘀毒内阻、脾虚胃寒三型，晚期胃癌以脾肾阳虚较为多见。本病证情复杂，典型的单一证型并不多见，往往是兼夹为病，故辨证应细致，具体情况具体分析，不可拘泥执一。

胃癌属中医脾胃病之一。中焦纳化升降失常是胃癌的常见症状，所以临床上首先要注意脾胃的辨证。概言之，脾病多见阳运不健，因脾为阴脏，得阳气乃行；胃病多见亢燥闭塞，因胃为阳腑，得阴律乃降。脾病其势下趋，多在脘腹，因脾气宜升；胃病其势上逆，多在胸脘，因胃气宜降。病在脾者，纳谷难化，腹胀不舒；病在胃者，食欲不振，脘胀不适。脾气不升者，头晕短气乏力，便溏；胃气上逆者，呕吐呃逆嗳气，便干或闭结，临证时需要注意脾胃与其他脏腑的关系。

在诊病时应注意脘腹痛胀、饮食及大便等情况，辨其气、血、虚、实、寒、热。若脘部胀满不适，或胀痛，时缓时急，多为气滞食积；若脘部刺痛，痛有定处，或疼痛持续，按之加剧，为血瘀症结。若食后脘痛减轻，多为虚；若食后脘痛加重，多为实或虚中夹实。若脘部隐痛，喜按，疲劳后加重，为虚寒；若食后脘腹胀闷，吐酸水，为实热。若便溏或质软不成形，多属中气不足；若便干或闭结，为内有燥火；若大便色如柏油，为胃出血，应急止其血。

辨证时还应重视舌质和舌苔的变化。舌象与脾胃的关系密切，舌为脾胃之外候，苔乃胃气之所熏蒸，所以，舌质舌苔的辨证，在胃癌临床上有重要的意义。若舌质红润有液、苔滑者，为阴液未伤；若舌质青黯则为阳虚瘀阻；若舌中光剥脱液或舌红碎裂，为气阴不足；若舌质淡胖有齿印，属气血两虚；若舌边有白厚苔而中间光剥脱液，或虽舌前有苔而舌根已光，均是胃阴已伤之象。

（二）治疗方法

《黄帝内经》云"坚者削之""结者散之，留者攻之"。胃癌为有积之物，病之根也，不用攻法，就不能消除胃部的肿块。晚期胃癌在补正的前提下，也应当考虑攻积的方法。一方面，祛邪以安正，所谓"邪去正安"。正如《儒门事亲》所云："先论攻其邪，邪去而元气自复也。"另一方面，胃属腑，"以通为补""以降为和"，积极主动地注意软坚消瘤，也符合胃的生理病理特点，故攻祛在胃癌晚期也不可忽视。问题是必须辨证准确，用药精当，攻补适宜。

1. 首重疏肝理气　脾胃气运常赖肝木疏泄。若气机郁结，日久渐成痰瘀，结于胃则成癌。病程中尽管兼证不同，但气滞实为病变之关键，故治胃癌当首重疏肝理气，选用一些疏调气机的药物，如枳壳、广木香、佛手片、枸橘李、川楝子、郁金、青陈皮等药。此类药物多为香燥之品，易劫伤胃阴，不能单用，必须适当配伍应用。

2. 化瘀化痰并重　痰瘀互结是胃癌的主要致病因素，因此治疗时当痰瘀同治。我们常以《外科正宗》之海藻玉壶汤合《宣明论方》之三棱汤加减变化运用。攻痰以海藻、昆布、茯苓、半夏等，逐瘀以三棱、莪术、石见穿、乳香、没药等。

3. 化瘀益气并进　气为血之帅，血为气之母。气血不和，百病变化而生。气不足则血不行，血不行则瘀难化。晚期胃癌，胃气已很虚弱，加之化瘀之品又是耗气之峻剂，故化瘀亦须补气才是。在运用化瘀峻剂时，又当以人参、黄芪、白术等补气，攻补兼施，相得益彰。

4. 重视脾、胃、肾的补益　晚期胃癌本虚标实，日趋严重，因此运用好补法，实为治疗的关键。这既是补虚的需要，又是为攻邪创造条件。脾胃为后天之本，肾为先天之本，均是人体正气的根本。正如明代医家李中梓所说："水为万物之源，土为万物之母，二脏安和，一身皆治，百疾不生，善为医者，必责根本。"而脾、胃、肾三者，尤应首重补脾胃。脾胃之气得充，后天之本得固，方能渐缓得效。我们常以异功散、六君子汤、参苓白术散、逍遥散等方加减应用。这些方剂，药力平稳和缓，对晚期胃癌较为适宜。另外生晒参、西洋参、太子参，药性平和，不滋腻，不温燥，有大补胃气、益胃阴的双重功效，其中以生晒参、西洋参的效力为最佳，而红参则不相适宜。

脾为湿土，赖阳以运；胃为燥土，得阴自安。脾为多气少血之脏，恶湿喜燥，若劳倦伤脾，脾阳受损，常以温运法治之；胃为多气多血之腑，恶燥喜润，若胃气受损，胃阴不足，以养阴法治之。临床常以补脾气和养胃阴结合起来，做到补脾气不伤胃阴，养胃阴不伤脾气。养胃阴常用天花粉、麦冬、沙参、石斛等药。尤其舌红有裂纹者，天花粉常用至 30～60 g。

对晚期胃癌，除用以上几种治法外，还应重视温肾。我们常以桂附八味丸为治胃癌常用成药，以丸剂缓图，每日 12 g，温开水分吞。

5. 关于攻与补 以往对胃癌的治疗，一般是早期攻邪为主，中期攻补兼施，晚期以扶正为主。但是临证时并不能拘泥于这个一般规律，而应根据病情的标本虚实，轻重缓急，恰当选择攻与补。或是攻补兼施，或是先攻后补，或是先补后攻。同时要注意补中兼通，攻而不伐。补而不通可致气壅留邪，又使药力难达病所。过用攻坚之品，反耗伤正气。

6. 提高食欲，增强胃气 李东垣说"人以胃气为本""胃气一败，百药难施"。食欲减退，食量锐减是晚期胃癌较为突出的症状。《黄帝内经》说"有胃气则生，无胃气则死"，临证时须时刻重视胃气。胃癌患者除大量胃出血外，往往因胃气衰败，不能受纳和消化食物而致病情日趋严重。因此提高胃癌患者食欲，增强胃气，实为延长患者生命，影响疗效和预后的关键。

如果胃阴不足，症见食欲减退，面容消瘦，舌质偏红苔少，或舌中有裂纹，或舌根无苔，或舌两边有苔而舌中无苔，常用益胃汤加减，而重用天花粉、南北沙参、石斛、生地等。气与津关系密切，气可生津，津可载气，故又常加皮尾参、五味子等药。

如果脾胃虚弱，纳化无力，症见胃纳呆滞，胸闷不舒，面色萎黄，倦怠乏力，或食后胃脘满胀，舌苔厚腻，常用枳术丸、参苓白术散加减。《脾胃论》指出，枳术丸"治痞，消食强胃"。我们除常用枳、术外，也还习用茯苓配陈皮，常用量是茯苓 24 g，陈皮 9 g。茯苓为渗湿利湿之主药，又有健脾功效，利而不猛，补而不峻，甘淡平和。孙思邈云：茯苓"主治万病，久服延年"。陈皮善调脾胃气机，醒脾化痰开胃，药性和缓，二药合用，相辅相成。

如果瘀阻胃气，纳化失司，症见纳差，消瘦，面暗，脘腹疼痛或按之则痛，或扪之块硬，以化瘀补养开胃法治之。用黄芪、白术、生熟薏仁合莪术、三棱、丹参、八月札等药，以化瘀消癥、扶脾健运。张锡纯云："三棱气味俱淡，微有辛意，莪术味微苦，气微香，亦微有辛意，性皆微温，为化瘀血之要药……若与参、术、芪诸药并用，大能开胃进食，调血和血。"又云："山楂，若以甘药佐之，化瘀血而不伤新血，开郁气而不伤正气，其性尤和平也。"故我们也常配合山楂应用，以增强消积散瘀之力。

对于晚期胃癌，肾阳虚亏，长期食欲不佳者，需温肾补土，脾肾同治。我们又于方中加入肉豆蔻、菟丝子或肉桂，用量虽不大，可以见效。如疗效不显，再加熟地，以阴中求阳，可增强效果。

7. 分型治疗

（1）痰气凝滞：进食不畅，甚至反胃夹有多量黏液，胸脘胀闷或有隐痛，口淡无味，食欲缺乏，舌苔白腻，脉弦滑。治以化痰理气、软坚散结为主，用香砂宽中汤、五膈宽中散、海藻玉壶汤等加减。

（2）瘀毒内阻：胃脘疼痛或刺痛，灼热，心下痞块胀满拒按或见呕血，便干色黑，口渴思饮，五心烦热，舌质紫黯或有瘀点，苔少或黄苔，脉沉细而数。治以清热解毒、凉血祛瘀为主，用消痛汤、普济消毒饮、四生丸等加减。

（3）脾胃虚寒：胸脘胀满，心悸气短，面色萎黄或苍白，大便溏薄，腹胀纳少，口淡无味，舌苔薄白，质淡，脉细。治以益气健运、温中散寒为主，用异功散、香砂六君子汤等加减。

8. **胃出血的防治**　晚期胃癌最多见的并发症是胃出血。癌肿侵入胃壁肌层，血络受损，血溢脉外，上行则呕血，下行则便血。一旦出血，病情危笃。因此，防治胃出血在临床上很重要。根据我们经验，必须注意以下几点：

（1）脘腹部疼痛的改变，由原来的不痛，突然感到疼痛，或疼痛加剧，随之疼痛又减轻或消失，或疼痛持续不解。

（2）脘部有难以言状的难受感，或灼热不适，有时伴有泛泛欲吐，口中有热腥味。

（3）自觉全身乏力，自汗多，手足不温。

（4）自觉心悸，心中空虚，精神萎靡或烦躁不安。

（5）脉象弦数，面色白，舌质淡，唇无血色。

如发现以上这些情况就应当警惕胃出血，治疗上就要注意避免应用破气破血药。一旦出现呕血或便血者，需急则治其标，以止血为先，同时辅以治本，常用养阴止血法，药如生地、玄参、阿胶、白芍、白及、仙鹤草、藕节等。一切香燥伤阴之药，破气破血之品，如青皮、乳香、没药、丹参、苍术、厚朴等均在忌用之列。

胃癌患者除按中医理论辨证治疗外，还应注意饮食的宜忌，这对治疗效果的好坏有一定关系。胃癌患者的饮食应以清淡为宜，以易消化而又富有营养的食物为佳。例如牛奶、肉松、薏苡仁、山慈菇、山药、丝瓜、芋头等，是比较理想的食品。凡一切辛辣刺激之品及烟酒应避免为宜，同时应少吃含盐分高的食品和滋腻之物。

六、调理脾胃治疗肿瘤的应用

（一）健脾益气法

这种方法较为常用，可用于多种肿瘤。例如肝癌患者，往往食欲减退，消化不良，上腹部不适，大便次数可有增多，表现为脾虚证候。用异功散略加大陈皮用量，常能健脾开胃，增强体质，有助于延长寿命。如有一例肝癌患者顾某，用四君子汤加黄芪、三棱、莪术、白花蛇舌草，配合斑蝥素等治疗，已存活 3 年多。

在治疗白血病的过程中，也常用健脾益气法。如一小男孩，陈某，6 岁，患"急性淋巴细胞白血病"，曾有数十天不欲饮食，每日仅进食 2～3 两。用四君子汤加生麦芽、陈皮，服 3 剂后，食量增加到每日 5～6 两。

（二）健脾祛湿法

脾虚生湿，湿困脾胃，这也是癌肿中常见的证型。脾不健运，湿邪难去，湿邪不去，脾难健运。常用四君子汤合胃苓汤或参苓白术散加减，以健脾祛湿。若有水肿，则用实脾饮加减。

胃癌患者大多有胃脘疼痛，食纳减少，或有呕吐，面色初起萎黄，继则黄而发灰暗色，消瘦明显，舌苔白腻。用健脾祛湿法，能提高患者的机体免疫力，延缓病情的恶化。例如有一例40多岁的男性胃癌患者，原准备手术切除，但术中发现肿瘤较大，周围已有转移，无法切除而关腹，患者呈恶液质，用太子参、白术、茯苓、山药、薏苡仁、扁豆、陈皮治疗，症状有改善，精神转佳，面色由灰转为淡黄色，且能下床慢慢走动。

（三）补中（健脾）益气法

此法多用于肠癌、宫颈癌。对于肠癌患者有便血或大便次数增多者，或肠癌术后，腹部有坠痛感者，用补中益气汤治疗有时能减轻或消除上述症状，应用时往往加重黄芪的用量。

宫颈癌常见阴道不规则出血，白带清稀量多，小腹下坠而有时隐痛，卧床则减轻；白带有时带有红色，淋漓不断。有一例宫颈癌患者，证属晚期，不能手术和放疗，表现上述症状为主，用补中益气汤加土茯苓、泽泻、败酱草、石见穿长期服，症状改善达1年之久。

（四）养脾（胃）阴法

在治疗肿瘤过程中，养脾（胃）阴法也是常用的。晚期癌肿或肿瘤患者放疗后多有脾（胃）阴伤证候，表现为口干、便秘、舌红苔少为主。有的肿瘤病初就有阴伤。例如肺癌患者，有时除了咯血、胸痛、气急以外，还有口干舌燥、舌红苔少、低热等表现。我们用益胃汤合麦门冬汤加减，重用生地、元参、天麦冬、石斛，能使部分患者上述症状减轻，这实际上也是通过补脾阴来养肺阴的。

（五）补脾生血法

肿瘤患者在放疗或化疗的过程中，常易引起骨髓抑制，使白细胞下降，有时可因血象不升而影响治疗的顺利进行。有的经用归脾汤加减后，在1～2周内血象即可恢复正常。归脾汤实际上是补脾生血，最近我们用以治疗因化疗后白细胞下降至3000左右的数例，对血象的恢复均有效。当然有的效果也不够理想，但至少对所有血象低的患者，在脾胃功能尚可的情况下，用归脾汤治疗是颇有助益的。

（六）理脾（胃）降逆法

恶心、呕吐、嗳气等上逆症状，多由脾胃功能失调所致，因此其治疗重点应放在理脾和胃上。例如食管癌患者的呕吐症状较为严重，往往因梗阻引起反复呕吐，呕吐物多为黏液和食物、水液等，有的梗阻不严重者也有恶心、呕吐现象。有不少的患者呃逆呈连续性，持久不愈，一般用旋覆代赭汤合橘皮竹茹汤加减治疗，可以缓解呕、呃的症状。去年秋季曾治三例，症状均有改善，有一例以呃逆为主要表现的，服药10剂后呃逆完全消除。

（七）几点体会

1. 运用"调理脾胃"法治疗肿瘤，对改善临床症状，提高疗效，延长患者生命有一定作用。据现代药理研究，大多数健脾药有增强机体免疫功能的作用。调理脾胃所改善的这些症状，多数是患者当时的突出症状。我们体会到针对这些症状，应用调理脾胃法，往往比单纯用西药效果要好些。尤其是晚期癌肿，通过调理脾胃，食纳增加，存活的时间较长。这说明"有胃气则生，无胃气则死"的中医理论具有重要的实践意义。

2. 我们体会，在运用"调理脾胃"法的过程中，立足于"调"，不一定要用大量的补药。对于纳差的患者，如一味呆补，反致腹胀。正因为是"调"，服药后观察疗效不能急于求成。如无特殊反应，要耐心观察，处方要相对固定，不可轻易地更换药味。既然是"调"，苦寒伤胃之品，也在所不宜。

3. 近代有学者认为，中医学的脾胃，就其生理功能和病理表现来说，大致相当于现代医学的消化系。但是，肿瘤患者的浮肿、贫血、白细胞降低、放射治疗后的阴伤等，均不属消化系症状的范畴，但运用调理脾胃能取得一定的疗效。可见中医的调理脾胃不等于西医的助消化。因此运用"调理脾胃"法治疗恶性肿瘤，能改善患者病情的机制，有待进一步探讨。

七、治疗晚期肺癌经验选录

（一）正虚是肺癌的病理基础，癌毒是肺癌的致病要因

肺癌以肺气阴两虚为本，以痰湿癌毒为标，病证虚实夹杂。其

病位主要在肺，与脾、肾密切相关，随着肺癌的转移，其病位可涉及脑、骨、肝等。

肺主气，喜润恶燥，以气阴为本。肺癌的发生、发展与气阴亏虚有密切关系。肺癌患者虽有气血阴阳亏虚情况，但尤以气虚、阴虚为主，且贯穿病程始终。

肺为娇脏，易受邪侵。《医宗必读·积聚》云："积之成者，正气不足，而后邪气踞之。"肺癌由于体质虚弱，肺气损耗或长期劳累，加之七情失调，造成肺气亏损，邪气乘虚而入，久留不去，终致肺气阴血虚、痰湿癌毒蕴结而成癌块。

各种外来致病因素如外感六淫、嗜烟日久、煤烟、粉尘、放射线等有害物质，极易导致肺气肃降失常，郁滞不宣，进而痰瘀内停，加之邪毒内侵，痰瘀与邪毒互结，久而形成肿块。

肺朝百脉，络脉遍布人体全身，癌毒最易痹阻络脉，耗损精气，正虚毒结，日久发为肺癌。痰瘀毒相互交结，使癌病缠绵难愈，随着病情进展，正气愈加虚损，癌毒扩散转移趋势愈盛。所以肺气亏损是肺癌形成的根本原因，痰瘀毒互结、癌毒内生是晚期肺癌进展的致病要因。

（二）扶正是肺癌治疗的根本，解除癌毒是肺癌治疗的关键

扶助正气，增强机体抗癌能力，抑制癌症，养正积自消；攻除癌毒，消除癌毒损害，保护正气，毒除正自安。

强调养正积自除，治癌必先扶正，同时也不能单用扶正补益药。治疗常采用扶正除癌毒的治法。扶正以益气养阴为主，气复阴还则病退，气衰阴耗则病进。补气常取黄芪、红芪补脾益肺，益气托毒，

为扶正抗癌之佳品，生用力峻。《理虚元鉴》谓黄芪："欲久安长治，非黄芪不可。盖人参之补迅而虚，黄芪之补重而实……种种固本收功之用，参反不如芪。"党参、白术健脾益气，补中气资化源，功效卓著。补肺气强调补而不滞，气血并调，常用薏苡仁利湿化痰，当归养血活血，百合、黄精滋养肺阴。

重视培土生金不忘补中。诸虚之中，脾虚为关键。临证治疗肺癌应特别重视培土生金法，培土生金法治疗肺癌，多以党参、太子参、薏苡仁、芡实、山药等为主药，药性平和。肺脾两虚，可用甘平培土法，参苓白术散为代表方。李东垣谓"脾胃一虚，肺气先绝"，创甘温健脾益气之法，补中益气汤亦常用于培土以生金。

用药避免过于滋腻。滋阴精宜选轻清生津之品，如沙参、麦冬、天冬、玉竹、石斛等，以防滋腻碍胃。常配健脾保胃气之方药，如六君子汤、参苓白术散加减之。

祛邪常从癌毒论治。在扶正的基础上，适当选用化痰软坚、清热解毒、以毒攻毒药物。常用的化痰软坚解毒药有夏枯草、莤茎、瓜蒌皮、杏仁、山慈菇、猫爪草、通关藤等，常用的清热解毒药有石上柏、七叶一枝花、白花蛇舌草、半枝莲、金荞麦、金银花、桑叶、藤梨根、红豆杉等，常用的以毒攻毒药有全蝎、露蜂房、蟾皮、蜈蚣、斑蝥、壁虎等。其中全蝎含有蝎毒，蝎毒是一种类似神经毒的蛋白质，含镇痛活性多肽蝎毒素。药理研究发现全蝎中蝎毒多肽提取物可以有效抑制小鼠 Lewis 肺癌的生长及转移。

对有腰椎及四肢骨转移、脑转移者，可加用补骨脂、僵蚕、川断、狗脊、斑蝥、蜈蚣、全蝎等通络化痰消积之品。治疗胸腔积液的常用药物有泽漆、车前子、猪苓、茯苓、楮实子、路路通、莪术、薏苡仁等。其中，薏苡仁、猪苓用量宜大，可用至 60 g。

对晚期肺癌，应谨慎使用活血化瘀之品。因化瘀易耗气伤阴血，又易引起出血，还有促转移的风险。解除癌毒药的使用，应遵循有效、缓攻、力专、持久、尽可能不伤正等原则进行，以求滴水穿石的功效。

八、治疗晚期乳腺癌经验选录

（一）正虚是乳腺癌的病理基础，癌毒是乳腺癌的致病要因

正气不足，气血虚亏，脏腑功能衰退，自身抵抗力、免疫力下降，最终气滞痰凝血瘀毒聚于乳络而成乳腺癌。术后恶毒结聚虽除，但因手术所伤使本虚之体愈虚，加之放化疗的药毒损害，使正气更加虚弱，从而进一步降低机体免疫功能。

正气虚弱与乳腺癌的复发转移密切相关。正气虚弱、癌毒内伏于某脏，日久在本脏气失固摄的情况下流窜停留于他脏，形成他脏转移。由此可见，正气虚弱是乳腺癌发生发展转移的根本所在。

肝气郁结不疏，脾虚气弱，运化无力生湿，无形之气郁与有形之痰浊相互凝结，而渐成有形之痰核，停留于乳房，病程日久，痰瘀互结，郁而化毒，引起乳腺癌变。所以，痰瘀毒胶结互生而形成的癌毒，是乳腺癌发生发展的致病要因。

乳腺癌是因虚致实，因实致虚，虚以阴虚，气虚为多见，实以气滞、血瘀、痰凝、毒聚为多见，是一种全身属虚、局部至虚至实的疾病。

（二）扶正是乳腺癌治疗的根本，解除癌毒是乳腺癌治疗的关键

正气亏虚是基本病机，扶助正气贯穿于治疗的全过程。在治疗上以补益为根本法则，而调补脾胃、滋阴补血、调理冲任则是扶正治疗的重点。

调补脾胃是各种治疗的前提和基础。临床上调补脾胃常选用清代汪昂《医方集解》中的六君子汤加灵芝、黄精作为经验方，该方温润平和，补益而不碍邪。现代药理研究表明，党参、白术、茯苓、薏苡仁等均有抗肿瘤、调节免疫的功效，其中茯苓、薏苡仁对人乳腺癌细胞有直接抑制作用。

治疗强调从肝郁出发，重在调畅气机，多用绿梅花、佛手、路路通、橘络等行气通络之品。临床常佐以滋阴养血柔肝药，以达刚柔并用而无劫阴之弊。

化痰毒、化瘀毒在乳腺癌的综合治疗中处于重要地位，临床上注重选用一些兼具软坚散结特点的药物。临床上主要选用薏苡仁、半夏、瓜蒌理气化痰散结，常用藤梨根、山慈菇、白花蛇舌草、石榴皮、红豆杉、鸦胆子、天花粉、全蝎、蜈蚣清热解毒，常辅以百合、玉竹、党参、龙眼肉等滋阴养血药。

术后患者上肢水肿时，常加通经活络利湿消肿之品，选用桑枝、赤芍、红花、桃仁、茯苓皮、丝瓜络、莪术、贝母、山慈菇、夏枯草、猫爪草等。

化疗后出现骨髓抑制时，以白细胞减少为主者，重用党参、石韦、龟板、女贞子等；以红细胞减少为主者，重用阿胶珠、熟地黄、黄精等；对血小板减少者，重用阿胶珠、石斛、熟地黄、黄精、桑

甚等。

临床上不能盲目地重用有毒的峻猛攻逐的药物，这样必耗气伤阴败胃。选用苦寒的半枝莲、白花蛇舌草等清热解毒类药物时，常佐以党参、炒白术、茯苓等益气健脾药；在应用虫类药时，剂量不宜大，需佐以补气健脾养血药。务必攻中寓补，攻而不伤正。

乳腺癌在需要内分泌治疗时应尽量避免使用能提高雌激素水平的中药。特别是滋补药有可能提高雌激素水平，尽量避免使用人参、当归、冬虫夏草、菟丝子、沙苑子、鹿茸、巴戟天、仙茅等药。雷公藤既能抗肿瘤，又有一定的绝经去势效果。为防止它的肝毒性及骨髓毒性，加用灵芝。灵芝有效成分主要有灵芝多糖、灵芝酸及腺苷，有促进造血、保肝解毒、调节免疫、抗肿瘤的功能。

九、治疗晚期结直肠癌经验选录

（一）脾胃虚弱是结肠癌的病理基础，癌毒是结肠癌的致病要因；病机以脾胃虚弱为本，以湿毒瘀滞为标

结直肠癌病因主要与脾胃虚弱、饮食不节、情志不畅有关。体质虚弱，或年老体弱，湿毒浸淫肠道，湿毒瘀滞凝结而成癌；嗜食肥甘，饮食不节，损伤脾胃，湿热邪毒蕴结肠道成癌；情志不畅，肝气郁结，运化失司，湿毒内生，久结成癌。

（二）补脾胃是结肠癌治疗的根本，解除癌毒是结肠癌治疗的关键；治疗以补脾健胃和除湿解毒为主

治疗重点之一以补脾健胃为主，常用的补脾健胃药有太子参、党参、黄芪、炒白术、生白术、薏苡仁、茯苓、山药、芡实等。党参味甘，性平，归肺、脾经，功效健脾补肺，益气生津。党参动物体内实验对肿瘤有抑制作用，对小鼠皮下移植 Lewis 肺癌及其肺癌转移灶有抑制作用。党参能补脾养胃、润肺生津、健运中气，而健脾不燥，养胃不湿，润肺不寒，对结直肠癌伴有气血不足、脾肺气虚之证均可用之。白术味苦、甘，性温，归脾、胃经，功效健脾益气，燥湿利水，止汗，安胎，白术中性挥发油对组织培养的人食管癌细胞株有抑制作用，白术对肝癌 H22 细胞生长有抑制作用。白术能和中益气、健运脾胃，为治脾虚证之要药，对结直肠癌伴有脾虚诸证，均可应用。

治疗重点之二以除湿解毒为主，常用的除湿解毒药有藤梨根、白花蛇舌草、蒲公英、半枝莲、山慈菇等。白花蛇舌草味苦、甘，性寒，归心、肺、肝、大肠经，功效清热解毒，利湿。白花蛇舌草对 A549 非小细胞肺癌肿瘤细胞有明显细胞毒作用，能诱导人肺癌 SPC2A21 细胞凋亡。白花蛇舌草对人乳腺癌细胞（MCF-7）、乳腺癌细胞 T-47D 有明显抑制作用。白花蛇舌草能诱导胃癌细胞凋亡，对人胃癌细胞 SGC-7901 增生有一定抑制作用，对人低分化胃癌细胞 BGC2823 的增生有明显抑制作用。白花蛇舌草对结肠癌肿瘤细胞有明显细胞毒作用，白花蛇舌草具有良好的清热解毒功效，又能利湿止泻，退黄通淋，故对结直肠癌伴有热毒证及水肿、泄泻等证，

均可应用。白花蛇舌草有杀精子的作用，其所含生物碱，可引起变态反应，临床应用时应注意。

十、治疗晚期食管癌经验选录

（一）食管癌的主要病机与脾胃虚弱和癌毒郁结相关

食管癌病位在食管，为脾胃气所主，与脾、胃、肝紧密相关。饮食不节、脾胃受伤、七情郁结、痰气凝滞、气血不足等与本病的发生发展有关。食管癌病机属本虚标实，多责之于虚、郁、痰、毒、瘀，主要为脾胃虚弱与癌毒郁结。

脾胃为后天之本，脾胃虚弱日久，气血生化不足，机体抵抗力下降，正不压邪，食管局部易虚极而生积，久而导致癌变。饮食长期不调，过多食入热烫腌制油炸污染之物，加之外感有毒之邪，癌毒蕴结于食管局部，导致癌变。心情长期不悦，心理压力大，亦会郁久生毒，致癌毒内生，食管癌变，凡此种种，均与脾胃虚弱和癌毒郁结有关。

（二）食管癌主要从虚实治疗，尤重补益脾胃，健脾解毒宜贯穿治疗全过程

食管癌主要从虚实治疗，采用补虚、解郁、化痰、解毒、逐瘀等法。尤重视补益脾胃，治疗以调理脾胃为主，运用健脾益气、养胃和

胃之法，多用异功散加味，常用药物有党参、白术、茯苓、甘草、陈皮、山药、芡实、玉竹、梅花、佛手等。药性平和，久用不碍胃。

在重点补益脾胃的基础上，亦要重视祛除癌毒的治疗，根据病情，常用的祛除癌毒药物有冬凌草、白花蛇舌草、山慈菇、半枝莲、全蝎、天龙、木馒头、通关藤、莪术等。冬凌草为治疗食管癌的特效中药，具有良好的清热解毒、活血止痛、抗癌的功效，冬凌草对人体食管鳞癌细胞株 CaEs－17 及食管癌 109 细胞株有明显细胞毒作用。冬凌草对移植性动物肿瘤艾氏腹水癌、肉瘤 S180、L1 腹水型及网织细胞肉瘤实体型均有明显抗肿瘤作用。

对于无毒或毒性很小的祛除癌毒药，用量可大，所谓重剂起沉疴。但对于毒性较大的祛除癌毒药物，尽量不用，即使需用，剂量一定要小，且不能长期运用。所以在运用祛除癌毒药物时，慎用峻猛攻伐之剂。对于有碍脾胃的药物或苦寒药物，用量不宜大，以防阻碍败坏脾胃正常运化。

总之，食管癌主要从虚实治疗，尤重补益脾胃，健脾解毒宜贯穿食管癌治疗全过程。

十一、治疗晚期肝癌经验选录

（一）肝癌的主要病机是本虚标实，气阴血亏虚为本，气滞湿毒瘀结为标

肝癌主要由脏腑虚亏、邪毒入侵、七情内伤等，使气、阴、血

亏虚，气、湿、热、瘀、毒郁结而成。其病位在肝，与脾、胃密切相关，主要病机是正虚于内，癌毒蕴结。本虚即气阴血不足，正气亏损；标实即邪气内蕴，血瘀毒结。发病之初多为肝郁脾虚，气血瘀滞；日久则气郁化毒，湿热内生而致癌毒内蕴，血瘀气滞不通，故见积块、黄疸、鼓胀等症。

（二）肝癌的主要治则是从虚毒治疗，健脾益气、养阴补血为固本，解毒化瘀、调气攻癌毒为除邪

1. 扶正中补脾胃是重点，益气健脾应贯穿始终　见肝之病，知肝传脾，当先实脾。肝主疏泄，脾主运化，肝脾二脏对人体气血的输布互为调节。肝脾失调，实质上是肝癌的基本病理机制之一。在临床实践中，中晚期肝癌多有腹胀、纳呆、食少之脾虚证候。治肝癌首先要从调理肝脾入手，不能孤立地只治肝而不治脾。扶正中补脾胃是重点，益气健脾应贯穿始终。

治疗肝癌时常选用清代汪昂《医方集解》六君子汤（党参、白术、黄芪、山药、茯苓、甘草）加灵芝、黄精。补益脾胃是扶正的基础，是调节脏腑功能的枢纽。无论早中晚期、有无脾气虚弱症状均应运用。认为选药当平和，不可过于滋腻，以免闭门留寇，力求补益而不碍邪，祛邪而不伤正，临证选党参、黄芪、山药、太子参、西洋参、黄精、白术、茯苓、薏苡仁、芡实、红枣等药物。尤善用党参、白术药对，初始剂量 20～30 g，脾虚明显者可用至 160 g，以重剂起沉疴。现代药理研究表明，党参中党参多糖 CPS-4 可抑制 Bel-7402 人肝癌细胞增生，抑制肿瘤细胞活性而起到抗肿瘤作用。白术对肝癌 H22 细胞生长有抑制作用，白术挥发油对肉瘤 S180 有

抑制作用，对小鼠艾氏腹水癌及淋巴肉瘤腹水型有较强抑制作用。

治疗肝癌健脾时，常佐以消导药。肝癌脾虚，脾虚则食滞，故消食导滞，胃口得开。常用药有焦山楂、焦神曲、砂仁等。在益气健脾时，还应注意调理气机。肝主疏泄，调人体一身之气机，故应调理气机，气行有助于健脾化湿，常用理气药佛手、陈皮、绿梅花、木蝴蝶、枳实等。

2. 除毒中包括清热解毒化瘀和以毒攻毒，注意除毒不伤正　瘀毒之邪是肝癌的常见病理因素，临床常见于中晚期肝癌患者，常见发热、疼痛、肿块增大、局部灼热、口渴、便秘等症状，临床常用药有莪术、肿节风、半枝莲、半边莲、白花蛇舌草、蒲公英、三七、泽兰、藤梨根、猫爪草、夏枯草、山慈菇、冬凌草等。

以毒攻毒法是指使用一些有毒药力峻猛之品，祛除癌毒治疗肿瘤的方法。明代罗天佑《卫生宝鉴·养正积自除》中云："凡治积非有毒之品攻之则不可。"常用的中药有蟾皮、壁虎、斑蝥、蜈蚣、全蝎等，以毒攻毒之药多伤气、伤胃。体弱者用药宜少、用量宜轻，肿瘤发展迅速，体壮者可选2~3种药物，用量可大。注意观察服药后反应，注意除毒不伤正，防止毒副反应的产生。中医认为"痞坚之下必有伏阳"，故在以毒攻毒的同时可佐加清热之品，但须注意防止苦寒败胃。

十二、治疗晚期胃癌经验选录

胃癌的发生与人体正气不足，特别是脾胃功能虚弱有关，更与长期的饮食不节、情志抑郁不舒，导致湿毒郁结、气滞血瘀有关。

（一）辨证重在脾胃

病在脾者，纳谷难化、腹胀不舒；病在胃者，食欲不振、脘胀不适。脾气不升者，头晕、短气、乏力、便溏；胃气上逆者，呕吐、呃逆、嗳气。

辨证时应注意脘腹痛胀、饮食及大便等情况。脘部刺痛，痛有定处，或疼痛持续，按之加剧，为血瘀内结。食后脘痛减轻，多为虚；食后脘痛加重，多为实或虚中夹实。脘部隐痛，喜按，疲劳后加重，为虚寒；食后脘腹胀闷，吐酸水，为实热。便溏或质软不成形，多属中气不足；便干或闭结，多为内有燥火。

辨证时还应重视舌质和舌苔的变化。舌质青黯则为阳虚瘀阻；舌中光剥脱液或舌红碎裂，为气阴不足；舌质淡胖有齿印，属气血两虚；舌边有白厚苔而中间光剥脱液，或虽舌前有苔而舌根已光，为胃阴已伤之象。

（二）补脾胃是胃癌治疗的根本，解除癌毒是胃癌治疗的关键，治疗重在补脾胃和攻癌毒

治疗重点之一在补脾胃，临证常以异功散、六君子汤、参苓白术散等方加减应用。药力平稳和缓，对晚期胃癌较为适宜。西洋参、党参、太子参，药性平和，不滋腻，不温燥，有大补胃气、益胃阴的双重功效。炒白术、生白术尤为补脾健胃常用，用量可酌情增大。养胃阴常用玉竹、石斛等药。临床中常可见到中虚气滞现象，此时可酌加调气药，如佛手、陈皮、生麦芽等平和之品。

治疗重点之二在攻癌毒。包括解毒消肿、以毒攻毒，药物如莪术、白花蛇舌草、藤梨根（猕猴桃根）等。莪术，《本草通玄》谓其"破积聚恶血，疏痰食作痛"；《本草图经》谓其"治积聚诸气，为最要之药"。从莪术中提取出来的β－榄香烯碱是国家一类抗癌新药。白花蛇舌草，《泉州本草》谓其"治痈疽疮疡，瘰疬"。研究证明，白花蛇舌草有抗病毒、抗癌、保肝利胆、降血脂和增加免疫功能等作用。藤梨根味淡、微涩，性平。归肾、胃经。功效健胃，清热利湿，祛风除痹，解毒消肿，止血，藤梨根提取物有抑制实验性大鼠胃癌生长和转移的作用。虫类药有搜剔逐瘀、松透病根的作用，常用作攻癌毒药物，可适当选用，如全蝎、蟾皮等。但用量宜小，一般不超过2g，若无毒副反应，可稍加大剂量。

十三、谈半边莲和生姜的抗癌应用

（一）半边莲

本品为桔梗科植物半边莲 Lobelia chinensis Lour. 的带根全草，别名半边菊、腹水草等，味甘，性平，归心、小肠、肺经。功效利尿消肿，清热解毒，主治大腹水肿、面足浮肿、痈肿疔疮、毒蛇咬伤、湿疹、湿热黄疸、扁桃体炎、肠炎、肾炎等。

抗癌药理：半边莲对肝癌 H22 荷瘤小鼠有明显的抗肿瘤作用，半边莲对胃癌细胞 BG－38 有一定的作用，半边莲对脑瘤 B22 有一定抑制作用，半边莲对急性粒细胞性白血病细胞有轻度抑制作用，半边莲对小鼠肉瘤 S37、肉瘤 S180、艾氏腹水瘤有一定的抑制作用。

临床效用：半边莲清热利水功效较好，且性平味甘，不伤脾胃，故对癌性胸水、癌性腹水及其他水肿均可应用有效。半边莲对肝癌伴有黄疸腹水者，可与垂盆草、石斛、楮实子、路路通、马料豆、泽兰、通关藤、红豆杉、生白术配伍应用有效，半边莲对癌性胸水，可大剂量与薏苡仁、猪苓配伍有效。

临床用法用量：水煎服可用至 30～60 g。

临床使用注意：虚证水肿禁服。

（二）生姜

本品为姜科植物姜 Zingiber officinale Rosc. 的新鲜根茎，味辛，性微温，归肺、脾、胃经，功效解表散寒，温中止呕，化痰止咳，主治风寒感冒，胃寒呕吐，寒痰咳嗽等。

抗癌药理：生姜对艾芘腹水癌有抑制作用。生姜汁能在一定程度上抑制癌细胞生长，生姜提取物对移植性肉瘤 S180 生长有明显的抑制作用，对 ECS 瘤体生长也有明显的抑制作用，生姜乙醇提取物可明显抑制淋巴腹水瘤细胞的生长。

临床效用：生姜有降逆止呕作用，对各种肿瘤伴有呕吐者，均可酌情配伍用之。肿瘤患者，如无胃酸多或无内热者，可经常少量食用醋泡生姜，对改善肿瘤患者的消化道症状有一定的辅助作用。

临床用法用量：水煎服一般 3～10 g。

临床使用注意：阴虚内热及实热证者禁服。大剂量食用，化燥伤阴，可引起鼻衄、尿血等不良反应。生姜腐烂会产生一种叫黄樟素的剧毒物质，能引发食管癌和肺癌，因此，腐烂变质的生姜不可食用。

第二章 内科医论经验

一、略论"脾为后天之本"的临床意义

(一)脾的生理功能和生理特性

1. 脾的生理功能

(1)脾主运化:包括运化水谷精微和运化水液两方面的功能。运化水谷精微,是脾对饮食物的消化,水谷精微的吸收、转输、布散的作用。饮食物由胃受纳腐熟,必须依赖于脾的运化功能,才能将水谷转化为精微物质,转输到心肺,布散于全身,从而使各个脏腑、组织、器官得到充足的营养,并通过心肺的作用化生气血,故脾为后天之本,气血生化之源。运化水液,指脾对水液的吸收、转输和布散作用。

(2)脾主统血:是指脾能统摄、控制血循行于脉内,而不逸出脉外,脾统血的机制,是与气对血液的固摄作用密切相关。脾的运化功能健旺,气血充盈,固摄作用正常,则能统摄血液,使血液循行于脉内,不逸出脉外。

（3）脾主升：一是指升清，指脾气将精微上输心肺、头目，以化生气血，滋养清窍，营养周身。脾不升清，精微失于上输，气血生成不足，则清窍失于滋养，可见面色无华、头目眩晕；清阳不升，水谷并走大肠，则见腹胀、泄泻等症。二是指升举，脾气上升对内脏起着升托作用，使其恒定在相应位置。如果脾气虚损，升托作用减退，易致下坠感或内脏下垂，如胃下垂、肾下垂、子宫脱垂和直肠脱垂等症，此称之为脾气下陷或中气下陷。

2. 脾的生理特性

（1）脾宜升则健：脾的气机运动特点以上升为主，脾胃居中，脾气宜升，胃气宜降，为气机升降之枢纽。对维持人体气机升降出入的整体协调，起到了关键性的作用。脾能升清，则运化水谷精微的功能正常，气血生化有源，故说脾宜升则健。

（2）脾喜燥恶湿：脾胃在五行中属土，根据阴阳属性分类，脾为太阴湿土之脏，胃为阳明燥土之腑。脾主运化水液，以调节体内水液代谢的平衡。脾虚不运则易生湿，而湿邪过多又最易困脾，故称脾喜燥恶湿。

（二）脾胃为后天之本

"脾胃为后天之本"是李中梓在《医宗必读》中提出的"后天之本在脾"，脾主运化，胃主受纳。只有脾胃健运、功能正常时，机体才会正常消化、吸收食物中的营养物质，并及时将养分运输到机体各个部位；但当脾胃功能失常，食物中的营养物质不能被吸收和运输到身体的各个部分，五脏六腑得不到供应，人体血色不足。"脾为后天之本"强调了营养物质能否运输到机体的五脏六腑。

脾胃运化水谷精微功能旺盛，则机体的消化吸收功能健全，才能为化生精、气、血、津液提供足够的养料，并实现营养周身的功能。若脾虚失健运，则机体的消化吸收功能因而失常，必然出现腹胀、便溏、食欲不振等消化系统症状，并进一步导致气血化生不足，使脏腑、经脉、四肢百骸、肌肤九窍、精神思维均得不到充分的滋养而生诸病。

（三）四季脾旺不受邪

在《金匮要略》中也提出"四季脾旺不受邪"的观点，李东垣《脾胃论》中提出"元气之充足皆由脾胃之气无所伤，而后能滋养元气。若胃气本弱，饮食自倍，则脾胃之气既伤，而元气亦不能充，而诸病之所由生也""养生当实元气""欲实元气，当调脾胃""内伤脾胃，百病由生"等观点。这些论述皆说明元气产生于脾胃，自身抗病能力的强弱与脾胃关系密切。

脾胃内伤，不能化生气血，气血不足，则内不足以维持身心的活动，外不足以抗御病邪的侵袭，往往成为许多疾病发生的重要内因。

（四）治脾胃可以安五脏

脾胃为气血生化之源。脾胃之气的产生不仅是脾胃功能的作用，而且与机体其他脏腑经络息息相关。脾胃病可伤及脾胃之外的脏腑，脾胃之外的脏腑病变也皆可伤及脾胃，故全身许多脏腑经络疾患均可从脾胃入手治疗。脾健胃和，疾病自消，治脾胃可以安五脏是十分重要的治疗原则。

1. 治脾可安心　脾旺气血化源充足则心有所主，宗气充盛。脾胃损伤，一方面使气血津液生化乏源，心失所养，亦致宗气生成不足，无以贯心脉而行呼吸。另一方面，脾运化不及，生痰、生湿，亦可痹阻胸阳，致胸阳不展，故调理脾胃法在心系疾病中运用十分广泛。

2. 治脾可安肺　气的生成有赖于肺呼吸功能和脾运化功能的正常。在津液代谢方面，脾的转输津液，散精于肺，不仅是肺通调水道的前提，而且为肺提供必要的营养。病理上，若脾气虚损，常可致肺气的不足；脾失健运，生痰生饮，多影响肺的宣发和肃降，出现咳、痰、喘等肺系症状，慢性肺系疾病常用"培土生金"法。

3. 治脾可安肝　脾运健旺，生血有源，且血不溢出脉外，则肝有所藏。若脾虚气血生化无源，或脾不统血，失血过多，均可导致肝血不足，治疗上则治肝必理脾胃，治脾胃必调肝。

4. 治脾可安肾　肾为先天之本，藏五脏六腑之精；脾为后天之本，生化气血，充养周身，两者有先后天互相滋养的关系。许多肾系疾病治疗可从脾胃入手，治疗上注重调养脾胃，和胃通腑泄浊。

（五）脾胃治法举隅

1. 治脾建中　常用小建中汤，治疗以疼痛为主的脾胃病。如有表虚、虚汗、足冷等表阳不固的症状，则用附子建中汤、黄芪建中汤等。建中汤的加味中，补气、补血、补阴、补阳俱有，多用甘药为主。

2.治脾补中 补中益气汤为代表。补中之根本,不仅在于补,更强调气机上下内外的通达。故加枳壳,可起到条畅气机升降的作用,临床效果更好。

3.治脾祛湿 代表方为四君子汤、归芍六君子汤、参苓白术散等。尤其参苓白术散最为常用,临床效果较为良好,此方也可去桔梗,加芡实、鸡内金对健运脾胃更有益。

(六)用脾为后天之本指导肿瘤病的临床治疗

《活法机要》曰:"壮人无积,虚人则有之。脾胃怯弱,气血两衰,四时有感,皆能成积。"恶性肿瘤是痰结、血瘀、湿聚、热毒、气滞互相搏结而成,而痰结、血瘀、湿聚、热毒、气滞形成与脾胃关系密切。脾主运化,胃主受纳腐熟,脾胃为后天之本,气血生化之源。脾胃虚弱,气血生化不足,血量不足、血运无力皆可致瘀。脾虚则失于健运,水谷精微失于输布,湿浊内生,或凝聚成痰,结聚为核,故为肿块。痰湿、瘀血结聚日久,气机郁滞,经络不通,郁而生变,化生癌毒。

恶性肿瘤晚期患者常出现精神萎靡、神疲乏力等脾虚的症状。久病脾胃功能衰退,气血生化不足,加之抗肿瘤治疗,脾胃功能进一步受损,脾为"后天之本",且"脾主四肢肌肉",主运化水谷精微,脾虚或脾的功能异常导致四肢肌肉失养,或脾虚不能运化水湿,湿邪困阻,气机不利,势必会引起精神倦怠、四肢疲乏等症状。恶性肿瘤在放化疗的过程中常常损伤脾胃,放化疗对机体正常的细胞有伤害,特别是对骨髓造血细胞和胃肠道黏膜造成损害,破坏机体的免疫功能,甚者可导致患者死亡。

健脾以抗肿瘤。脾虚是恶性肿瘤主要病机，且恶性肿瘤晚期症状形成与脾虚密切相关，故恶性肿瘤应注重健脾护胃。脾胃为后天之本，气血生化之源，人体正气全赖脾胃生化，脾胃功能对人体整体功能至关重要。健运脾胃、扶养正气对祛除邪气抗肿瘤较有效果。脾胃理论在防治肿瘤放化疗过程中的胃肠道反应中发挥了重要的作用，可以提高患者的生活质量，增强继续接受治疗的信心，脾胃理论在肿瘤的放化疗过程当中具有积极的指导意义。

（七）用脾为先天之本指导脾胃病的临床治疗

脾虚失健运首先引起脾胃自身的病变。脾虚在脾胃病发病中具有重要地位，治疗时应注重健脾，时时顾护胃气，以恢复脾胃正常的运化功能。若脾虚不突出，病机表现主要为湿困脾土、食积伤脾、脾胃气滞、脾阳不运等脾主运化功能失调，治疗上则以运脾为主。

属于脾胃气虚的，多见神疲肢倦、少气懒言、不思饮食、肌肉消瘦、胃痛喜按喜温、舌质淡红、脉缓弱等症，宜用香砂六君子汤以健脾益气，温胃祛寒。若因脾气虚导致久泻不止、久热不退、烦渴不思饮食、神疲肢倦、少气懒言、脉数而虚大或细弱等症的，则宜用补中益气汤升补脾气。

属于脾胃阴液不足所致的，多见胃中灼热、饥而食难下咽、咽干口燥、或胃中热痛而大便干结难下、舌质干红或舌心光剥、脉细数等症，宜用益胃汤或增液汤，滋养脾胃阴液以清热润燥。

（八）用脾为先天之本指导疑难杂病的临床治疗

临床上有许多疑难杂病需要长期治疗。凡使用大寒、大热或性味剧烈的药物，必适当佐以缓中药，或使用反佐药，以防损胃碍脾。一般处方可稍佐行气调中之品，可醒脾胃而助药力。病久邪杂或久治未效，虽胃纳如常亦应选用轻、清之品治疗，最忌药性呆滞或大力滋补。久病脾胃运化失常，必先调补脾胃。凡黏、腻、腥、燥、苦、涩等药多妨碍脾胃运化，尽量不予选用。

对疑难杂病要顾护脾胃。但若一味补益脾胃，又恐邪气不去，所以在用药上强调清平用药，常以佐使药使用，常用的有生姜、甘草、大枣、粳米等，既要考虑到对脾之温护，又不忘对胃之清润，常根据病性选而用之，如邪气偏热，伤津耗气者，常配以麦冬、粳米等滋养胃液。仲景在组方遣药时，常于诸治法中配以人参、甘草、大枣、姜、米、蜜等，以调胃缓中、滋养津液，起到祛病不伤脾胃的作用。

二、化瘀五法的临床运用

（一）化瘀化痰法

瘀为血滞所成，痰为津液所化。津血同源，故津血为病，则有可能痰瘀并结。尤其病有癥块、病久不愈、痼疾顽症，多有痰瘀并结情况。《灵枢·百病始生》云："汁沫与血相抟，则并合凝聚不得散，而积成矣。"《景岳全书》亦云："块乃有形之物，痰与食积、死血而成。"说明了积块的形成是痰瘀并结的结果。张仲景治癥瘕积聚之证也以痰瘀同治立方，其所用大黄䗪虫丸等为治痰化瘀之剂。凡瘀血日久，或肉瘤，或癥瘕，或疼痛持续兼有痰证者，均用化瘀化痰之法治之。有块者，用《外科正宗》海藻玉壶汤合《宣明论方》三棱汤（三棱、白术、莪术、当归、槟榔、木香）合方化裁。无块之久盛顽痰者，用涤痰汤合活络效灵丹合方化裁，常用的化瘀药有三棱、莪术、石见穿、乳香、没药、当归、川芎、赤芍等。其中三棱、莪术、石见穿多用于有块者，石见穿、乳香、没药等多用于久痛者。化痰药常用海藻、昆布、茯苓、半夏、胆星、贝母、薏苡仁、土茯苓之类。其中茯苓、土茯苓、海藻、昆布、薏苡仁等须用24～30 g。

（二）化瘀解毒法

瘀可致毒，《温热逢源》曾指出"留瘀化火"，瘀血凝结于经络，久则血毒由生，此其一。"热毒内壅，络气阻遏"（陈平伯），血脉不利则成瘀，此其二。又有伏火煎血致瘀者，正如何廉臣所云"清火兼通瘀者，因伏火郁蒸血液，血液煎熬成瘀"，此其三也。证之临床，留瘀化火，火毒致瘀，多见于中医心、肝、肺、胃、胆等脏腑瘀证及温病瘀证。对此类瘀毒相兼病证，均采用化瘀解毒法，但有偏重不同。对留瘀致毒者，以化瘀为主，解毒为辅，佐以通下。其通下法的运用，源于何廉臣"瘀血化火宜通下"之论，常用桃仁、瓜蒌仁、当归、麻仁润下、缓下。若大便干结，用天花粉、制川军配伍运用。对火毒致瘀者，以泻火解毒为主，化瘀为辅，佐以养阴。其化瘀药多用丹皮、赤芍、丹参、桃仁、红花等，其中丹皮、赤芍须用 24 g 以上，丹参须用 30 g 以上。解毒药常以二丁汤（蒲公英、紫花地丁）化裁加味。若肺部瘀热者，加石韦、七叶一枝花等；若肝经瘀热者，加白花蛇舌草、地骨皮等；若胃肠瘀热者，加龙葵、土茯苓等。

（三）化瘀散结法

此法有二，一为调气化瘀散结，一为软坚化瘀散结。后者多与前者伍用。瘀血形成的基本机制是气失调达。气为血帅，气行则血行，气滞则血瘀。"郁者，血之贼也"（陈修园），"气有一息之不运，则血有一息之不行"（《寿世保元》）。故血瘀证尽管病因兼证各有差异，但气滞实为各种瘀血证的病变基础，而肝气的条达与否又起重要作用。因肝主疏泄，调情志，主一身之气机通畅。故主张化瘀须兼疏肝调气，亦须选用一些引入肝经的药。其在化瘀时，常选枳壳、木香、佛手、枸橘李、川楝子、郁金、八月札、青陈皮等药加入。其中枸橘李、八月札、佛手片三味尤多伍用，此三味尤为调气良品。枸橘李行气之功较强，与化瘀药配伍，当为首选。查《本经逢原》记载："枸橘，辛温无毒……破气散热之力过之……治胃脘结痛。"师古而不泥古，凡一切结痛瘀证，均以化瘀药配伍运用，临床观察效果较好。

在临床上，凡遇瘀结成块者，尤其是胸腹结块，如纵隔瘤、肝硬化等疾病，均以化瘀消癥药与软坚药配伍运用，化瘀药常用石见穿、石打穿、炮山甲、莪术等，一般用量均为 24～30 g。软坚药常用夏枯草、牡蛎、薏苡仁等。其中牡蛎与化瘀药配伍，对胸膜病变而致胸水日久不愈，肝大腹水者，有比较好的软坚通络行水之效。夏枯草须用30 g以上才有效，常用于甲状腺肿大、肝大、四肢结块者。薏苡仁有补肾运湿软坚之效，与化瘀药配伍，可用于一切瘀结块症。

软坚化瘀散结与化瘀化痰的主要区别：前者着眼于瘀结，后者着眼于痰瘀。如夏枯草清肝火、散郁结，配以化瘀药，共奏软坚化瘀散结之功，二陈汤加花蕊石、当归，则具化瘀化痰之效。痰留日久，可以结积，故两者又有相通之处。如海藻、昆布，既能消痰，又能软坚散结，其软坚散结的功效，又与其消痰的作用分不开，故海藻、昆布在两法中均可采用。

（四）化瘀搜剔法

在临床瘀血证的治疗中，善于将化瘀药与虫类药相配伍，以搜剔脏腑经脉络道之瘀。其所用化瘀搜剔法，源于清代名医叶天士。叶氏谓"新邪宜急散，宿邪宜缓攻"，对宿邪所致之病，当用虫类搜剔络道之瘀，其原理是取"虫蚁迅速飞走之灵""俾飞者升，走者降，血无凝着，气可宣通"，所以"搜剔经络之风湿痰瘀莫如虫类"。不但对四肢经络瘀证用虫类，而且对人体内脏腑瘀证亦用虫类。其常用者有天龙、僵蚕、蜈蚣、地龙等，尤其天龙（守宫）用得特多，凡脑部瘀证、胸腹瘀证，包括肝胆、胃肠、盆腔等瘀证均可用之，少则2 g，多则4 g。一般从小剂量开始，只要是久瘀顽症，临床未见不良反应。对于脑部瘀证多用僵蚕配川芎，对四肢之瘀证多用蜈蚣配赤芍，对有精神症状之瘀证多用地龙配桃仁。

（五）化瘀扶正法

首先，气不足则血不行，血不行则瘀难化，故对气虚血瘀患者，当遵"血实宜决之，气虚宜掣引之"的治疗原则，给予补气化瘀；其次，由于化瘀之品大多是耗气之峻剂，故对血瘀患者，即使无明显气虚，也应在化瘀的同时，佐以补气。再则，补气与化瘀同用，相辅相成，相得益彰。正如张锡纯所云："参、芪能补气，得三棱、莪术以流通之，则补而不滞，而元气愈旺。元气既旺，愈能鼓舞三棱、莪术之力以消癥瘕，此其所以效也。"故应化瘀补气并进，以扶正祛邪。善用补阳还五汤、当归补血汤、胃风汤（人参、白茯苓、川芎、肉桂、当归、白芍药、白术）等方化裁。在化瘀药中，每每加入人参或党参、黄芪之品。

在临床中还常用化瘀补气法开胃增食。胃纳欠佳，脾化失常，世人常以消导、补益、运湿、调气、攻下等法治之，而以化瘀补气法治之，似不多见。查《医学衷中参西录》云："三棱气味俱淡，微有辛意，莪术味微苦，气微香，亦微有辛意，性皆微温，为化瘀之要药……若与参、术、芪诸药并用，大能开胃进食，调血和血。"凡久病入络，瘀伤胃气，纳化失司，证见纳差、消瘦、面暗、脘腹疼痛或按之则痛、扪之有块等症状者，均用黄芪、白术、生熟薏苡仁，合莪术、三棱、丹参、八月札、山楂等药治之，常常获效。其中山楂，"若以甘药佐之，化瘀血而不伤新血，开郁气而不伤正气，其性尤和平也"（张锡纯）。喜用此药，每每加入方中，与白术同用。

血属阴，阴伤则血损，血少质黏，滞而为瘀。《读医随笔》曾指出："夫人身之血……可淖者也，其淖者，液为之合和也，津液为火灼竭，则血行愈滞。"根据阴伤血滞为瘀的理论，对阴虚有瘀者，采用养阴化瘀法，以通幽汤（生地黄、熟地黄、桃仁、红花、当归、甘草、升麻）合复元活血汤化裁，重用桃仁、红花、当归、大生地、天花粉、沙参，用量均为 15～30 g。以此为基本方，偏胃阴不足者加石斛、麦冬等；偏肺阴不足者，加沙参、丹参、五味子等；偏肾阴不足者，加六味地黄丸。血瘀证阴损及阳者，基本方加附桂八味丸。

三、慢性胃脘痛证治心得

（一）证治心得

胃脘痛多由忧思恼怒，横逆犯胃所引起。正如沈金鳌所云："胃痛，邪干胃脘病也。惟肝气相乘为尤甚，以木性暴，且正克也。"或由于脾不健运、胃失和降而导致，或因嗜食生冷、饥饱失常、损伤脾胃造成。如不能及时治愈，则会经常反复发作，转成慢性。慢性胃脘痛的病理机转，最常见的有三个方面。

1. 胃脘痛初病多实，久病则由实转虚，每多先伤胃气，后伤胃阴。如果禀赋不足，阳气衰微，则寒自内生，阳损及阴，最后可形成阴阳两虚之证。此证每以阳虚为主，辨证要点为隐痛绵绵，喜按喜暖，常伴四肢不温或心下动悸。尤在泾云："欲求阴阳之和者，必求于中气，求中气之立者，必以建中也。"故治疗当以建中益气为法，常用小建中汤合异功散加味。朱丹溪曾有"诸痛不可补气"之说，其实并非尽然，慢性胃脘痛属气虚者，亦当补气才是。正如程钟龄所云："若属虚痛，必须补之。"证之临床，慢性胃脘痛属虚者甚多。胃痛之虚，自当甘温通补为治。因胃喜甘而恶苦，喜通而恶滞，故中气不足者，非甘温不可，此为正治。

2.《素问·调经论》云："五脏之道，皆出于经隧，以行血气，血气不和，百病乃变化而生。"胃脘痛初病在气，久病则多及血。故慢性胃脘痛及血者居多。气滞可致血瘀，气郁可化生火热，从而导致瘀热内生，疼痛反复发作。辨证要点为胃脘痛呈持续性发作，或疼痛部位较为固定，或呈刺痛、灼痛感，舌常有紫斑，苔黄或薄黄。治疗当以化瘀清热为主，常用失笑散合青蒲饮（青木香、蒲公英、白残花）加味，或用海浮散（乳香、没药）合百合汤（百合、乌药）加味。其中失笑散、海浮散用于溃疡所致的慢性胃脘痛效果较好，有祛瘀生新的作用。青蒲饮用于热甚的慢性胃脘痛效佳，纤维胃镜下可见炎症充血水肿严重者尤为适宜。百合汤用于气滞偏热者疗效较好。

3. 肝气犯胃，肝木乘土。气滞日久，郁而化火生热。火热之性易灼伤阴津，从而导致肝胃之阴亏耗。阴津亏损，胃络失养，则疼痛屡发难愈。辨证要点为舌红少苔或无苔，或有裂纹，胃脘阵阵作痛，有挛急感，口干欲饮，或伴有胃脘嘈杂善饥、大便干结。李东垣在《用药宜禁论》中云："如胃气不行，内亡津液而干涸，求汤饮以自救，非渴也，乃口干也；非温胜也，乃血病也。当以甘酸以益之。"故宜酸甘化阴之法，取酸能柔肝，甘令津还，用芍药甘草汤合乌芍散加味，亦可用乌梅、芍药、甘草、木瓜为基本方加味，效果亦佳。肝胃阴津亏耗之慢性胃脘痛，常可致大便干结难解。而肝胃之阴得复，大便自通畅。大便之通畅又有利于肝胃之阴的恢复，胃脘疼痛自得解除。正如张介宾在《类经》中所云："二便为胃气之关锁，而系一身元气之安危。"故需注意大便情况。

吴鞠通所云："治中焦如衡，非平不安。"对慢性胃脘痛的临床治疗有非常重要的意义。性平之药不伤人之正气，又不碍邪，对脾胃尤其有利。若药性偏香燥则伤胃阴，偏滋腻则留脾湿，偏苦寒则伤胃气。正如《张氏医通》所云："苦寒过投，将有败胃之忧，甘平恒用，却无伤中之害。"故用药力求温而不燥，补而不滞，滋而不腻，以维护胃气为要。喻昌曾云："新病者，补偏救弊，宜用其偏；久病者，扶元养正，宜用其平。"故常取皮尾参、炒白术、橘皮叶、砂仁、生熟地、薏苡仁、佛手片、绿梅花等平和之品调理脾胃；常取当归、赤白芍、丹参、参三七等性不温燥而又能活血行血养血之品消瘀止血；常取太子参、石斛、玉竹、山药、扁豆、莲子肉、黄精、红枣等平补之品补养气阴。

慢性胃脘痛患者除了服药外，饮食的调养十分重要。《素问·刺法论》中曾云："欲令脾实气无滞饱，无久坐，食无太酸，无食一切生物，宜甘宜淡。"故慢性胃脘痛患者的饮食应以淡素为宜，以易消化而又富有营养的食物为佳。例如牛奶、肉松、薏苡仁、山慈菇、山药、丝瓜等，是较为理想的食品。凡一切辛辣刺激之品，生冷滋腻之物及烟酒均应避免为宜。朱丹溪曾云："夫胃气者，清纯中和之气也，惟以谷、肉、菜、果相宜。盖药石皆偏胜之气也，虽进参芪辈为性亦偏，况攻击之药乎。"由此可见饮食调养在慢性胃脘痛的治疗中具有一定的重要地位。

（二）病案举隅

病案一：龚某，男，21 岁，教师，1984 年 3 月 7 日初诊。

主诉：胃脘隐痛伴大便不实近 4 个月。虽经治疗，然始终未愈，反复发作。刻下：胃脘隐痛，肠鸣，大便不实，质烂色黄，伴胸闷心慌，舌苔薄白，舌质色淡，脉细弦。拟建中调脾为法。处方：太子参 10 g，麦冬 10 g，炙甘草 10 g，桂枝 3 g，朱茯神 15 g，炒白术 10 g，防风 10 g，白芍 15 g，陈皮 6 g，南瓜子 15 g。5 剂，水煎服，每日 1 剂。

3 月 10 日复诊：患者服前方后感觉好转，胃脘部隐隐作痛减轻，胸闷、心慌消失，大便不实，面色萎黄清瘦，舌淡，苔薄白，根微腻，脉细。药证尚合，继守原法。原方去麦冬，加肉豆蔻 10 g，黄芪 10 g。5 剂，水煎服，每日 1 剂。

3 月 16 日复诊：胃脘疼痛已止，偶有肠鸣，纳食欠佳，仍口淡无味，大便不实，头昏乏力，舌质淡，苔薄白，脉细濡。继守原法治疗。处方：太子参 30 g，黄芪 15 g，炙甘草 3 g，桂枝 3 g，茯苓 15 g，白芍 15 g，陈皮 6 g，炒白术 10 g，苍术 12 g，防风 6 g，红枣 5 枚。5 剂，水煎服，每日 1 剂。

3 月 20 日复诊：胃脘疼痛未再发作，胃脘部已有舒适感，饮食量增，食欲较好，唯有大便不实，舌淡苔薄，脉细弦。仍以原法治之，原方去红枣，加薏苡仁 30 g，诃子肉 10 g。3 剂，水煎服，每日 1 剂。胃脘疼痛完全消失，随访至今未见复发。

病案二：程某，男，51 岁，教师，1984 年 3 月 17 日初诊。

主诉：胃病史 16 年余，近 2 个月来胃脘痛加重，虽经调中疏理之中药治疗，仍未见好转。刻下：剑突下上脘部持续性隐隐作痛，固定不移，以夜间为甚，触诊上中脘部轻度压痛，纳食减少，口干而不欲饮，口苦，大便不实，舌质偏红，舌苔中部黄腻，脉弦。拟清化祛瘀行滞法治之。处方：蒲公英20g，失笑散10g（单包），白残花6g，苍术6g，木蝴蝶6g，太子参10g，云茯苓12g，陈皮6g，川楝子10g，广木香6g，延胡索10g。5剂，水煎服，每日1剂。同时服用连梅安胃丸，每日2次，每次口服3g。

3月23日复诊：胃脘痛已除，纳食有增，每日进食8~9两，精神转佳，大便转实，惟夜间睡眠欠佳，舌苔中部微腻，舌质红，脉弦细。药证尚合，守方继进。原方加合欢皮10g，夜交藤15g。5剂，每日1剂，水煎服。同时服用连梅安胃丸，服法同前。药后再诊，胃脘痛未再出现，黄腻苔退净，诸证消失，恢复如常。再守原方继服5日以巩固疗效，至今随访未见复发。

四、浅谈开胃五法

李东垣说"病从脾胃所生，养正当实元气"，又说"人以胃气为本"。胃气一败，百药难施。《灵枢·五味》篇说："胃者，五脏六腑之海也。水谷皆入于胃，五脏六腑皆禀气于胃。"《素问·平人气象论》说："人以水谷为本，故人绝水谷则死""得谷者昌，失谷者亡"。由此可见胃气十分重要。食欲不振、纳食减少是脾胃病较为突出的症状，因此提高患者食欲，增强胃气，实为脾胃病临床治疗中的一个重要问题。开胃之法，不能概投以谷芽、神曲之类，亦当据情辨证施治。主要的开胃法可概括为如下五法。

（一）益气开胃法

胃主受纳，脾主运化。如果脾胃虚弱，纳化无力，则食少身倦，脘部时胀时退，劳则胀甚，按之稍减，面色萎黄，舌淡苔薄，脉细弱。喻嘉言曾说："中气不足者，非甘退不可。"中气一强，饮食自倍，则洒陈于六腑而气至，和调于五脏而血生。故应通过甘温益气开胃法取效，方如四君子汤。气虚夹滞用异功散、六君子汤、香砂六君子汤，滞甚者用香砂和中汤，气虚夹湿用参苓白术散；气虚下陷，证见便泄脱肛或胃下垂则用补中益气汤。

（二）养阴开胃法

胃阴不足，证见不思饮食，胃中嘈杂，口干而不欲饮，大便干结，舌质偏红苔少，或舌中有裂纹，或舌边有苔而舌中无苔等，方用益胃汤、沙参麦冬汤、芍药甘草汤。气可生津，津以载气，故又可加入皮尾参、太子参、黄精之类。久病多见气阴两亏，证见神倦食少，消瘦气短，便溏不实，脉细弱。治当扶中益胃生津，用药宜平，益阴而不凉滞，益气而不温热，取吴鞠通"治中焦如衡，非平不安"之意，药用太子参、沙参、玉竹、山药、莲肉、红枣之类。

（三）芳香开胃法

脾虚生湿，湿从阴化，湿浊之邪阻碍胃气而不纳；或外湿内侵，困脾不运，证见舌苔腻而白，或白而滑润，口淡不渴，食欲不振，胸闷腹胀，或恶油腻等。如偏三焦气机不畅者，用三仁汤出入。如偏肝气犯胃者，用四逆散加薏苡仁、砂仁、鸡内金等芳香开胃，健脾助运。如兼表寒，则用藿香正气散出入，开胃之效亦佳。热病之后胃气不复，湿浊余留而见不饥少纳，口淡微苦，口干饮不多等证，宜芳香甘平开胃，味薄而清养，芳香而悦脾。可选用石斛、香豉、半夏曲、薏苡仁、陈皮、荷叶、扁豆等。

（四）消食开胃法

消化不良，饮食停滞，其特征为食欲不振，嗳腐吞酸，便如败卵，气味奇臭，或脘腹痞胀，夜寐不宁，腹痛肠鸣等证，方用保和丸、山楂丸、枳实导滞丸之类，以消食开胃为主。山楂丸又名焦三仙，乃焦山楂、焦神曲、焦麦芽三味，功同于保和丸而力较平和，多用于小儿。枳实导滞丸多用于食积重症；消导之中兼以攻下，故凡食积而兼有便秘燥粪者均可用之，所积之食不同，用药亦异。例如，米谷之积，神曲、麦芽善消；油肉之积，则焦山楂尤灵；如为酒积，则用葛花煎水饮服。

（五）化瘀开胃法

瘀阻胃气，纳化失司，证见纳差，消瘦，面暗，脘腹疼痛，或按之则痛，痛处固定，或叩之块硬等，用黄芪、白术、生熟薏苡仁合莪术、三棱、丹参、八月札、山楂等药治之，以化瘀消痛，开胃进食。《医学衷中参西录》云："三棱气味俱淡，微有辛意，莪术味微苦，气微香，亦微有辛意，性皆微温，为化瘀血之要药……若与参、术、芪诸药并用，大能开胃进食，调血和血。"又云："山楂，若以甘药佐之，化瘀血而不伤新血，开郁气而不伤正气，其性尤和平也。"证之临床，久病及血入络之胃纳差者，用之确能获效。其指征为舌有紫气而又有齿印，或贫血而指甲暗，或久痛不愈，部位较固定，或痛呈刺痛、绞痛样，均可用之。

五、脾胃病治疗经验点滴

（一）慢性胃脘痛

慢性胃脘痛，宜分三个证型、四个兼证较为符合临床实际。三个证型是中虚气滞证、肝胃不和证、胃阴不足证，四个兼证是血瘀、寒湿、湿热、食积，其中血瘀、寒湿、湿热是主要兼证。兼血瘀者，宜加失笑散、丹参、当归、石见穿、三棱以祛瘀。兼寒湿者，宜选加二陈汤、泽泻、薏苡仁、蔻仁、生姜以化寒湿。兼湿热者，宜加蒲公英、垂盆草、马齿苋、藤梨根以清化湿热。

胃脘痛反复不愈，病程日久，常易致虚。其虚之程度有不同，其中脾胃之气虚较为突出。久痛易伤胃气，胃气不足又易招木乘，形成中虚气滞之证。而中虚气滞又易生湿热、寒、瘀，加重胃痛。此湿热者乃中虚而致气不布律，气滞而湿阻，湿生郁热所致。清代徐灵胎谓："有湿则有热"，此语虽未必尽然，但湿郁则每易化热。此寒者乃久病致虚，虚而易生内寒。此瘀者乃中虚气滞所致。气不足则血不行，气郁滞则血亦滞，异途而同归，终致瘀生。正如叶天士所云："胃痛久而屡发，必有凝痰聚瘀。"故临床上要时刻注意中虚问题。中虚的特点是夜间空腹疼痛，或饥时痛而不适，得食痛缓觉舒。李东垣《脾胃论》云："内伤脾胃，乃伤其气，伤其内为不足，不足者补之。"故当以补中之气为要。气虚便秘者，白术要用15 g，与麻仁同用有功，胃气虚偏阴亏者，黄芪与麦冬同用效佳。

慢性胃脘痛如系胃炎属中虚气滞，瘀热夹饮者，治多用归芍六君子汤合青蒲饮（青木香、蒲公英、蔷薇花）化裁，加石见穿（清热化瘀）、失笑散（常用10 g）、木蝴蝶、延胡索。若脘部鸣响，为有痰饮，加茯苓（常用20 g）。慢性胃脘痛凡伴有胆汁反流者，必用疏肝清降之品，如刀豆壳、木蝴蝶、蒲公英、生麦芽之类。凡纤维内镜检查有息肉或间变者，常用石见穿15～20 g，亦常配三棱10～15 g，或加乌梅，石见穿对慢性胃脘痛的息肉病变疗效较好。

慢性胃脘痛如呈胀痛较甚，牵及胸部及两胁，部位相对固定，或伴有胸闷、怕被子压；或胸脘中有烘热感，而外有形寒；或伴有心慌而悸，此为瘀血内阻，气机升降失调，当取王清任血府逐瘀汤加减。王清任血府逐瘀汤适应证有近20种，其中不少颇适合慢性胃脘痛的治疗。上述的怕被子压、胸中热、心慌而悸，就是其中的几种。《医林改错》云："心跳心忙（慌），用归脾安神等方不效，用此方（血府逐瘀汤）百发百中。"可见慢性胃脘痛的治疗不能光着眼于局部，兼证的辨证亦十分重要，体现了张景岳调五脏安脾胃的治疗原则。此证肝升太过，肺降不及，还当用调升降之药。升者，选桔梗、木蝴蝶；降者，选怀牛膝、枳壳。慢性胃脘痛如伴脘部痞塞较甚，当用五灵脂或石菖蒲治之。

慢性胃脘痛如伴出血，当用止血药，然出血有清、浊道之别，用药亦有异。上部出血（如吐血）为清道出血，当用藕节炭；下部出血（如便血）为浊道出血，当用小蓟炭，两者均可用蒲黄炭、仙鹤草。如大便色黑而干，是为内有瘀血，当用大黄、当归、参三七。在用药上，如煅乌贼骨、煅瓦楞子均有制酸作用，然前者偏温，兼有祛寒功用；后者性平，兼有祛瘀功用，临床宜区别选用。丹参味苦不补，偏凉行瘀，故脾胃功能不佳者不宜用。伽南香比沉香好，治心绞痛、胃痛效佳。用法是剉粉口服，每次一般服用 0.3～0.5 g，止痛效果明显。高良姜既祛脾寒又祛胃寒，配以炮姜炭，则二姜同用，对脾弱胃寒者更宜。如胃寒甚，还可再伍生姜，为三姜同用。

（二）顽固性呕吐

顽固性呕吐多见于幽门溃疡等疾病者。它既不同于朝食暮吐、暮食朝吐之胃中无火证，又不同于食已即吐之大黄甘草汤证。此种呕吐之特点为食后作吐，先吐食物，后吐清水。呕吐前常伴有脘腹部胀痛，吐后脘痛缓解。另一特点是食后散步，呕吐会减轻，故上午一般多不吐，而以每日晚上呕吐较剧，舌苔多为薄黄而腻。此证多为胃气损伤，痰瘀内生，寒热兼杂，以致胃气逆而不降，当以扶中降逆平调为治。方药用异功散合大半夏汤加黄连、干姜、蜣螂虫、茯苓、泽泻为基本方。此实为异功散、大半夏汤、半夏泻心汤、茯苓泽泻散四方合而化裁所得，其中太子参、姜半夏、蜣螂虫三味甚为要药。

（三）慢性泄泻

慢性泄泻在临床上常不易很快治愈，有的经检查并无异常发现，饮食尚可，然而每日泄泻，可日行2～3次，或5～6次，时轻时重，伴有腹痛肠鸣。泻下物多为稀溏的淡黄色粪便，中夹有多量的白色黏冻物。对此种慢性泄泻的治疗，以温中清肠祛风胜湿化瘀为治。炮姜为温脾之要品，切不可少。黄连与补骨脂伍用，温清止泻甚妙。泄泻日久，脾肾之虚为本，故取炮姜、补骨脂为首选。湿浊之邪为标，然治湿必取风药，常选用防风、羌活二味。如泄泻伴有虚坐努责，当用三奇散（黄芪、枳壳、防风）补气升提止泻，黄芪、枳壳对小儿腹泻尤有升提止泻之效。如腹泻伴有胃痛、舌红，多为脾阴不足，当以参苓白术散为基础方，或用陈无择的六神散（四君子汤加山药、扁豆）加味。如伴小腹冷，当用肉桂（后下）温肾。因久泄属虚，而清凉苦寒易伤阳，疏利易伤肠胃，淡渗每多伤阴，故利小便即以实大便之法，对慢性泄泻是不太适宜的。李中梓对慢性泄泻的治疗，曾提出四个不可的原则："补虚不可纯用甘温，太甘则生湿；清热不可纯用苦寒，太苦则伤脾；兜涩不可太早，恐留滞余邪，淡渗不可太多，恐津伤阳陷。"这些原则，我们应当在临床工作中予以重视。

六、论"肺为水之上源"及其临床意义

从理论和临床两方面论述了"肺为水之上源"的重要意义，指出不但水肿从肺论治可获佳效，凡水谷精微输布代谢障碍且与肺有关者均可从肺治疗。

"肺为水之上源"是先贤对肺在人体津液代谢过程中具有重要作用的一个概括。《黄帝内经》曰："饮入于胃，游溢精气，上输于肺，通调水道，下输膀胱，水津四布，五经并行。"说明人体正常水液须藉肺气之宣发肃降，始能"水津四布，五经并行"。何梦瑶说："饮食入胃，脾为运行其精英之气，虽曰周布诸脏，实先上输于肺，肺气先受其益，是为脾土生肺金。肺受脾之益，则气益旺，化水下降，泽及百体。"亦是说津液输布必赖肺气之宣降才能完成。饮入的水液，由胃、小肠经脾的吸收转输作用上输到肺，其清中之清者，经肺气的宣发，心脉的载运，以润养肌腠、皮毛等各个组织器官。除一部分变为汗液排出外，其余仍还流于心脉之中。清中之浊者，通过肺气的肃降下降于肾，经肾阳的蒸化，其浊中之浊者，即注入膀胱成为尿液而排出体外。其浊中之清者，复化气上升于肺而散布周身。水液在从肺下降和从肾上升的过程中，有肺气的宣降、肾阳的蒸化、脾的转输作用，而三焦是水液升降的道路。所谓通调水道，是指肺对水液代谢的这种推动、调节的作用。由于肺居上而膀胱居下，藉三焦而相互连系共司行水之机，所以先贤有"肺为水之上源"之说。

肺为水之上源，如果肺气的宣降与通调水道功能失常，则会直接影响水液的代谢输布与排泄。现举数例说明之。①如果外邪侵袭，肺气郁闭，不能输布水液于全身，反流溢于肌肤而发为水肿，如风水越婢汤症。②如肺失肃降，水道通调不利，累及下焦可出现小便不通。治宜下病上取，以提壶揭盖法，如取嚏而探吐以开启肺气，日久酿热者予清肺饮酌加通利小便之品。③肺气壅阻不宣，致大便燥结，乃津液不下，大肠失却濡润所致，只从大肠施治亦难见效，可采用瓜蒌桂枝汤加减以开里（肺）通表（大肠）。④风寒外袭，肺气失宣，卫阳被郁，可见无汗之证，治宜荆防败毒散，宣肺祛风散寒。⑤肺失治节，肃降无权，津液不布聚而为痰、为饮，发为咳喘，如小青龙汤证。⑥湿热之邪侵袭上焦，影响肺的功能，可使湿热之邪留恋不解。"惟以三仁汤轻宣上焦肺气，盖肺主一身之气，气化则湿亦化也。"

肺为水之上源这一中医理论，在肾脏病临床治疗中有很大的指导意义。急慢性肾炎最常见的症状就是浮肿、水肿。实践证明凡水液代谢异常涉及到肺的，均可从肺论治，一般常用的有疏风宣肺、顺气导水、清肺解毒、养阴补肺等治疗方法。例如急性肾炎"风水相搏"证，或慢性肾炎急性发作"阴水夹表"证，治宜疏风宣降，方用麻黄连翘赤小豆汤加浮萍，或越婢加术汤、苓桂浮萍汤加减。肾炎水肿，水气上逆犯肺者，治宜顺气导水法，方用三子养亲汤加味。急性肾炎初起热毒偏盛者或慢性肾炎因上感引发或加重者，可清热解毒利尿，方选五味消毒饮清肺之热毒，再加四苓散淡渗利湿，合收清解利水之功。肾炎水肿不著，但迁延日久不愈，肺虚气阴耗伤者，可用养阴补肺法治疗，方选沙参麦冬汤加减等，这些从肺论治的方法均可互相参用，随证灵活施治。

以上治法的运用机制都是基于"肺为水之上源"的理论而来。例如疏风是为解表发汗，宣肺则是为通阳利水，再加淡渗利湿之品，通过汗、利并施，表里分消，可使水肿消退快。顺气导水，则主要是通过顺降肺气，达到行水利尿的目的。喻昌说："凡治水肿喘促，以顺肺为主，肺气顺则膀胱之气化而水自行。""潜斋医学丛书"记载："黄履素见一味莱菔子通小便，诧以为奇，盖不知莱菔子亦下气最速之物，服之即通者，病由气闭也。"说明顺肺气可以起到利小便的作用。至于清解上焦肺经热毒，为何能起到利尿作用？这是因为肺为水之上源，水肿从肺论治不但要宣、要降，还要清肃。肺之"肃"与"降"互为前提，肺气不断布散，气液下降，以保持肺内清肃的环境，而肺内清净畅通的环境，又保证了肺气息息和降，肃降配合，促进了水液的正常代谢输布。所以"潜斋医学丛书"指出："肺主一身之气，肺气清则治节有权……肺气肃则下行自顺，气化咸藉以承宣，故清肺药多利小水。"养阴补肺，亦是为了保肺气滋其化源，使水之上源不枯，水之下流得通。《证治汇补》说："水肿有属阴虚者，肺金不降而浮肿……宜滋阴补肾，兼以保肺化气。""潜斋医学丛书"亦云："昔人治肺气不化，膀胱为热邪所滞，而小溲不通……一味沙参大剂煎服，复杯而愈，是肺气化而小溲通也。"此亦是中医金生水之原理也。

以上中医治疗原理，充分显示了肺为水之上源的重要意义。实践证明，不但水肿从肺论治可获佳效，凡水谷精微输布代谢发生障碍与肺有关的均可从肺治疗。此"水"字似可以从狭义的水液扩张为整个水谷精微代谢。上海名中医金寿山治疗慢性肾炎蛋白尿，即使没有浮肿现象也主张参用桔梗等药开宣肺气，用之每每获效。值得指出的是，水肿从肺治疗也不局限于风水之类，对于高度水肿日久不愈者，名中医陈耀堂（上海）的经验是在用他法的基础上加用开宣肺气之药，如杏仁、桔梗之类，常获奇效。由此可见"肺为水之上源"实用价值之一斑。

七、论肾劳及其证治

肾劳是中医的一个病名，随着中医临床治疗学的进展，它的概念含义已有所改变。关于肾劳的研究，至今未有人专题论及。为此，我们对肾劳进行了研究，力图建立新的病名概念，揭示其证治原理。

（一）肾劳的概念及其临床意义

肾劳一词，最早出现于王冰的《黄帝内经》注文中。《素问·评热病论》篇有"劳风"一证。王冰注云："劳，谓肾劳也。肾脉者，从肾上贯肝膈，入肺中。故肾劳风生，上居肺下也。"指出劳风的病源在肾虚。隋代巢元方提出五劳六极七伤在《诸病源候论》中云："肾劳者，背难以俯仰，小便不利，色赤黄而有余沥……"唐代孙思邈则将肾劳分为实热和虚冷两证，在《备急千金要方》中云："肾劳实热，小腹胀满，小便黄赤……""肾劳虚冷干枯，忧恚内伤，久坐地……"前者为湿热证，后者为阳虚寒湿证。宋代陈言在《三因极一病证方论》中则认为："五劳者，皆用意施为，过伤五脏，使五神不宁而为病，故曰五劳也……矜持志节则肾劳。"此肾劳的含义包括过度的精神思维活动所致的肾脏虚亏。明代虞抟和徐春甫皆认为肾劳乃"色欲过度"伤肾所致。清代费伯雄与他们的观点也大体雷同，他说："肾劳者，真阴久亏，或房室太过，水竭于下，火炎于上。"

从上述所引数家的观点来看，先贤对肾劳概念的理解，未有统一的认识。大致有三种情况：一指房劳伤肾，二指用意伤肾，三指肾实证。随着时代的发展，病名日趋规范，后两种含义已极少运用。《中医名词术语选释》云："肾劳，五劳之一。"由于性欲过度损伤肾气所致，主要有遗精、盗汗、骨蒸潮热，甚则腰痛如折，下肢痿弱不能久立等。此是对肾劳较实际的解释。但性欲过度损伤肾气，可表现为"遗精""阳痿"等病证。女子冲任化源不足，引起经少、经闭、不孕；或冲任不固，发生崩漏。肾劳作为色欲伤肾的病名诊断，似亦欠妥。

相反，肾劳可作为另一种疾病的病名诊断，这就是肾脏本身的虚衰日久不复，因虚致劳，水毒潴留所致的一种病变。这种病变既往人们往往归属于"水肿""虚劳"的病名之下。但是根据病名的确立必须反映疾病的本质属性、病机演变和证治规律的原则，这种归属尚不能令人满意。首先本病的证候有时并没有水肿的表现，仅有疲劳、厌食、恶心、腰痛、肤痒等症状；其次，本病的本质为肾气衰竭和水毒潴留并见，与一般的虚劳有所不同。再者虚与劳是有轻重之别的。久虚而不复则成损，久损而不复则成劳。

综上所述，我们可以赋予肾劳以新的病名概念，这就是：肾劳是以肾气衰竭，日久不愈，水毒内留为特征的一种慢性进行性疾病。肾劳病名的确立，有利于中医肾系疾病病名的规范化，有利于指导临床进行病机和证治规律的探讨，从而有利于提高疗效和进行学术交流。

（二）肾元虚衰与水毒潴留

肾元虚衰是肾劳最根本的病机。肾主先天元阴元阳，为人生之本，疾病安危，皆在乎此。病易成寒者，真阳必亏，病易伤热者，真阴必耗。所以肾虚者，肾中之元阴元阳虚也。两者都是肾脏精气虚衰的病变。

肾元虚衰每可涉及肝脾等脏。如真阳虚衰、不温养脾土而致中州不运，或饮食不进，或不食而胀满，或已食而不消。肾水不足，相火偏旺，可灼伤脾阴。又如命火不足，可使肝阳亦虚，即所谓"水冷木枯，寒风内动"。症见拂晓头痛，目眩耳鸣。肾水虚亏，不能涵养肝木，在上则肝阳偏亢，在下则阳强等。

阴损可及于阳，精虚则气乏，未有精泄已虚，而元阳能独全者。阳损可及于阴，气伤则精损，阳衰则精血衰，生气衰也。所以阳衰及阴，阴衰及阳，阴阳并衰在肾劳临床上是常见的。

水毒潴留是肾劳的另一基本病机。"精、髓、血、乳、汗、液、津、涕、泪、溺，皆水也，并属于肾。"（《医碥》）在输布养料和排泄废物的过程中，肾是调节全身水液的枢纽。肾气功能正常，肾司开阖，蒸化水液，将蚀中之清者复上升于肺输布全身，将浊中之浊者下注膀胱，排出体外。当肾气衰竭时，肾失开阖，水液停留体内则可泛而成肿。肾失蒸化，浊中之清不能复升，浊中之浊不能下注，则水湿就会郁而成湿浊，成水毒，潴留体内不去，这就是肾气衰竭导致水毒潴留的发病机制。

肾劳的湿浊水毒与其他疾病产生的水湿是有些不同的，首先前者的发病机制偏重在肾失蒸化，后者的发病机制偏重于脾失健运；其次，前者水已成浊成毒，后者尚未如此。毒，实指邪气蕴藏蓄积不解，伤人之甚而言。邪毒是产生变证及危重症状的重要原因。邪气蕴郁化毒，因其迁延日久，所以致病顽固而缠绵。肾劳之水毒潴留即具有伤人之甚，顽固缠绵的特点。

清阳出上窍，浊阴出下窍；清阳上升，浊阴下降，此其常态。肾劳因肾气衰竭，水毒潴留，当升不升，当降不降。在正虚的基础上，水毒伤及脾肾之阳，阳虚阴盛，则浊阴之邪上逆为患。犯胃则胃失和降，恶心呕吐，口泛尿味；侮脾则运化不健，腹泻便溏，若上逆凌心，则见心悸不宁，或侵犯神明而致神识昏昧不清；若水毒化热或阳伤及阴，则肝肾之阴愈虚，阴虚阳亢，每有化火生痰动风伤络之变。邪入厥阴，肝风内动则肢痉抽搐，肌肉润动；如水毒内沸，肾失蒸化，膀胱气化不利，则尿少或闭，水肿日增。

先贤对水毒潴留的病机曾有所认识，如何廉臣说："溺毒入血，血毒上脑之候：头痛而晕，视力蒙眬，耳鸣耳聋，恶心呕吐，呼吸带有溺臭，间或伴发癫痫状，甚或神昏痉厥不省人事，循衣摸床撮空，舌苔起腐，间有黑点。"此对肾劳后期的症状描述甚为详细，指出了病理变化的关键在于"溺毒入血"。发生溺毒入血的生理病理基础乃在于水血相关和肾气功能衰竭。肾藏精而主纳，膀胱藏水而主出。精者属癸，阴水也，静而不走，为肾之体；溺者属壬，阳水也，动而不居，为肾之用。今肾气衰竭，蒸化失能，水中废物不能排出入溺，潴留于体内，藏于水中，随水到处流行侵犯伤害人的机体。若此废水入于血中，即成溺毒入血之机转。溺毒，亦即水毒也，所以溺毒入血是水毒潴留的一个重要病理变化。溺毒入血，浊阴由血入脑，蒙蔽神明，轻则意识障碍，甚至昏迷。

（三）通补是基本治则

肾劳为患，阴阳气血皆已虚损，施治当以补益肾元为要。由于肾劳的肾虚常呈阴损及阳、阳损及阴、阴阳并损的病理变化，又有阴阳互根、精气互生之理，故阴、阳、精、气，常常综合调补，以求增一分元阳，复一分真阴。

肾元虚衰可病及五脏，五脏所伤穷必及肾，故调治五脏，亦可安肾。调治五脏，须以补益肾元为基础，如脾肾同治，治肾兼肺，肝肾同养，补心益肾等诸法均是。

通利水毒是肾劳的另一基本治则。祛邪即以安正，邪去则正自安。故应当重视水毒的祛除。如水毒内潴，肾失蒸化，膀胱气化不利，则尿少尿闭，水肿日增，治宜温阳化气，利水排毒。若浊阴上逆,湿浊中阻,胃失和降,恶心呕吐,口泛尿味,治宜温阳泄浊,降逆和中。若水毒化热,邪入阳明,阳明腑实,浊阴不降,宜通腑泄浊。若浊毒日久不去,与瘀交结不解,治宜祛瘀化浊。若水毒伤阴,动风伤络,治宜养阴解毒息风。

通与补是紧密相连的。肾气功能的恢复有利于水毒的祛除,水毒的祛除又有利于肾气功能的恢复。若水毒潴留等邪气偏盛为急,则急予祛邪为主;若病势缓和,正虚显露,则以扶正为主。对于寒热虚实夹杂者,亦当兼顾调治。

肾劳的治疗以通补结合为宜。因邪气所伤导致壅塞不畅,宜用"通"法;因脏腑虚损,气血阴阳虚亏,宜用"补"法。故用药之机,常须开阖相济,补肾之法每须通补互施。肾劳之病,补法有补阴、补阳、益气、养血、健脾、益肾等法,调整脏腑阴阳气血之不足以治本。通法有通阳、利水、行气、活血、化瘀、解毒、化痰、利湿、通腑等法,祛除水毒痰瘀邪火湿热以治标。

(四) 调治气血是重要一环

脏腑的虚损与气血的关系极大,气属阳类,可为阳化;血属阴类,可为精生。五脏六腑之精藏于肾,阴阳之根在于肾,故肾的功能虚衰必然导致气血病变。因此调治气血在肾劳的治疗中就显得非常重要,现以活血为例加以说明。

肾劳病血瘀的发生机制主要有:气虚不能推动血液运行而致瘀;肾阳虚衰,寒自内生,阳不运血,血遇寒则凝而为瘀;血虚脉道不充,血行迂缓,易于停滞成瘀;精不化气而化水,水停则气阻,气滞则血瘀;患病日久,缠绵不愈,深而入络,而致脉络瘀阻;水毒内壅络脉阻遏，血脉不利则成瘀；因虚而易感外邪，外邪入侵，客于经络，使脉络不和，血涩不通，瘀结成肿；水毒化热，或阴虚生火，灼伤血络，或气不摄血，血溢脉外，均可停于脏腑之间而成瘀。

肾劳病常用的活血方法有：①温阳活血：血属阴，非阳不运。阳虚火衰，虚寒内生，血运凝滞。治宜补阳活血祛瘀。②养阴活血：血虚日久，营阴耗损，津亏不足载血运行。治宜养阴活血化瘀。③补气活血：气虚血瘀，或瘀血病久，耗伤气血。治宜补气活血。④活血利水：血不利则为水，"瘀血化水，亦发水肿，是血病而兼水也。"（《血证论》）治宜活血利水。⑤活血通下："留瘀化热"（《温热逢源》）治宜活血化瘀为主，辅以解毒通下。活血通下宜以大便干为据，便溏者不宜。以上所述数法仅是肾劳病中常用的活血方法。具体运用时还当结合辨证灵活施治。

八、慢性肾炎的辨证治疗

采用扶正为本、祛邪为标的中医辨证论治方法，分为如下七型治疗。

（一）健脾渗湿

脾虚生湿，水湿停聚不化，湿邪困脾，脾不散精。症见下肢浮肿，按之凹陷，劳累后感腰酸，神疲乏力，纳差，便溏，晨起眼睑浮肿，面色浮黄，舌淡红，苔薄白，脉沉缓。

方选：参苓白术散加减。

基本用药：黄芪 30 g，党参 15 g，白术 12 g，芡实 20 g，薏苡仁 20 g，怀山药 20 克，茯苓 30 g，白茅根 30 g，陈皮 6 g，枇杷叶 6 g，大枣 6 枚。

加减：湿重者重用茯苓，加泽泻、车前子。尿蛋白多者重用黄芪，加赤小豆、蝉衣。怕冷便溏者加肉桂、淡姜皮，易感冒者合玉屏风散加减。

（二）补气养阴

邪气伤肺，气虚则卫外失固，阴虚则化源不足。症见气短乏力，咽红口干或咽痛、疲劳、腰酸，或伴低热、易汗，唇舌红，苔薄少，脉细数。

方选：补气养阴汤（自拟）。

基本用药：太子参 30 g，黄精 30 g，麦冬 12 g，甘草 6 g，生地 10 g，怀山药 15 g，玄参 30 g，茯苓 12 g，丹皮 10 g，泽泻 15 g，百合 20 g。

加减：气虚重者加黄芪、白术。咽痛加射干、板蓝根。低热加青蒿、鳖甲、地骨皮、功劳叶。血尿加小蓟、荠菜花、六月雪。

（三）培补脾肾

脾虚则气血乏源，肾虚则阴阳俱损。脾肾两虚，气血阴阳俱亏，精气不足。症见面色浮黄，精神不振，倦怠无力，短气、纳呆，腰部酸痛，或有浮肿，苔薄白，脉细。

方选：补脾益肾汤（自拟）。

基本用药：党参 15 g，黄芪 30 g，白术 25 g，山药 30 g，茯苓 30 g，川断 20 g，桑寄生 15 g，山萸肉 12 g，熟地 12 g，菟丝子 10 g，陈皮 6 g。

加减：若怕冷，舌质淡胖润，脉沉细，阳虚者加肉桂、熟附片、巴戟天、鹿角片、仙灵脾。若舌质红、口咽干燥，气阴两虚者加生地、麦冬、元参、石斛。若眩晕、心悸、唇舌色淡，气血两虚者加当归、枸杞子、紫河车、阿胶珠。

（四）补肾平肝

肾阴不足，水不涵木，或阴阳两虚，肝失濡养。症见头晕头痛，目涩视糊，耳鸣少寐，面易升火，咽干口燥，苔少舌红，脉弦。

方选：杞菊地黄汤加减。

基本用药：枸杞子 15 g，菊花 12 g，石决明 12 g，生地 20 g，山萸肉 20 g，泽泻 20 g，怀山药 30 g，丹皮 10 g，怀牛膝 10 g，天麻 10 g，钩藤 12 g 后下。

加减：血压高加珍珠母、豨莶草、决明子，火旺者加夏枯草、黄芩，阴阳两虚加仙茅、仙灵脾，阴虚甚、口渴津少加麦冬、石斛、龟板，伴气虚加太子参、白术，舌有紫气加桃仁、红花、当归。

（五）清化解毒

脾虚生湿，或外受湿邪，蕴蓄日久，常可郁而化热。外感热毒，或阴虚生热，亦可与湿相合。症见浮肿，反复咽痛，或有其他部位感染病灶，口黏口苦，心烦，夜寐欠佳，脘闷纳差，口干而饮水不多，尿少色黄或黄赤，舌质红，苔黄腻，脉滑数。

方选：甘露消毒丹加减。

基本用药：藿香 10 g，黄芩 10 g，苍术 10 g，连翘 10 g，白蔻仁 10 g，蒲公英 30 g，鱼腥草 30 g，白茅根 30 g，石菖蒲 15 g，射干 10 g，甘草 6 g，车前子 30 g（包煎）。

加减：尿少加泽泻、茯苓、猪苓。咽喉脓肿加土牛膝、玄参、马勃。皮肤疮毒，加紫花地丁、金银花。下焦湿热明显，加薏苡仁、黄柏、牛膝。

（六）补气化瘀

久病气虚无力推动血液运行而致血瘀，或瘀证日久伤气。症见气短心悸，纳少乏力，颜面微浮，腰部隐痛，舌微紫，或有紫斑，苔薄，脉细缓而涩。

方选：补阳还五汤合圣愈汤加减。

基本用药：黄芪 45 g，党参 15 g，丹参 20 g，当归 12 g，川芎 10 g，地龙 10 g，桃仁 10 g，红花 10 g，益母草 45 g，六月雪 45 g，白术 10 g。

加减：气短神疲者加人参、黄精，气阴两虚者加黄精、玉竹、沙参，腰痛甚者加三七、地鳖虫，浮肿者加茯苓、薏苡仁，肾亏加川断、菟丝子。

（七）养阴通络

肾阴亏耗，血脉不充，血行郁滞，症见腰脊酸痛、胫酸膝软或足跟痛，头晕目涩，形体消瘦，舌质红，有瘀点或瘀斑，脉细涩。

方选：麦味地黄汤合通幽汤加减。

基本用药：麦冬12 g，五味子6 g，生地黄15 g，怀山药30 g，山萸肉15 g，桃仁10 g，红花10 g，当归15 g，甘草6 g，丹皮12 g，泽泻15 g。

加减：偏血虚者加熟地、川芎、白芍。兼气虚者加黄芪、党参。瘀热者加赤芍、丹参、蒲公英。气滞者加制香附、青陈皮。镜下血尿者加蒲黄、参三七、白茅根。

慢性肾炎病变由虚致实，因实更虚，虚实夹杂，一般多先伤气，继损其阳，阳虚及阴，阴阳反馈，形成以正虚为本，以外感、水湿、湿热、血瘀、湿浊等病邪因素为标的错综复杂的病理机转。因此采用扶正为本，祛邪为标的辨证论治方法，与慢性肾炎的基本病理机制是相吻合的。临床实践证明，慢性肾炎属虚证为多。慢性肾炎的虚亏以肺、脾、肾、肝四脏为主，其中又以脾、肾虚亏为甚。慢性肾炎的补肾疗法亦须以补肾精、补肾阴为基本。

九、治肾临证体会

（一）关于治肾用药原则

1. **维护肾气，治病求本** 只有重视补肾，加强肾脏的气化、封藏之功，才能从根本上扭转肾病的发展。根据肾脏受损的不同类型，分别采用平补、缓补、峻补、食补等方法。用药上以性味平和、血肉有情之品为首选，如紫河车、枸杞、何首乌、桑寄生、川断、鹿角片、巴戟天等。慢性肾病以阴阳俱损、气血俱亏为多见，故在治疗上往往阴阳并补、气血共调。有时根据患者具体情况也有所侧重，即使没有肾虚症状，也须采取一些维护肾气的措施，主要是在用药上常佐以益肾之品，如川断、桑寄生、杜仲、枸杞子、地黄等。

2. 注意和络，运行血气　肾病发生血气运行不畅而郁滞的机制很多，主要有：气虚不能推动血液运行而致瘀；肾阳虚衰，寒自内生，阳不运血，血遇寒则凝而为瘀；血虚脉道不充，血行迟缓，易于停滞成瘀；精不化气而化水，水停则气阻，气滞则血瘀；患病日久，缠绵不愈，深而入络，而致脉络瘀阻；因虚而易感外邪，外邪入侵客于经络，使脉络不和，血涩不通，瘀结成肿；阴虚生火，灼伤血络，或气不摄血，血溢脉外，均可停于脏腑之间而成瘀。因而肾病更须十分注意活络，运行血气。常用的方法有温阳活血、养阴活血、补气活血、补精活血、补血活络、活血利湿、活血通腑等。

3. 勿用攻伐，平药为上　肾病的治疗以平药为上，勿用攻伐。忌用伤害肾气的药物，也要避免过用苦寒、辛凉之味。必要用时，用期宜短，剂量要小，同时要注意适当配伍，如黄柏与苍术同用，知母、黄柏常配肉桂，川黄连伍以吴茱萸等。

（二）关于慢性肾炎的治疗

对脾肾阳虚、水湿泛滥所致的水肿，治疗重在温补肾阳，方用附子理苓汤合济生肾气丸加减。其中附、桂不可少，可重用附子。附子剂量可用至 30 g，但需久煎两个半小时以上，去其毒性而存其温阳之效。

慢性肾炎的治疗，除应抓住脾肾外，还须注意脏腑气血阴阳之整体调治。慢性肾炎应用激素无效，且因不良反应明显而停药者，此为人体升降出入之功能紊乱。初伤气分致气机怫郁阻滞，久延血分致气滞血瘀，变气血精微为湿浊痰瘀，阻于脏腑络脉肌腠而成病。运用疏滞泄浊法，疏其气血，泄其湿浊痰瘀，使失常之升降出入生理功能得以恢复，用越鞠丸加减。药用制苍术、生薏苡仁、制香附、神曲、郁金、合欢皮、法半夏、广陈皮、当归、红花、川芎、桃仁、茯苓、芦根等。其中苍术对控制湿邪效果甚为显著，可用至 30 g。

慢性肾炎中高血压型颇为常见。血压高持续不降，此属肾阴虚亏，水不涵木，木失滋荣而致虚阳上亢，同时往往有血气郁滞、阴虚血瘀的病理存在，故应重视益肾和络法的运用，采用较大剂量的杜仲、怀牛膝、茺蔚子、益母草、桃仁、红花等药。

（三）关于慢性肾衰竭的治疗

以补益肾元为基础，再伍以活血、益气、解毒、祛湿等方药。补益肾元药又以补肾精为主，常用党参、黄芪、巴戟天、熟地黄、黄精、枸杞子、当归、太子参、怀山药、山萸肉、制首乌、桑寄生、杜仲、怀牛膝等药。

慢性肾衰竭常可见正虚瘀阻现象。常在辨证方中加入活血化瘀药，常用桃红四物汤加减。常用桃仁、红花、当归、赤芍、川芎、丹参、参三七、茺蔚子等。很少单纯用活血化瘀药，常常采用补气活血、补精活血、养阴活血等法，尤喜用桃、红两味。慢性肾衰竭患者脾胃功能紊乱往往较为突出，对湿浊中阻者，喜用苏叶黄连汤合藿香正气丸加减，不但中焦湿浊可化，而且肾功能亦有改善，可使血中尿素氮下降。如遇有血中尿酸增高者，每每加入玉米须、丝瓜络、薏苡仁等药，亦很有效验。

十、虚劳证治浅谈

（一）病因立论内伤

内伤者，五脏伤也。伤五脏者，有五，即酒、色、思虑、劳倦、忿怒。此五者，皆能劳其精血。酒气剽悍性烈，易助热生湿，耗气伤阴，过者必伤肺之气阴。贪色伤精损肾，真阴虚亏，必相火无制。劳倦伤中，中虚而热生，虚热内扰，甚可及肾。火为气之余。郁怒则气郁化火，火热灼血耗阴。大怒则气火上冲，血随气升，甚可络损血溢。阴虚阳无所附，则浮越肌表而热，但其发时，必在午后，先洒淅恶寒，少顷发热，热至寅卯时，盗汗出而身凉；或无微寒而但午后发热。必现肾虚症，或兼唇红颧赤，口渴烦躁，六脉搏数，或虚数无力。此宜大剂滋阴，如保阴、六味之属。虚劳一症，偏于阴虚者居多。

（二）治疗两大要法

1. 补肾水　可用熟地黄、生地黄、天门冬、麦门冬、玉竹、龟板、山药等。因于酒者，清金润燥为主，而保阴之属仍不可废，以补北泻南。因于思虑者，清心养血为主，而佐保阴之属，以壮水息火。因于劳倦者，培补脾阴为主，而佐保阴之剂，以滋肾助脾。忿怒伤肝动血，保阴、六味大为正治，以肾肝同治。

2. 培脾土　实际上培脾土是为了生血化精，使肾水充。男子以脾、胃为生身之本，女子以心、脾为立命之根，故治此者，当以调养脾胃为主。

十一、冠心病中医药治疗琐谈

（一）冠心病心绞痛的治疗

1. 冠心病心绞痛的证候表现以实为主，而实质上是以虚为主，是虚中夹实证。治疗上应以补为主，以补为通；以通为补，以通为用，通补兼施，通补互用。冠心病心绞痛的本虚在于心之气血阴阳的虚亏；其标实在于痰浊、瘀血、气滞、阴寒。通补的原则即是将补虚与祛实有机地结合起来，只有这样才能取得佳效和久效。运用通补的原则应注意补而不助其阻塞，通而不损其心气。例如活血不应破血，理气不应破气，化痰不应伤阴；补气不应滞气，补血养阴不应凝滞，温阳不应伤阴助火等。根据通补的治则和临床经验，自拟补心通络汤治疗冠心病心绞痛取得较好的临床疗效。其方药组成为党参 20 g，麦冬 30 g，当归 20 g，川芎 15 g，红花 15 g，水蛭 6 g，石菖蒲 10 g，丹参 20 g，白僵蚕 10 g，生黄芪 15 g，仙灵脾 20 g，玉竹 10 g，参三七 4 g（温开水冲服）。水煎服，每日 1 剂，分早晚 2 次服用。全方通补兼施，虚实并治，有通则不痛和荣（补）则不痛的双重功效。

2. 冠心病心绞痛以气血阴阳虚亏为其本，其中气阴亏虚是本虚最基本的普遍规律。据临床观察，80％以上的冠心病心绞痛患者存在程度不同的气阴亏虚现象，因此补气养阴是其扶正的基本治疗法则，以生脉饮为基本方加味。生脉饮的用量一般为党参20 g（人参6 g），麦冬30 g，五味子6 g。重用麦冬是取其阴中求阳之意，阴足则阳得以化，气自足矣。补气养阴的基本治则必须与养血温阳相结合，这也是临床所必须注意的。冠心病心绞痛的扶正疗法务求温而不燥，滋而不腻；同时须与通法相结合，力求以补为通，通补并治。最常用的是扶正化瘀法，疗效持久，收效显著。例如补气化瘀可用人参三七，以2∶1的比例研极细末冲服，每次1 g，每日3次，连服1个月颇有效验。药理研究表明人参三七有扩张冠状动脉，增加冠脉血流量，减少冠脉阻力，增强心肌收缩力，降低心肌耗氧量的作用，对垂体后叶素引起的家兔心肌缺血有对抗作用，并对高血压、血浆总胆固醇有轻度降低作用。再如补血化瘀，偏心率快者重用地黄、红花；偏心率慢者重用当归、赤芍。对久病正虚、络脉瘀阻者，还当注意选用血肉有情之品扶正通络，常有著效。常用的有鹿茸配丹参，阿胶配水蛭等。心本乎肾，对老年冠心病心绞痛患者，扶正多从补肾入手，再结合调理气血。常用的补肾药有熟地、山药、杜仲、冬虫夏草、巴戟天、鹿角胶、仙灵脾等。

3. 冠心病心绞痛的临床表现虽然丰富多彩，但多程度不同地存在血瘀、气滞、痰凝、阴寒等实邪表现。这些实邪使心脉阻滞不畅、气血瘀滞而不通则痛，所以在扶正的基础上宜用通法，常用的通法有活血化瘀、芳香温通、通阳宣痹化痰、疏肝调气和胃四大治法。对体质强的患者则宜早用重用通法，对体质弱的患者则宜迟用少用通法，对心绞痛发作频繁、病情较重的患者则应通补并举、扶正祛邪并重。活血化瘀药可在扶正的基础上久服长用；芳香温通药只能暂时用、短期用，不宜久服过用，因其易耗伤气阴；通阳宣痹化痰和疏肝调气和胃则须结合辨证而施治，有其证则用其药。通法的运用，力求通而不伤正，且应通补结合，正气复则瘀滞痰浊易除。常喜用桃红四物汤、补阳还五汤、生脉饮合丹参饮、当归补血汤合血府逐瘀汤、参苓白术散合瓜蒌薤白半夏等加减。用之确当，应手而效。在通法的运用中，十分重视活血化瘀药的运用。对久病患者，在给予生脉饮合四物汤的基础上，可用水蛭粉吞服，每次 0.5～1 g，每日 2～3 次（可装胶囊服用），有很好的止痛宽胸效果。对于兼有养血作用的活血药则宜多用重用，如藏红花、鸡血藤等。

4. 强调通补的治疗原则，是以辨证论治为基础的。在辨证论治中应当重视寒热虚实、五脏调治。冠心病心绞痛偏热者宜凉血活血，常用药有生地、丹皮、赤芍、丹参、大青叶等；偏寒者宜温经活血化痰，常用药有肉桂、丁香、檀香、当归、川芎、苏木、延胡索、半夏、陈皮等；偏虚者宜扶正活血，常用药有党参、麦冬、女贞子、灵芝、仙灵脾、丹参、红花、当归、川芎等；偏实者宜化瘀祛痰平肝，常用药有丹参、赤芍、桃仁、红花、鬼箭羽、水蛭、瓜蒌、半夏、薤白、钩藤、白僵蚕等。肾为五脏之本，阴阳之根，心肾相交，心本于肾。对于年老体虚的冠心病心绞痛患者，均须重视心肾同治。常用的治法有滋肾养心、温肾补心两种。滋肾药常选用地黄、女贞子、天冬、灵芝、龟甲、鳖甲等；温肾药常选用仙茅、仙灵脾、巴戟天、肉苁蓉、冬虫夏草、杜仲、桑寄生、鹿茸、鹿角胶等。温肾药不宜选用温燥、专温不补之品，而宜选用温润、补而不燥之品。除重视心肾同治外，还应注意心胃同治。对冠心病心绞痛的发作或加重与饮食诱发有关者，宜加以调理脾胃，常用参苓白术散、温胆汤、香苏散、小建中汤、金铃子散等加减，常可取效。对于冠心病心绞痛的发作与情志抑郁不畅或恼怒、工作紧张或精神负重有关者，应重视疏肝解郁调气法的运用，常选用四逆散、逍遥散加减，或用甘麦大枣汤加陈皮、炒柴胡、合欢皮治疗，常有效果。有些冠心病心绞痛症状常不典型，也可以从解郁调治入手，常能应手而效。郁者，易伤阴精，故对此类患者也应注意补养阴精。

（二）冠心病心律失常的治疗

1. 过速性心律失常的治疗　冠心病患者可出现各种过速性心律失常，如房性早搏、室性早搏、阵发性心动过速、阵发性心房颤动等，其中以早搏最为多见。其发病机制与气血阴阳的亏虚，以及瘀血、热毒有关。故常用治法有益气、养血、滋阴、补阳、化瘀、解毒、安神七法。气血不足冠心病心律失常中最多见的证型，常用炙甘草汤、养心汤加减。常用药有人参、黄芪、当归、龙眼肉、炙甘草、党参、麦冬、阿胶、桂枝、地黄、大枣等。气阴不足在冠心病心律失常中也十分常见，常用生脉饮合天王补心丹加减。常用药有党参、麦冬、五味子、柏子仁、酸枣仁、天冬、麦冬、当归、元参、丹参、西洋参、地黄、远志等。心肾阴虚者，常用山药地黄丸加减。常用药有山药、远志、地黄、麦冬、灵芝、天冬、五味子、龙齿、茯苓、地骨皮等。临床还常用麦冬30 g，灵芝30 g。水煎服，每日1剂，治疗冠心病早搏颇有效。心肾阳虚在冠心病过速性心律失常中比较少见。如有阳虚见证，多有气血阴亏虚的基础，故治疗多宜伍用补气养阴虚诸法，常用养心汤合右归饮加减。常用药有地黄、山萸肉、肉桂、杜仲、鹿角胶、冬虫夏草、人参、五味子、龙骨、牡蛎等。临床还常用冬虫夏草 6 g，炙甘草 8 g，合欢皮 20 g。水煎服，每日 1 剂，治疗偏于心肾阳虚的过速性心律失常颇有效验。本验方对调节心律及改善有很好作用，心血瘀阻在冠心病过速性心律失常中是很常见的。因此无论何种心律失常，常可酌加活血化瘀药治疗，常用丹参饮合血府逐瘀汤加减。此外还可口服延胡素粉，每次 1～3 g，每日 2～3 次。延胡索对房性、交界区性早搏、室上性心动过速及阵发性心房颤动均有一定疗效，并能减慢心房颤动时过快的心室率，进而是一些持续性房颤转复为窦性心率，冠心病过速性心律失常伴有热毒者宜用解毒法。因其一般有气阴不足的病理基础，故以生脉饮加解毒药治疗。常用生脉饮加大青叶、苦参、甘草、灵芝、虎杖、合欢皮、茵陈、金银花等治疗，多有很好疗效。在清热解毒法的运用中，还应注意区分上焦肺系外感风热和中下焦脾胃肝胆湿热内阻的不同，两者均会扰乱心神，应分别论治，方能取效。心神不宁是冠心病心律失常的共同病理特点，因此无论何种过速性心律失常，均可酌加安神药，常用药有合欢皮、酸枣仁、夜交藤、远志、百合、明天麻、茯神等。

2. 缓慢性心律失常的治疗　冠心病缓慢性心律失常如窦性心动过缓、房室传导阻滞及窦房传导阻滞等，其病机主要为阳虚、气虚、血瘀、气滞。其中阳气虚最为重要，包括心阳气虚、脾阳虚、肾阳虚。因此，补阳、补气、化瘀、顺气是冠心病缓慢性心律失常的主要治法。其中温心阳补心气、温补脾肾之阳又是最重要的治法，而活血化瘀、顺气大多是在温阳补气的基础上进行的。温心阳常用桂枝甘草汤加味，多加用制附子、肉桂、鹿茸、鹿角胶、冬虫夏草等。补心气常用独参汤加味，多加用黄芪、白术等。人参以红人参为佳，可口含嚼服红人参,每次 1 g,每日 2~3 次,有较好效果。温脾阳常用理中汤加减,常用干姜、吴茱萸、白术等。温肾阳常用右归饮加减,常用制附子、肉桂、鹿角胶、巴戟天、仙灵脾、仙茅、鹿茸、肉苁蓉等。其中制附子、肉桂是最常用的主要药物。制附子用量可大,肉桂用量宜小。上两味用之效果颇佳,然因其性燥不补而不宜久服过用,对于既能温补肾阳,又能补养肾精的药物则可少量久服。阳虚病久,阳损及阴,兼有阴虚见证的患者,不宜使用温燥药物,只宜使用温润药物。活血化瘀药多选用当归、川芎、苏木、石菖蒲等。如阳虚寒甚者,则可在补阳的基础上加用辛热温通之品,如麻黄、细辛等,亦常有效果。

(三)冠心病高脂血症的治疗

1. 高脂血症与动脉粥样硬化有密切的关系,因此降血脂疗法在冠心病的治疗中十分重要。从中医理论分析,高血脂是由痰浊所化。故应以化痰浊为主。常用瓜蒌薤白半夏汤加减,常用药物有瓜蒌、半夏、薤白、陈皮、白僵蚕、海藻、昆布、泽泻等。偏寒痰者可选加白芥子、莱菔子等,偏热痰者则可选加蚕砂、竹茹、竹沥等。临床常用白僵蚕 20 g,海藻 20 g。水煎服,每日 1 剂,治疗本病多可收效。脂浊虽由痰所化,而痰又多由脾虚而生或过食肥甘而致。故健脾化滞亦很有必要。健脾化滞常选用参苓白术散加减,多加用焦三仙、山楂、莱菔子等。对于胃酸不多的患者可予山楂粉口服,每次 2 g,每日 3 次,对降低三酰甘油有较明显的作用。

2. 久病多瘀,瘀血在高脂血症的发病机制中占有重要的地位。痰留经脉,血行不畅,则易导致瘀血的产生;瘀血又会加重痰浊的滞留，痰瘀互结是高脂血症中最常见的病理现象。活血化瘀药多选用丹参、蒲黄、鬼箭羽、桃仁、水蛭、红花等，临床常用灵芝 30 g，蒲黄 30 g。水煎服，每日 1 剂；另用水蛭粉口服，每次 1 g，每日 2 次，治疗本病有较好效果。本验方有降低血中胆固醇、三酰甘油的作用，并有明显的降低血液黏度的功效。

3. 痰瘀互结是冠心病高脂血症之标，而肝肾阴亏则是冠心病高脂血症之本。除化痰化瘀、健脾化滞之外，补益肝肾是冠心病高脂血症的根本治法。肝肾阴亏、阴伤血滞则易为瘀；阴伤易生火热，火热易灼津为痰。单纯的肝肾阴亏者，常选用六味地黄丸、一贯煎加减。常用药有地黄、山萸肉、枸杞子、山药、天冬、制何首乌、泽泻、桑寄生等。阴虚阳亢者则选用杞菊地黄汤加减，常用药有地黄、枸杞子、菊花、合欢皮、制何首乌、灵芝、女贞子、决明子等。阴虚内热者常选用知柏地黄丸加减，常用药有地黄、黄柏、山萸肉、龟甲、鳖甲、虎杖、茵陈、萆薢、白薇、青蒿等。临床常用桑寄生 30 g，决明子 30 g。水煎服，每日 1 剂；另用绿豆粉 30 g，每日清晨口服，温开水送下，连服 2～3 个月，治疗本病。本验方有较好的降低胆固醇、三酰甘油及脂蛋白的效果。对于无明显症状的冠心病高脂血症患者，则可在补养气阴的基础上，加用具有化痰化瘀、清热解毒作用的降脂中药。常用药有党参、麦冬、五味子、黄精、制何首乌、决明子、三七、灵芝、荷叶、虎杖、白僵蚕、槐米等。

（四）冠心病高血压的治疗

1. 冠心病高血压的主要病理变化是阴虚阳亢、瘀血痰湿。阴伤是原始病因。由于心肾肝阴虚长久不复，而致肝阳上亢、化火生痰、阴伤血滞等一系列病理变化。心肾肝阴虚是冠心病高血压之本虚；肝阳火热、瘀血痰浊是冠心病高血压之标实，故治疗重在养阴平肝清火，化瘀化痰，其中平肝清火化瘀尤为重要。对于冠心病高血压以收缩压增高为主者，重在清肝泻火，常用药有大黄、黄芩、茵陈、钩藤、鬼针草、山栀、怀牛膝、牡丹皮、野菊花等。对于冠心病高血压收缩压和舒张压均持续增高者，重在平肝潜阳化瘀，常用天麻钩藤饮加减，常用药有天麻、钩藤、石决明、山栀、黄芩、怀牛膝、夏枯草、地龙、决明子、野菊花、红花、鬼针草等。对于冠心病高血压以舒张压增高为主者，重在补肾平肝化瘀，常用杞菊地黄汤加减，常用药有枸杞子、地黄、山萸肉、菊花、牡丹皮、红花、丹参、钩藤、决明子、杜仲、桑寄生、怀牛膝等。以上各类患者如兼有痰湿，则加用莱菔子、白僵蚕、玉米须等药。

2. 根据冠心病高血压的病机特点和临床经验，自拟平肝活络汤治疗冠心病高血压取得了较好的效果。其方药组为钩藤 20 g，菊花 10 g，夏枯草 30 g，杜仲 15 g，地龙 10 g，川芎 10 g，怀牛膝 10 g，红花 12 g。每日 1 剂，水煎 2 次分服。加减：血脂高，加白僵蚕 10 g，桑寄生 20 g；湿热盛，加黄芩 10 g，鬼针草 30 g。对于以肝阳上亢为主的冠心病高血压患者，还常用夏枯草 30 g，决明子 30 g，鬼针草 30 g，槐米 10 g。水煎服，每日 1 剂。另用羚羊角粉 0.3 g 口服，每日早上 1 次，温开水送服。本验方用之确当，颇有效验。

十二、治肝的点滴体会

（一）柔肝养血

俞某，女，46 岁，1976 年 11 月 15 日初诊。经漏十余日，肝区痛，夜热，舌红，苔薄，治以柔肝养血止血。

处方：当归、女贞子、旱莲草、白芍、蒲黄炭、茜草各 9 g，何首乌 12 g，醋柴胡 4.5 g。3 剂煎服。

11 月 17 日复诊：经漏渐止，肝区痛减轻，面黄而浮，头昏寐差纳少，少腹隐痛，舌红，苔薄黄，脉细。遵原法，处方：当归、白芍、女贞子、旱莲草、茯苓各 9 g，龟甲 15 g（先煎），醋柴胡 4.5 g，陈皮 6 g，甘草 2.4 g，红枣 3 枚。3 剂煎服。

11 月 22 日三诊：药后血止，肝区偶有微痛，少腹痛止，食欲增加，仍面黄而浮，头昏寐少，舌红，苔薄黄，脉细。原方加鳖甲 24 g，黄芪 9 g，继服 3 剂。

按语：经漏日久，行血过多，血虚则肝失濡而肿痛。用归芍、二至柔肝养血，用龟甲、鳖甲、柴胡消肝肿而止痛。经服 6 剂后血止而痛大减。

（二）敛肝缓急

龙某，男，5 岁。因阵发性上腹痛 4 日，于 1976 年 4 月 18 日来诊，因疏肝和胃、驱蛔理气之剂不见效。每日下午和下半夜上腹痛频繁发作，大便常规阴性。4 月 20 日改用酸敛之法，重用乌梅、白芍、甘草。

处方：乌梅 15 g，白芍 12 g，炙甘草 4.5 g，香附、延胡索、川楝子各 9 g。2 剂煎服。药后痛大减，夜间痛止。继服 1 剂，23 日临床治愈出院，带原方 2 剂。

按语：胃脘部疼痛 1 周经治无效，思其均于下午和下半夜频繁发作，似属肝逆。肝以血为体，以气为用。肝气太过能使肝血暗伤，血伤则气更横逆。前方纯用疏肝之品，故效果不佳，用酸味药进行收敛，重用乌梅、白芍而收显效。

（三）暖肝温经

黄某，女，30 岁，1976 年 11 月 18 日初诊。产后受凉，腹痛百余日，喜温喜按，舌淡红，苔薄白，脉细弦，治以温经散寒。

处方：当归、白芍、香附、茴香各 9 g，肉桂 6 g，吴茱萸、川芎、木通各 4.5 g，甘草 3 g。3 剂煎服。

11 月 22 日复诊：腹痛大减，惟右下腹时有隐痛，舌淡红，苔薄白，脉细弦。原方出入继服 3 剂。

按语：腹痛百余日，喜温喜按，此系产后寒伏厥阴肝经。据"寒者温之"的治则，以当归四逆汤加减主治而收到满意疗效。此例说明肝脏虽以热证为多，但寒证也不少见。

（四）疏肝理气

林某，女，36 岁，1976 年 11 月 17 日初诊。1973 年曾患肝炎，近日肝区疼痛周余，嗳气乏力，舌红，苔薄，脉弦细。治以疏肝解郁。

处方：郁金、当归、白芍、生麦芽、谷芽、金铃子、丹皮各 9 g，醋柴胡、陈皮各 6 g，甘草 2 g。3 剂煎服。

11 月 23 日复诊：肋痛嗳气均减，舌脉如前。原方加木香 9 g，枳壳、青皮各 6 g。继服 3 剂。

11 月 27 日三诊：肋痛止，乏力转佳，自觉舒畅，舌红，苔白，脉弦细。原方出入 3 剂，以资巩固。

按语：肝主疏泄，性喜条达，若受精神等因素影响则会抑郁，宜取"辛以散之"之法，以辛味药为主，故本例取逍遥散加减，用柴胡、郁金等以疏理肝气。恐气药伤血，且肝喜润而恶燥，故用归芍护阴。肝气郁结，一般治疗多用逍遥散，和血舒气及建中调理。又有越鞠丸为解郁的著名方剂，然逍遥散治血虚之郁，越鞠丸治气实之郁，须分清。肝郁之证，更加大麦芽一味，患者服后心胸舒畅，确如张锡纯所说，大麦芽"虽为脾胃药，而实善舒肝气"，唯宜生用有效。

（五）清肝泻火

沈某，女，53 岁，1976 年 11 月 19 日初诊。经常头昏头痛，厌烦乏力，夜寐不佳，尿黄，舌红，苔薄黄，脉沉弦。治以平肝泻火。

处方：白芍、白蒺藜、菊花、夏枯草、郁金、知母、瓜蒌皮各9 g，夜交藤30 g，珍珠母30 g（先煎）。2剂煎服。

11月24日复诊：药后头痛止，睡眠较好，惟觉头昏，食后腹胀乏力，尿微黄，舌稍红，苔薄白，脉弦细。原方出入继服3剂。

按语：肝热肝火，亦当有别。热轻火重，热为火之渐，火为热之极；火性炎上，肝火的症状多偏于头部。本例似有肝郁生热化火之象。故在平肝之时，取夏枯草、菊花、知母等清肝泻火。因肝热肝火多由肝郁发展而来，故配郁金疏肝，合而治之，疗效较佳。

（六）平肝潜阳

黄某，女，33岁，1976年11月15日初诊。阵发性眩晕4日，睡眠差，口苦，恶心呕吐，月经来潮2日，色黑量少，舌红苔少，脉细涩。治以平肝息风，养血调经。

处方：陈皮6 g，姜半夏、钩藤、浙菊花、麦芽、当归、白芍、茺蔚子各9 g，珍珠母30 g（先煎）。2剂煎服。

11月20日复诊：药后眩晕止，惟干呕，梦多，经期已过，舌淡红，苔少，脉濡。原方去当归、茺蔚子，加茯苓9 g，佛手4.5 g。3剂煎服。

按语："诸风掉眩，皆属于肝"。用平肝潜阳息风之法息之于内，以令其平静，而不妄投荆防、升柴等风药及升散之品。因潜阳必佐重镇和柔肝，故加入珍珠母，并配伍白芍柔养肝阴。

十三、二至丸的临床运用

二至丸，在临床上常作配伍运用，然我们试用于肝肾阴亏所致的其他杂证，亦获良好效果。二至丸药力和缓平稳，无峻补之虑弊，适应证较广，兹举数例如下：

（一）齿衄

戴某，男，32岁，工人。肝大数年，近月来经常齿衄，晨起口中热腥味异常，每吐浊血色痰一口，身体消瘦，时有肝区隐痛，偶有恶心，舌偏红，苔薄少，脉弦细。

处方：二至丸，每日30g，分2次吞服。连服半个月，齿衄止，口中热腥味消失。

按语：《医醇賸义》云："盖胃为外腑，职司出纳，为水谷蓄泄之要区，其中并无一丝一点之血。即牙宣出血一症，不过胃火炽盛，肉不附骨，故血热而上涌。其牙不宣而出血者，乃阴虚阳亢，龙雷之火冲激胃经所致。"本例患者齿缝出血，牙并不宣，然血亦不甚多，虚火亦不甚重，故用二至丸治之而愈。

（二）盗汗

薛某，男，50岁，工人。盗汗半月余，每逢入睡则汗出湿衣，醒后汗止，心悸，舌红少苔，脉细数。

处方：女贞子30 g，墨旱莲80 g，黄芪15 g，当归9 g，大生地30 g，黄柏12 g，甘草6 g。服药5剂，盗汗大减，继服3剂而愈。

按语：汗为阴液，盗汗可因阴虚不能内守而致。阴不能营守于内，则孤阳不时扰动，阴虚阳扰，则夜为盗汗。本例处方实为二至丸合当归六黄汤之意。《重订严氏济生方》云："盗汗一证，睡着而汗自出，亦由心虚所致。"故加甘草一味。

（三）失眠

林某，男，38岁，职员。因工作劳累，每日熬夜至半夜三更，而出现失眠1周，伴有眼红、心烦，有时头胀痛，纳减，舌偏红，苔少，脉弦细。

处方：二至丸，每日40 g，分2次用温开水送服。连服3日，诸症消失，每晚安睡。

按语：失眠常多用重镇安神或柏子仁、夜交藤等滋养安神之药，二至丸用者不多。《景岳全书》云："凡思虑、劳倦、惊恐、忧疑及别无所累而常多不寐者，多因真阴精血之不足，阴阳不交，而神有不安其定耳。"本例用二至丸，主要针对劳倦用脑而致阴血不足这个病机，因而获效，然单用量要大些，方能取效。

（四）耳鸣

吴某，男，36岁，职员。1年来时有耳鸡，每逢工作辛苦加重，伴有腰酸，眼花干涩，舌质偏红，苔薄少，脉细弦。

处方：二至丸合六味地黄丸服用。每日各服12 g，连服1月余，耳鸣消失，继服 1 个月，事隔 1 年余病未再发。

按语： 耳鸣有虚实两证不同。喻嘉言云："高年阴气不能自收摄，越出上窍"，是指虚证而言。《灵枢·决气》篇云："精脱者耳聋……液脱者……耳数鸣。"《灵枢·海论》云："髓海不足，则脑转、耳鸣。"本例用二至丸合六味地黄丸亦是基于上述机制而运用的。

（五）纳减

张某，女，48 岁，职员。素有妇女病，2 个月来，食欲不振，每日不足 4 两，喉中觉有热气上冲，口干，有时手心发热，舌偏红，苔少，脉弦细数。

处方： 女贞子 30 g，墨旱莲 30 g，生地 24 g，知母 12 g，丹皮 15 g，芦根 30 g。5 剂。当日服 1 剂，晚上胃口即开。原方继服 3 剂，食欲恢复如常。

按语：《医碥》云："大抵不能食由于胃满，而致满非一，有寒气滞于胃而满者，有热气壅于胃而满者，有湿痰不运而满者，有命门火衰致脾胃虚寒而满者，有肾水不足虚火上冲而满者。"又云："其有饥而不能食者，脾热则消谷，而饥本欲食，因胃脘枯槁不能纳，或火热上冲，或痰涎上壅，食不得下也。"本例为久病肾阴虚亏而致虚火上冲，胃阴耗损而不受纳，故用二至丸加味治之而获效。

（六）遗精

刘某，男，26 岁，工人。半年前曾患热性病，病后经常遗精，惶恐之际加甚，其面清瘦无华，舌偏红而少苔，脉弦细而略数。

处方： 女贞子 30 g，墨旱莲 30 g，金樱子 15 g，芡实 15 g，莲子须各 12 g。连服 15 剂而愈。

按语： 遗精一症，多属肝肾病变。精之藏蓄虽在于肾，而精之主宰实由于心，心神安定，则精液自固。若思虑过度，精神紧张，君火一动，则相火亦随之而动，君相妄动，精舍不宁，精亦随之外泄。本例病后真阴伤无疑，故用二至丸补肝肾之阴，以固根本，同时必配莲子养心不可。

十四、泻法运用偶得

中医泻法，内容十分丰富，临床运用颇多，现就临证偶得，报道如下：

（一）用于老年便秘

张某，年近 70 岁。患便秘症，初起便干如羊粪粒，继则 3 日不解便，腹部不适而稍胀，舌红，苔薄黄而干，脉细数。

处方： 芒硝 15 g（冲入），蜂蜜 60 g（冲入），甘草 10 g。2 剂。药后便通纳增而告愈。

按语： 老年体虚便秘，常以补剂进服。然亦有体虽虚，而确有实邪者。本例热象虽不明显，但察其舌红苔薄黄而干，便干如羊粪粒，知其肠有郁火，非单纯津血亏耗。用大黄，恐其苦寒太甚，复伤脾胃，而顾护胃气是治老年病一大要旨。因喜芒硝质纯，其咸能软坚，寒能泻火，为润燥通便之良药，又受仲景蜜煎导方的启示，每以两药相配，加用甘草，共奏扶正祛邪、调和胃气之功，对老年便秘燥结者每每获效，个人体会似胜于麻子仁丸。

（二）用于阳事不坚

张某，男性，25 岁。春节结婚，恣饮醇酒。婚后 10 日，阳事举而不坚，阴囊胀而疼痛较著，历时 3 日，未见转机。诊其舌，边暗红，根苔黄腻，脉弦滑。

处方：龙胆草 6 g，炒柴胡 10 g，生熟地各 10 g，茴香 6 g，车前草 10 g，泽泻 15 g，木通 3 g，当归 10 g，橘核 10 g，甘草 6 g。3 剂。嘱其暂避房事，戒醇酒厚味，起居避寒，诊后 5 日复诊病已告愈。

按语：阳事举而不坚，多由纵欲过度，致精气虚损，命门火衰所引起，或因思虑、惊恐损伤心肾所致。然不可拘泥执一，正如《类证治裁》所云："亦有湿热下注，宗筋弛纵而致阳痿者。"本例患者，结婚醇酒厚味，酿成湿热，加之新婚房事太过，精虚气弱，邪乘虚而入，蕴结下焦肝经，以致阴囊既胀又痛；湿热下注，宗筋弛纵而致阳举不坚。遂采用泻肝经湿热之法。因时值早春气寒之季，虑其夹有风寒，故清泻之中少佐温药，以图兼顾，因而收功。

（三）用于急性咯血

陶某，男性，年 50 余。原有支气管扩张症，其时发热略咳，几日后突然咯血数大口，色鲜红。急去当地医院诊治，咯血未止。后

2 日咯血又作，遂求治于中医。诊其面部升火，舌红，口干，苔黄腻，弦数。

处方：黄芩 10 g，黄连 10 g，黄柏 10 g，青黛 6 g，桑白皮 10 g，海浮石 20 g，钟乳石 20 g，花蕊石 15 g，藕节 30 g，白及 15 g，参三七粉 5 g（冲入），鲜茅根 60 g。急煎 1 剂，每日 3 剂。药后诸症有减，咯血止。继服 3 剂，未再咯血。

按语：急性咯血，当以实证为多。证之临床，其木火刑金者并不少见。本例肺蕴痰火，肝有郁火，肝火上逆迫肺，痰火灼伤血络，而致咯血而出。余遇此种血证，常于泻火止血的同时，加用贝石质重之品，取其沉降之性。气有余便是火，气降火亦降，火气清降，咯血自止。切不可见血一味止涩，徒劳而无功。故用三黄、三石、桑皮之属，泻痰火、降肺气以澄源，再加藕节、茅根塞流之味，方才履险至夷。离经之血即为瘀，而肺为清虚之脏，最忌瘀留。故花蕊石为必用之味，再加参三七以增强祛瘀止血之力。

（四）用于颞额跳痛

谢某，男性，年近 40 岁。颞额跳痛已有月余，近日加重，伴头昏，寐差梦多，口干苦。视其面部色较红，似曾饮酒样，口唇红，舌深红，苔黄腻而干，脉弦。

处方：龙胆草 6 g，山栀 5 g，黄芩 10 g，炒柴胡 3 g，枸杞子 12 g，大生地 15 g，车前草 10 g，当归 10 g，泽泻 10 g，甘草 4 g。3 剂。

药后颞额跳痛减轻，口已不苦，黄腻苔已趋化退。原方加木通 3 g，3 剂。药后颞额跳痛消失，面红已除，黄腻苔已化大半，续调理 5 日而愈。

　　按语：《临证指南医案》邹时乘按："头痛一证，皆由清阳不升，火风乘虚上入所致。"《丹溪心法》又云："头痛多主于痰，痛甚者火多。"可见清阳不升、风火上乘、痰浊上阻、肝阳上亢等是头痛的常见原因。常用治法，或是益气升阳，或是祛风清热，或是化痰泻浊，或是平肝潜阳。本例颞额跳痛，知是肝火上炎，有火盛动风之势；又舌苔黄腻而干，知其湿热无疑。四诊合参，乃采泻肝利湿之法。只泻其肝而不息其风，是因其本在肝火湿热。治病必求其本，故取龙胆草泻肝胆之火，以柴胡为使，仅用 3 g，防其性升，以甘草缓肝急，佐以芩、栀、通、泽、车前辈大利前阴，使湿热有所出，又加归、地、杞补血以养肝，因而取效。

十五、内科病辨治随记

（一）咳嗽

　　病急骤，病程较短，或伴有表证者，为外感急性咳嗽；起病缓慢，病程较长，或反复发作，身无表证者，多为内伤慢性咳嗽。咳嗽时作，白天多于夜间，咳而急剧、声重，或咽痒则咳作者，多为外感风寒或风热引起。早晨咳嗽阵发加剧，咳嗽连声重浊，或食肥腻生冷，则咳嗽加重者，多为痰湿咳嗽。午后、黄昏咳嗽加重，或夜间时有单声咳嗽，咳声轻微短促者，多属肺燥、阴虚咳嗽。夜卧咳嗽较剧，持续不已，少气或伴气喘，劳累则甚者，为虚寒咳嗽。

　　风寒证，治宜疏风散寒宣肺，方用止嗽散、三拗汤加减。风热证，治宜疏风清热肃肺，方用桑菊饮加减。风燥证，治宜疏风清肺润燥，方用桑杏汤加减。肝火证，治宜清肺平肝降火，方用加减泻白散出入。痰湿证，治宜健脾燥湿化痰，方用二陈平胃汤、三子养亲汤加减。痰热证，治宜清热化痰肃肺，方用小青龙汤加减。

肺阴亏耗，治宜养阴润肺，方用沙参麦冬汤、百合固金汤加减。肺气虚寒，治宜补气温肺，方用温肺汤加减。

外感新病，多属邪实，治宜祛邪利肺。内伤久病，属于邪实正虚者，去邪止咳，兼以扶正；属于正虚者补肺养正。外感咳嗽一般较易治疗，但燥与湿两者较为缠绵，久则可以转为内伤咳嗽；内伤咳嗽多属慢性病变，尤其是肺脏虚弱者，更不能疏忽延误，同时部分久咳患者，还可演变发展为咳喘。对于咳嗽的治疗，除直接治肺外，还应注意治脾、治肾的整体疗法。外感咳嗽一般均忌敛涩留邪，内伤咳嗽应防宣散伤正。

（二）不寐

心烦失眠，不易入睡，又有心悸，口舌溃烂，夜半口干等，多系阴虚火旺；虽能入睡，但睡间易醒，醒后不易再睡者，多系心脾两虚；入睡后易于惊醒，平时善惊、易怒、常叹息者，多为心虚胆怯或血虚肝旺。

心脾两虚，治宜补益心脾、养血安神，方用归脾汤加减。偏于血虚者，可选用茯神散（茯神、熟地黄、白芍、川芎、当归、白茯苓、桔梗、远志、党参、红枣）。阴虚火旺，治宜滋阴降火、清心安神，方用黄连阿胶汤。此外，亦可酌情选用朱砂安神丸、天王补心丹。心肾不交，治宜交通心肾。心火偏旺者，方用交泰丸。心阴虚为主者，方用天王补心丹。肾阴虚为主者，方用六味地黄丸加夜交藤、酸枣仁、合欢皮、茯神之类。肝郁血虚，治宜疏肝养血安神，方用酸枣仁汤加柴胡。肝郁化火者，可用丹栀逍遥散加忍冬藤、夜交藤、珍珠母、柏子仁之类。

心虚胆怯，治宜益气镇惊、安神定志，方用安神定志丸（人参、茯苓、茯神、远志、石菖蒲、龙齿）加炒枣仁、夜交藤、牡蛎。痰热内扰，治宜化痰清热、养心安神，方用温胆汤加味。胃气不和，治宜和胃化滞，方用保和丸和越鞠丸加山楂、麦芽、莱菔子。如积滞已消，而胃气未和，仍不能入睡者，用半夏秫米汤。柏子仁、酸枣仁、五味子、龙眼肉、夜交藤、合欢花等有宁神安眠作用，龙骨、牡蛎、珍珠母、朱砂等有镇静安眠作用。可按病情选择加入，以增强疗效。

用少量紫苏加百合治不寐的方法，取百合养阴而收敛涣散之心神，紫苏辛通心胃之阳，使阴阳交通而目得瞑。用半夏于镇咳及其他病中，发现半夏有安眠作用，说明《黄帝内经》以半夏用于失眠乃半夏本有安眠作用也。

（三）郁证

肝气郁结，治宜疏肝理气解郁，方用柴胡疏肝散加减，可合越鞠丸同服。气郁化火，治宜清肝泻火、解郁和胃，方用丹栀逍遥散合左金丸治之。气滞痰郁，治宜化痰利气解郁，方用半夏厚朴汤加减，可加旋覆花、香附、佛手、代赭石。如见呕恶、口苦、苔黄而腻，用温胆汤加黄芩、瓜蒌。血行郁滞，治宜活血化瘀、理气解郁，方用血府逐瘀汤加减。若略显寒象者，可用通瘀煎。

忧郁伤神，治宜养心安神，方用甘麦大枣汤加味，可加柏子仁、枣仁、茯神、合欢花。心阴亏虚、心火偏旺，在心悸、健忘、失眠、多梦的同时，表现为五心烦热、口咽干燥、舌红少津、脉细数者，可改用二阴煎。心脾两虚，治宜健脾养心、益气补血，方用归脾汤。肝阴亏虚，治宜滋养阴精、补益肝肾，方用杞菊地黄丸。若肝阴不足而又有肝郁化火之象，兼见性情急躁易怒、口苦口干、舌红、苔黄等症者，可用滋水清肝饮。

治郁切忌攻伐呆补，重在疏解郁滞，更需理气而不破气、清热而不伤中，宜通而不滋腻气机。

（四）盗汗

盗汗以阴虚内热为多，盗汗久则可以伤阳，出现气阴两虚或阴阳两虚之证。治汗证应注意加一些固涩敛汗药物，如麻黄根、糯稻根、浮小麦、煅牡蛎、五倍子、乌梅等，以增强止汗作用。

心血不足，盗汗常作，心悸少寐，面色不华，治宜补血养心敛汗，方用归脾汤加龙骨、牡蛎、五味子。阴虚内热，盗汗频作，午后潮热，五心烦热，治宜滋阴降火敛汗，方用当归六黄汤加糯稻根、浮小麦。脾虚湿阻，盗汗头痛如裹，纳呆口腻，治宜化湿和中、宣通气机，方用藿朴夏苓汤去杏仁、猪苓、淡豆豉、泽泻，加糯稻根、苍术、陈皮。

霜桑叶 30 g，焙干，每次米汤送服 6 g，每日 2 次，止夜汗。乌梅 10 枚，浮小麦 15 g，红枣 10 枚，桑叶 9 g。水煎服，每日 1 剂，主治阴虚盗汗，瘪桃干 15 粒，红枣 10 枚。水煎服，每日 1 剂，主治虚热盗汗。仙鹤草 30 g，红枣 15 g。水煎服，每日 1 剂，治盗汗。

（五）口疮

起病急，病程短，局部疮疡大小不等，表面多黄白分泌物，基底红赤，疮周红肿显著，口臭明显，剧烈灼痛，渗出物多、黄浊，全身症状较多，有全身实热证，为实证。起病慢，反复发作，日久不愈，局部疮疡较小，表面少量灰白色分泌物，基底淡红或淡白，疮周红肿不明显，无口臭，疼痛轻微，渗出物少、浅淡，全身症状较少，多有脏腑虚损证，为虚证。

治疗上必须内外结合、局部与整体治疗并重。心脾积热，治宜清热泻火，方用泻黄散（防风、藿香、栀子、石膏、甘草）、导赤散加减。如心脾积热伤阴，更兼湿热，可用甘露饮（天冬、麦冬、生地黄、熟地黄、枇杷叶、黄芩、枳壳、石斛、茵陈、甘草）。外治宜用清热解毒、消肿止痛、去腐生肌之品，可用银花、薄荷煎水漱口；珠黄散搽患处，每日3～5次；亦可用锡类散或冰硼散外搽。肺胃邪热，治宜清肺胃热、祛邪解毒，可用凉膈散或清胃泻火汤加减。外治宜祛邪解毒、清热止痛，可用上清丸、六神丸含服。阴虚火旺，治宜滋阴降火，方用知柏八味丸。如阴虚火旺兼湿热内盛，可用甘露饮或黄连阿胶汤加减。外治宜滋养阴血、生肌止痛，可用养阴生肌散外搽及溃疡促愈丸含服。

（六）便秘

本证尤需注意望舌。一般而言，有苔多属实、无苔多属虚；舌质红而无苔者，多为血燥津枯；舌质淡而无苔者，多为血虚气弱；

苔白滑而不腻者，多为"寒秘"，苔黄厚而腻者多为"热秘"。

治疗上虽以通下为原则，但决不可单纯用泻下药。实秘治以清热润肠、顺气行滞；虚秘治以益气养血、温通开秘。《证治汇补》云："如少阴不得大便以辛润之，太阴不得大便以苦泄之，阳结者清之，阴结者温之，气滞者疏导之，津少者滋润之，大抵以养血清热为先，急攻通下为次。"

大凡体虚之人或老年人患大便秘结，不可勉强通之。大便虽闭而腹无所苦，应予润剂，切勿攻下。决明子性平微苦，入肝经，功擅润肠通便清热，对于体虚或老年人的便秘，用之疗效甚佳，常于复方内加决明子 9 g，或单用决明子粉，3～6 g/次，口服，视病情每日 2～3 次，疗效可靠。

重用白术，运化脾阳，实为治本之图。故治便秘概以生白术为主，少则 30～60 g，重则可用至 90 g。大便干结者加生地以滋之，时或少佐升麻，乃升清降浊之意。

治老年性便秘常以肉苁蓉、当归为主药，酌加麻仁、蜂蜜。诸药为伍，滋肾养血，体内津血自生，润燥通肠，因而每得良效。

（七）腹痛

凡痛势急剧，痛时拒按，多属实证；若痛势隐隐，痛时喜按，多属虚证；凡疼痛急迫，腹胀便秘，身热，热敷痛不能减者多为热证；如疼痛遇冷加剧，得热敷或进热食后减轻者，多为寒证；凡腹部胀痛或痛处走窜不定者，多由气滞所致；刺痛而固定不移者，则属血瘀为病。就疼痛部位而言，上腹脘部属胃，大腹属脾、大小肠，少腹、两胁属肝经范围，小腹正中为肾及冲任奇经所主。

寒实，治宜温里散寒、通便止痛，方用大黄附子汤加减。腹胀满，可加厚朴、木香。如体虚较甚，要加党参、当归。虚寒，治宜温中补虚、缓急止痛，方用小建中汤。若失血虚羸不足，腹中疼痛不止，或少腹拘急，痛引腰背，不能饮食，属营血内虚，加当归，名当归建中汤。若兼气虚、自汗、短气困倦者，加黄芪，名黄芪建中汤。若阴寒内盛，脘腹剧痛，呕不能食，上冲皮起，按之似有头足，上下攻痛，不可触近，或腹中漉漉有声，用大建中汤。肠鸣腹痛，喜按喜温，大便溏泄或反秘结，小便清长，手足不温，用理中汤。

实热，治宜清热通腑，方用大承气汤。热厥腹痛、时作时止，用金铃子散。伤暑腹痛，宜香薷散加生姜、木瓜。气滞，治宜疏肝解郁、理气止痛，方用四逆散。若少腹绞痛，腹部胀满，肠鸣漉漉，用天台乌药散加减。瘀血，治宜活血化瘀，方用少腹逐瘀汤加减。若血蓄下焦，则季肋、少腹胀满刺痛，大便色黑，用手拈散（延胡索、五灵脂、香附、没药）加醋制大黄、桃仁。食积，治宜消食导滞，方用枳术汤合保和丸加减。

（八）纳呆

肝气犯胃，不思饮食，兼见嗳气、呃逆等，且其病情多与情绪变化有关。治宜疏肝和胃，方用逍遥散合香苏散加减。脾胃湿热，脘腹痞闷，呕恶，且厌油腻，恶闻食味，周身倦怠等。治宜清化湿热，方用三香汤加减，若舌苔腻者宜三仁汤加味。

胃阴不足，多为热邪耗伤所致，饥不欲食，兼见口渴、唇舌干燥等。治宜滋阴养胃，方用益胃汤加减。脾胃气虚，食欲逐渐减退，甚至不知饥饿，兼食后脘腹闷胀，食多则泛泛欲吐等，治宜健脾益气，方用异功散加减。脾肾阳虚，纳差日久，腹中冷痛，畏寒肢冷，完谷不化等。治宜温补脾肾，方用二神丸（补骨脂、肉豆蔻、大枣、生姜）加味。

食伤脾胃，多有明显的伤食史，以厌食为特点，伴有脘腹饱胀、嗳气、大便臭秽等，治宜消食化滞，方用保和丸加减。若兼脾胃虚者宜加白术，若食滞化热者宜用枳实导滞丸。

用鸡内金、五谷虫治疗小儿营养不良纳呆症，效果很好。鸡内金和五谷虫各 150 g，先把两药烘干，然后碾成细粉，再用细筛筛成细面。每次 3 g，每日 3 次，用糖开水调服。炒怀山药 7 份，炒鸡内金 3 份，研为极细末，装瓶备用。用时可掺在粥中，加少许糖（红白糖均可）与粥同食，每次 3 g，每日早、晚各服 1 次，治食欲欠佳。

（九）泄泻

暴泻以湿盛为主，久泻以脾虚为主，而湿盛与脾虚往往互为因果，湿盛可以困遏脾运，脾虚又易生湿。暴泻迁延日久，每可从实转虚，久泻复加湿食所伤，亦可引起急性发病，表现虚中夹实的证候。凡发病骤急、病程短，为实证；发病较缓、病程较长，多虚证、或虚实夹杂证。泄泻腹部胀痛较甚的，实证居多；腹痛不甚的，虚证偏多。泄而小便不利的，实证较多；泄而利小便的，虚证较多。粪便清稀如水、腹痛喜温的多寒，粪便黄褐而臭、肛门灼热者属热。若久泻迁延不愈、倦怠乏力，每因饮食不当、劳倦过度而复发者，以脾虚为主。泄泻反复日久，且与精神情绪有关者，为肝脾同病。

五更泄、大便完谷不化、腰酸怕冷者，当考虑为命门火衰，脾肾同病。

治疗应以运脾化湿为原则。暴泻以湿盛为主，重用化湿，参以淡渗；久泻以脾虚为主，当予补脾。因肝气乘脾者，宜抑肝扶脾；因肾阳虚衰者，宜温肾健脾；中气下陷者，宜升提；久泄不止，宜固涩。暴泻不可骤用补涩，以免固闭其邪；久泻不可妄投分利，以免耗劫阴液。清热不可过用苦寒，太苦则伤脾。补虚不可纯用甘温，太甘则生湿。

寒湿，治宜疏表散寒、芳化湿浊，方用藿香正气散加减。湿热，治宜清热利湿，方用葛根黄芩黄连汤加减。伤食，治宜消食导滞，方用保和丸加减。脾虚，治宜补脾运中，方用参苓白术散加减。久利中气下陷，脱肛或肛门有下坠感者，可加黄芪、升麻、柴胡。肾虚，治宜温肾运脾、涩肠止泻，方用四神丸、附子理中汤加减。若泄泻日久、滑脱不禁者，应加收敛止泻药，如赤石脂、禹余粮、诃黎勒、罂粟壳等。若虽为五更泻，但脾肾阳虚不显，反见心烦嘈杂而有寒热错杂的症状者，治宜寒温并用、温脾止泻，可改用乌梅丸加减。肝郁，治宜抑肝扶脾，方用痛泻要方加减。若久泻不止，应加酸收之品，如乌梅、宣木瓜等。如便秘与腹泻交替发作时，可配槟榔、沉香。

番石榴叶 10 g，加炒米少许，煎水代茶，用于泄泻日久不愈。乌梅 15 g 煎汤，频饮代茶，主治泄利口渴。神曲（炒焦成炭）30 g，研为细末，每次 3 g，每日 3 次，温开水送服，主治泄泻不止。山楂（炒焦）30 g，研细末，白糖水冲服，成人 6～9 g/次，小儿酌减，每日 2～3 次，主治腹泻不止。

（十）麻木

新病多实，久病多虚。由风寒湿邪引起的，往往麻木与疼痛兼见。风湿多侵犯人体上肢部位而为麻木不举，寒湿多侵犯下肢部位而为腿脚木重，痰湿者多头昏头重、胸痞腹胀，风痰者麻木多见于口舌，肢麻、头晕、耳鸣、目赤，则为肝风夹痰火上冲之候。瘀血的特点为麻木而有定处，湿痰与瘀血相合，则局部不知痛痒，遇阴寒尤甚，或日轻夜重。虚证多为气虚或血虚，或气血两虚。气虚不仅可导致血虚，而且往往又是形成痰瘀的原因。

麻多属气病，气虚为本、风痰为标；木则多为气病及血，而且多夹湿痰死血。麻木在上肢者多属风湿，或气虚夹痰；在下肢者，以寒湿、湿热为多见。两脚麻木、局部灼热肿胀者，多属湿热下注。头面发麻或木然不知痛痒，多为气血亏虚；风邪乘之，常兼见口眼歪斜、面部一侧抽搐。指端麻木，多为经气虚，内风夹痰。口舌麻木，多属痰浊阻于络脉。浑身麻木，多为营分阻滞，卫气不行。

麻木以气血的病变为主，多属虚证或虚中夹实证，故其治疗应以调补气血、助卫和营为主。由于麻木与外邪、瘀血、痰湿有关，特别是久麻、久木，不知痛痒者，多属因虚而致实，有形之邪阻于经隧，故又当以疏通为先，待邪有消退之机，气血渐趋流通之时，再施调补为宜。

气虚失运，治宜补气为主，方用补中益气汤加减。脾虚湿盛，食少便溏、两腿沉重麻木，用除湿补气汤（升麻、苍术、黄柏、黄芪、知母、藁本、生甘草、当归、五味子、陈皮）加减。血虚不荣，治宜养血和营为主，方用四物汤加味，可加丹参、秦艽、红花、鸡血藤。病在手，加桑枝、蒺藜；病在足，加牛膝、木瓜。血虚而风寒袭之，手足麻木疼痛者，可用当归四逆汤。一般气血两虚的麻木，用黄芪桂枝五物汤。对阴虚风动所引起的麻木，应以滋养肝肾治其本，平肝息风、通络化痰治其标。常用天麻钩藤饮、镇肝息风汤等，加豨莶草、老鹳草、桑枝、地龙。

中年以上，形体丰盛之人，如见中指、示指发麻，多为中风先兆，不可滥用祛风发表，以免损伤真气。可用桑枝膏丸（首乌、枸杞子、归身、黑芝麻、菊花、柏子仁、白蒺藜、桑枝）滋养肝肾、活血通络。风湿痹阻，治宜祛风通络。初病用蠲痹汤。偏风加防风；偏寒加制川乌；偏湿加防己、薏苡仁、苍术。病在上肢，加姜黄、威灵仙；病在下肢，加牛膝、续断、五加皮、木瓜。痹病日久，肝肾气血阴阳俱虚，证见麻木疼痛、活动障碍，用独活寄生汤加减。痰瘀阻滞，治宜化痰行瘀为主，方用双合汤（桃仁、红花、地黄、芍药、当归、川芎、半夏、茯苓、陈皮、甘草、白芥子、竹沥、姜汁）加减。口舌麻木，多属痰火，可用止麻消痰饮（半夏、茯苓、枳壳、陈皮、天麻、细辛、瓜蒌仁、黄芩、黄连、桔梗）。颜面麻木，多属风痰阻络，常用牵正散加白芷、防风、钩藤、蜈蚣。

（十一）吐酸

常用治法有：为制酸和胃，常用药物如煅瓦楞壳、乌贼骨、白螺蛳壳等。为泄肝和胃、苦辛通降。如左金丸之类，适用于反胃热证，为温中散寒、和胃制酸，方用香砂六君子汤加吴茱萸为主方。倘若病发于伤食、纳少、苔厚，可用平胃散加神曲、谷麦芽、莱菔子等；若湿浊留恋于中焦，口甜而泛酸、舌苔白腻，可用平胃散加入藿香、佩兰等。《景岳全书》说："凡胃气未衰，年质壮盛，或寒或食，偶有所积而为酸者，宜用行滞温平之剂，以二陈汤、平胃散、和胃饮之类主之；中气微寒者，宜加减二陈汤或橘皮汤，甚者宜温胃饮""脾胃气虚及中年渐弱，而饮食减少，时见吞酸、吐酸者，惟宜温补脾胃，以理中汤、温胃饮、圣术煎之类主之，切不可用寒凉消耗等药"。

（十二）嗳气

食积停胃，嗳气有酸腐臭味，嗳声闷浊，不连续发作。治宜消积和中，方用保和丸加减。若食滞嗳气而兼阳明腑实不通，可合用调胃承气汤化裁。温痰阻胃，嗳气断续，嗳声不甚响亮，兼有呕吐痰涎。治宜化湿祛痰，和胃止嗳。方用和胃二陈煎（半夏、陈皮、茯苓、甘草、炮姜、砂仁、大枣）。肝气犯胃，嗳气频繁，嗳声响亮兼有胸胁不舒，或胁肋隐痛，治宜疏肝和胃，方用四逆散、娑罗子汤（娑罗子、佛手柑、九香虫、甘松、八月札、生麦芽）加减。如气郁化火，心烦易怒，可加黄连、栀子。胁肋疼痛剧烈，可加郁金、香附。

脾胃虚弱，嗳气断续，嗳声低弱，兼有面色白或萎黄，不思饮食。治宜补脾益胃，方用健脾散（人参、白术、丁香、藿香、砂仁、草果、神曲、甘草、生姜、大枣）加减。如仅因胃气虚弱，痰湿内停，可用旋覆代赭汤加减。

（十三）呕吐

一般说来，实证呕吐，病程短，来势急，呕吐量多，吐出物多酸臭味，或伴寒热，脉实有力，其病多为外邪或饮食所伤。由痰饮、肝郁所致的，常多反复发作。虚证呕吐，病程较长，或时作时止，吐出物不多，酸臭不堪，伴见精神疲倦、脉弱无力者，多由他病并发，因脾胃不健所致。

治法当以和胃降逆为主。偏于邪实者，治应祛邪、消食、化痰、解郁；偏于正虚者，治应扶正、健运脾胃、益气养阴。治疗呕吐要注意药物的配伍宜忌。一般含油质多及有腥臭气味之药物，多不宜作止呕之剂，如瓜蒌仁、桃仁、阿魏等，而橘皮、生姜、法夏、代赭石等，多为治呕要药，可辨证选用。

外邪犯胃，治宜疏邪解表、化浊和胃，方用藿香正气散加减。若秽浊犯胃、胸闷呕恶、苔浊腻者，可加服玉枢丹。食滞内停，治宜消食和胃，方用保和丸加减。因猪、羊肉积者，重用山楂；因米、麦饭积者加焦谷麦芽；因面食积者，重用莱菔子；酒积者用蔻仁、葛花、枳子；鱼蟹积者加苏叶、生姜；豆制品积者，加用生萝卜汁。痰饮内阻，治宜温中化饮、和胃降逆，方用苓桂术甘汤、小半夏加茯苓汤加减。痰郁化热，用黄连温胆汤加减。肝气郁结，治宜理气降逆，方用四七汤（苏叶、半夏、厚朴、茯苓、生姜、大枣）加减。脾胃气虚，治宜温中健脾、和胃降逆，方用香砂六君子汤加减。胃阴不足，治疗养阴和胃，方用麦门冬汤加减。

不完全性幽门梗阻，补脾气、生津液是治本之法，用大半夏汤加味，临床多验。姜半夏 15 g，芍药 30 g，生姜、甘草各 6 g。水煎服，每日 1 剂，用于呕吐肝气上冲犯胃者。旋覆花、苏叶各 10 g。水煎服，每日 1 剂，分 3～4 次饮服，治呕吐。芦根 30 g，水煎服，用于热性呕吐。藿香 12 g，炒苏子 9 g。水煎，顿服，用于外感夹食的呕吐。

（十四）头痛

一般说来，外感头痛起病较急，常伴有外邪束表或犯肺的症状，应区别风、寒、湿、热之不同。《类证治裁》云："因风者恶风，因寒者恶寒，因湿者头重……因火者齿痛，因郁热者烦心，因伏暑者口干。"内伤头痛，其痛反复发作、时轻时重的应分辨气虚、血虚、肾虚、肝阳、痰浊、瘀血之异：气虚者脉大，血虚者脉芤，肾虚者腰膝酸软，肝阳亢者筋惕肢麻，痰浊者头眩恶心，瘀血者痛如锥刺。大抵太阳头痛多在头后部，下连于项；阳明头痛多在前额部及眉棱等处；少阳头痛多在头之两侧，并连及耳部；厥阴头痛则在巅顶部位，或连于目系。

凡重痛、胀痛、掣痛、跳痛、灼痛者以实证为多。如头昏重痛，多属痰湿偏盛；头部掣痛，发病较急、伴有表寒证者，多属风寒所致；倘抽掣胀痛，且有筋脉跳动感、面部升火者，多属肝经风阳痰火上扰；如发病急，头部昏胀、灼热疼痛，兼见表热证者，则为风热上干。

凡昏痛、隐痛、空痛，痛势悠悠，疲劳则剧者，以虚证为多，每因气血不足，或肝肾亏虚所致。凡刺痛、钝痛、固定痛，或有头部外伤史者，多为瘀血头痛，属于实证。如反复久延，则虚实夹杂，可见血虚或肝肾阴虚之候。偏头痛则以实证为主，其痛呈间歇发作、偏于一侧，或左或右，或连及眼、齿。发作时，痛势暴剧；痛解，则如常人。多始于年轻时，又称偏头风。以肝经风阳痰火上扰者为多见，亦可因痰瘀交阻所致。

发病时间短、痛势较剧而无休止的，多属实证，治当以祛邪为主。发病时间久、痛势较缓、时作时止，以内伤为多。阴血虚者，宜滋阴养血。属于痰瘀实证，则应化痰、通瘀。肝肾阴虚导致阳亢者，当滋阴潜阳。

风寒头痛，治宜疏散风寒，方用川芎茶调散加减。苦寒邪侵犯厥阴，见巅顶头痛、干呕等，宜温散厥阴寒邪，用吴茱萸汤去人参、大枣，加半夏、藁本、川芎、细辛。风热头痛，治宜疏风清热，方用芎芷石膏汤加减。便秘、口鼻生疮，可合黄连上清丸。风湿头痛，治宜祛风胜湿，方用羌活胜湿汤加减。若头痛发生在暑月，暑湿内侵，宜清热祛暑化湿，方用黄连香薷饮加藿香、佩兰、荷叶、竹茹、知母。肝阳头痛，治宜平肝潜阳，方用天麻钩藤饮加减，可加牡蛎、龙骨。

阴虚头痛，治宜养阴补肾，方用大补元煎加减。如病情好转，可常服杞菊地黄丸。若为肾阳不足，用右归丸。血虚头痛，治宜养血为主，方用加味四物汤为主方。痰浊头痛，治宜化痰降逆，方用半夏白术天麻汤加减，可加蔓荆子、白蒺藜、厚朴。瘀血头痛，治宜活血化瘀，方用通窍活血汤加减，可加郁金、菖蒲、细辛、白芷。

治疗头痛，有时尚须结合部位选用药物：如两颞部痛，用川芎、柴胡；前额痛，用白芷；眉棱骨痛，用蔓荆子；巅顶痛用吴茱萸，外感而巅顶痛用藁本，满头痛用羌活、防风，头痛连及项背用葛根等。头痛久发不愈、痛势增剧，应适当配合用搜风通络药，如地龙、全蝎、僵蚕等。临床可见到雷头风，头痛如雷鸣、头面起核，多为湿热夹痰上冲，可用清震汤（升麻、苍术、荷叶）加减。

治头痛，偏风湿者加全蝎；偏瘀血者加地鳖虫、蜈蚣。治头痛，注意胃滞。若脘部欠适，即为痰饮凝滞，须平胃化滞。无论是内伤头痛或外感头痛，均可用平胃散、保和散治疗。气虚头痛，必是虚而胃寒，然后作痛；血虚头痛，必是血虚有火，然后攻冲而痛。如气虚感冒风寒，用荆防芎苏饮内服外熏，痛愈，以四君子汤补气。血虚有火，用知柏四物汤，痛止，服当归补血汤。用元参1味，每取50 g，煎浓汁500 mL渐饮，1次口服，对风热头痛屡用皆效。

胆郁头痛的临床特点是头痛位于头之两侧或一侧，或位于太阳穴处，或眉棱骨、眼眶皆痛。治宜疏胆府之郁，使其升发之气得以恢复。常用温胆汤化裁治之，并于方中酌加桑寄生、钩藤、葛根、白芍、川芎、夜交藤；若热化，则加丹皮、黄芩。

草决明20 g，菊花15 g，泡水频服，每日1剂，主治肝阳头痛。炙黄芪24 g，当归12 g，羌活10 g。水煎服，每日1剂，主治血虚头痛。川芎、蔓荆子各9 g，水煎服，每日1剂，用于风邪上犯之头痛。

（十五）眩晕

凡病程短，呈发作性，易因情志郁怒诱发，眩晕重，视物旋转，自身亦转，伴有呕恶痰涎，外观体质偏于壮实者，常由肝阳而兼有痰浊所致，属于实证；如病程较长，反复或持续发作，多起于病后或产后，每遇烦劳即易发作或加重，头目昏晕但无旋转之感，并有全身虚弱之症者，常因血虚或肾精不足所致，多属虚证。

眩晕在临床上以本虚标实的证候为多。发作时多偏实，可从实论治；证情稳定时多偏虚，当从虚论治，以益肾、养肝、健脾为主。实证当平肝息风、清火、化痰；虚证应补益肝肾、气血。

肝阳上扰，治宜平肝潜阳，方用天麻钩藤饮加减。肝火偏旺，面红、目赤，酌加山栀、黄芩、夏枯草。肝阳化风，伴有唇舌肢指发麻、手足震颤、肌肉跳动等症，酌加龙骨、牡蛎、山羊角、地龙等。痰浊中阻，治宜化湿祛痰，方用半夏天麻白术汤、泽泻汤加减，如呕吐甚者加代赭石。

气血亏虚，治宜补益心脾，方用归脾汤加减。血虚明显者，加阿胶，重用黄芪，并可另服紫河车粉。肾精不足，治宜补益肾精，方用河车大造丸加减。偏阴虚者，合杞菊地黄汤加减；偏阳虚者，合二仙汤（仙茅、仙灵脾、巴戟天、当归、知母、黄柏）加减。

《金匮要略》云："心下有支饮，其人苦冒眩，泽泻汤主之。"凡眩晕者，不管是脑动脉硬化还是美尼尔病等，均可用泽泻汤加味治疗，效果确实。关键是要掌握泽泻与白术的比例及其用量。泽泻与白术之比应遵《金匮要略》5∶2之比，方能取佳效，否则效果不好。一般用泽泻25 g，白术10 g。泽泻能抗衰老，久服轻身，故泽泻汤对老年眩晕者尤为适宜，并可配以黄精、决明子。泽泻汤为治眩晕的基本方，临床上还需针对引起眩晕为不同原因，分别辨证施治，主要抓住风、痰、虚三字。如系高血压引起者，当合天麻钩藤饮。虽然眩晕多为肝阳之表现，而实质与胃中痰饮有关。临床上常可见头痛而恶心呕吐，头晕而饮食不好，故有"冒家必呕"之说，可见不但有肝气犯胃，而且肝阳与胃亦有密切关系，故对肝阳上亢致眩晕者，治要兼顾潜阳化饮。如系美尼尔综合征引起，当合二陈汤加龙牡，用之每获佳效。如系痰浊上泛引起，当合半夏白术天麻汤。如系阴亏引起，当合六味地黄汤、左归饮。如系清阳不升引起，当合益气聪明汤。但对老年人，冬至后雪天寒冷，肝阳易亢，升阳药宜少用，着重益气。

眩晕、头昏、头痛三者亦当有别。头昏是介于痛与眩之间，与足厥阴肝经督脉有关。昏痛为风阳痰阻，用半夏白术天麻汤加杞菊。虚性眩晕以阴虚为主。虚性头痛以血虚为主，当用当归补血汤、导黄补血丸（绛矾、苍白术、当归、神曲）。

（十六）关节痛

贫血者常有关节痛，实际上纠正血虚后，关节痛也即止，故风湿痛者，用补血药也有好处。前人有"治风先治血，血行风自灭"之说，临床用之确有效。痹证除了养血外，还要注意肠胃。脾胃健运，湿自无存，气血亦旺。而调脾胃，又当注意二便。张介宾《类经》云："二便为胃气之关锁，而系一身元气之安危。"这确是经验之谈。

（十七）虚劳

幼年患虚劳者以先天为主因，成年以后患虚劳者，多属后天失调、劳伤过度。一般体虚而无病者，尚不至成为虚劳。一种是因虚致病，因病成劳；一种是因病致虚，久虚不复成劳。病损性质不外阴阳气血四类，病变所属不出五脏范围。阴虚可以及阳、阳虚可以及阴、气虚不能生血、血虚不能生气，则可表现阴阳两虚、气血并亏的情况，而气虚与阳虚、血虚与阴虚又往往同时并见。

一般说来，气虚以肺脾为主、血虚以心肝为主、阴虚以肾肝肺为主、阳虚则以脾肾为主。治疗以补益为大法，采取温阳、补气、滋阴、养血等法。同时还当从先后天根本着眼，重视培补脾肾，因先天根本得固，后天气血渐生，则虚劳恢复自易。

肺气虚，治宜补益肺气，方用补肺汤（人参、黄芪、熟地、五味子、紫菀、桑白皮）加减。脾气虚，治宜健脾益气，方用加味四君子汤（人参、白术、茯苓、炙甘草、黄芪、白扁豆）加减。心气亏虚，可见心悸、气短、自汗、面白、脉微等症，用六君子汤加五味子、玉竹、黄精。

心血虚，治宜养血安神，方用养心汤加减。肝血虚，治宜补血养肝，用四物汤加味，可加制首乌、枸杞子、鸡血藤。

肺阴虚，治宜养阴润肺，用沙参麦冬汤加减。心阴虚，治宜滋阴养心，用天王补心丹加减。脾胃阴虚，治宜养阴和胃，用益胃汤加减。肝阴虚，治宜滋阴养肝，用补肝汤（当归、白芍、川芎、熟地、酸枣仁、木瓜、炙甘草）加减。肝阴虚以胁痛为主要表现者，改用一贯煎。肾阴虚，治宜滋补肾阴，用左归丸加减。虚火甚者，加地骨皮、知母、黄柏。

心阳虚，治宜益气温阳，用拯阳理劳汤。如见心胸疼痛者，加丹参、川芎、三七。脾阳虚，治宜温中健脾，用附子理中丸加味。肾阳虚，治宜温补肾阳，兼养精血。方用右归丸加减。

虚劳患者，每因体虚卫外不固，易感外邪，宜扶正祛邪兼顾，用薯蓣丸加减。虚劳日久，气血运行不畅，肌肤甲错、面目黯黑者，用祛瘀生新之法，大黄䗪虫丸加减。

（十八）臌胀

若臌胀在半个月至 1 个月之间不断进展，则属缓中之急，多为阳证、实证。若臌胀迁延数月，则为缓中之缓，多属阴证、虚证。《景岳全书》云："形色红黄，气息粗长者多实；形容憔悴，声间短促者多虚；年轻少壮，气道壅滞者多实；中衰积劳，神疲气结者多虚。"《风痨臌膈四大证治》云："实者腹中觉痛，外坚内痛，按之不陷，法当疏利；虚者时胀时减，气虚流滞，按之则濡，法当温药和之。"

若肝郁气滞为臌，则见腹部膨隆，尤以情绪变化后胀势更加明显，嗳气或矢气则舒，腹部按之空空然，叩之如鼓，无明显移动性浊音者，是为"气臌"；如腹部膨大，状如蛙腹，按之如囊裹水，叩诊有明显移动性浊音，或伴下肢水肿者，病属脾虚气滞，水湿停阻，是为"水臌"；胀病日久，病及血分，证见脘腹膨满、青筋显露，按之腹内有积、疼痛，面颈部赤丝血缕、舌暗瘀紫者，乃属肝脾血瘀之征，是为"血臌"。

标实者当辨气滞、血瘀、水湿的偏盛，分别采用行气、活血、分利水湿等法，必要时可暂用逐水之剂；本虚者当辨阳虚与阴虚的不同，治以温补脾肾或滋养肝肾；本虚标实错杂并见者，当予攻补兼施。

气滞湿阻，治宜疏肝理气，运脾燥湿，方用柴胡疏肝饮合香砂平胃散加减。寒湿困脾，治宜温运中阳，化湿行水，方用实脾饮、胃苓汤加减。湿热蕴结，治宜清热化湿、利水消胀，方用茵陈四苓汤、中满分消丸加减。肝脾血瘀，治宜化瘀行水、通络散结，方用调营饮加减。若瘀结明显，加穿山甲、地鳖虫、水蛭、牡蛎。脾大明显时，加服鳖甲煎丸。如病久体虚，气血不足者，宜佐以益气养血。若有出血倾向者，活血化瘀之品需慎用，或用时配合凉血止血之药。脾虚水困，治宜补脾益气，化湿利水，方用加味异功散。脾肾阳虚，治宜温补脾肾、化气行水，方用附子理苓汤加减。偏于肾阳虚者，合二仙汤加减。肝肾阴虚，治宜柔肝滋肾、养阴利水，方用参麦地黄汤加减。如津伤口干，重用石斛，加天花粉、芦根、知母。午后低热，酌加银柴胡、鳖甲、地骨皮、白薇、青蒿。

逐水法一般仅适用于实胀。而且必须"衰其大半而止"，决不可过用峻剂，以防损伤脾胃，虚败元气，而致出现昏迷、出血之变。对于正虚体弱、饮食甚少、发热、黄疸日深、脉象细弱，或有出血倾向，或曾并发过上消化道出血、有溃疡病、严重心脏病及肾功能不全者，均不宜使用攻逐法。

（十九）噎膈

吞咽困难、梗塞不顺、疼痛者，多实；食管干涩、饮食不下，多虚。食入即吐、涌吐痰涎，多实；后期津液干枯、格拒不入、吐涎沫者，多虚。早、中期以实证居多，治以开郁行气、化痰散结为主，兼以滋阴润燥；晚期多为脾肾阳虚、精亏液枯，治以湿补脾肾、养血滋阴为主，兼以软坚散结。此证忌用辛香燥烈，以防劫津；不宜攻伐太过，防伤胃气。

痰气交阻，治宜理气开郁、化痰润燥，方用启膈散加减。气郁化火，去砂仁，酌加黄连、山栀、金果兰、山豆根。瘀血内结，治宜活血消瘀、化痰软坚，方用通幽汤加减。若瘀阻显著者，酌加三棱、莪术、炙山甲片、煅瓦楞，或加入急性子同煎服。阴津枯槁，治宜滋阴养血、润燥生津，方用沙参麦冬汤加减。津伤显著、口干舌裂，可另用五汁安中饮（韭汁、牛乳、生姜汁、梨汁、藕汁）频频呷服。气虚阳微，治宜补中益气，温运脾阳，方用补气运脾汤加减。阴伤及阳，津气两虚者，加石斛、麦冬、沙参。

（二十）腹满

寒湿内阻，腹满按之不减，且伴有呕恶泄泻、脘腹疼痛，舌苔厚腻。治宜温化寒湿，方选胃苓汤与厚朴温中汤合方化裁。中气不足，腹中满胀，时作时止，平卧则舒，小腹有重坠感。治宜补中益气，方用补中益气汤。脾胃虚寒，腹满喜按、喜热喜暖，且伴有神疲乏力。治宜温补脾胃，方用理中汤或厚朴生姜甘草半夏人参汤。实热内结，整个腹部满胀、腹痛、便秘。治宜泻下热结，方用大承气汤。若热邪不甚，气机壅滞，仅见腹中满胀、大便不通，可用厚朴三物汤。湿热蕴结，脘痞呕恶、腹满便溏。治宜化湿清热，方用王氏连朴饮。宿食停滞，嗳腐吞酸。治宜消食导滞，方用保和丸。

（二十一）积证

一般，初期正气未至大虚，邪气虽实而不甚，表现为积块较小、质地较软，虽有胀痛不适，而一般情况尚较好。中期，正气渐衰而邪气渐甚，表现为积块增大、质地较硬，持续疼痛，舌质紫暗或有瘀点、瘀斑，并有饮食日少，倦怠乏力，面色渐黯，形体逐渐消瘦等证。末期，正气大虚，而邪气实甚，表现为积块较大、质地坚硬，疼痛剧烈，舌质发绀或淡紫，有瘀点、瘀斑，并有饮食大减，神疲乏力，面色萎黄或黧黑，明显消瘦等衰弱表现。

气滞血阻，治宜理气活血、通络消积，方以金铃子散合失笑散为主方。如气滞血阻较甚，兼有寒象者，用大七气汤。兼外感风寒表证，可用五积散。瘀血内结，治宜祛瘀软坚，兼调脾胃，方以膈下逐瘀汤为主方，可加三棱、莪术、川楝子。如积块坚硬作痛，可合鳖甲煎丸，亦可间服六君子汤补益脾胃，以攻补兼施。正虚瘀结，治宜大补气血、活血化瘀，方以八珍汤合化积丸为主方。阴伤甚者，加生地、沙参、石斛。

（二十二）内伤发热

滋阴降火、益气生津、甘温补中、温补肾阳、疏肝解郁、活血化瘀、化湿清热等，是治疗内伤发热常用的治疗原则。对于内伤发热，不可任意使用苦寒泻火之剂，尤其是对于气虚发热及阳虚发热，应忌用苦寒。否则，苦寒太过，损伤中阳，或化燥伤阴，反使病情加重。

阴虚发热，治宜滋阴清热，方用清骨散或青蒿鳖甲汤。心阴偏虚而兼见心悸怔忡、手足心热甚，可用加减复脉汤、天王补心丹。肝阴偏虚而兼见眩晕易惊、肌肉动，可用归芍地黄汤。脾胃阴虚偏甚而兼见口干欲饮、不思饮食，可用沙参麦冬汤、益胃汤。肺阴偏虚而兼见干咳痰少，可用清燥救肺汤、百合固金汤。肾阴偏虚而兼见腰酸膝软，可用大补阴丸、六味地黄丸、知柏地黄丸。阴虚发热均可酌加银柴胡、地骨皮、秦艽、白薇等品，以清退虚热。血虚发热，治宜补益气血，方用当归补血汤或归脾汤。气虚发热，治宜益气健脾、甘温除热，方用补中益气汤加减。阳虚发热，治宜温补肾阳，方用肾气丸或右归丸加减。气郁发热，治宜疏肝解郁、清肝泻热，方用丹栀逍遥散。气郁发热之病程较长，不仅气郁，且有阴伤，治宜滋阴壮水、疏肝清热，用滋水清肝饮。血瘀发热，治宜活血化瘀，方用血府逐瘀汤。热势较甚，可加秦艽、白薇、丹皮。湿郁发热，治宜宣化畅中、利湿清热，方用三仁汤加减。

（二十三）中风

中风急性期分中经络和中脏腑，若病延半年以上，则属后遗症。《金匮要略》说："邪在于络，肌肤不仁；邪在于经，即重不胜；邪入于腑，即不识人；邪入于脏，舌即难言，口吐涎。"

中络是以肌肤麻木、口眼歪斜为主症，其麻木多偏于一侧手足，此邪中浅，病情轻；中经是以半身不遂、口眼歪斜、偏身麻木、言语謇涩为主症，无昏仆，比中络为重，但两者皆由病邪袭扰经络而成，故可统称中经络。

中腑是以半身不遂、口眼歪斜、偏身麻木、言语謇涩而意识不清为主症，但其意识障碍较轻，一般属意识蒙眬思睡或嗜睡；中脏是以卒暴昏仆而半身不遂者，其意识障碍重，甚至完全昏愦无知，或以九窍闭塞，如目瞀，视一为二、视长为短，言语謇涩，吞咽困难，尿闭便秘等，此邪中深，病情重。因两者皆有意识障碍，故统称中脏腑。

如起病时嗜睡而半身不遂，治后意识转为清醒，是先中腑后转为中经，病情转轻，预后亦好；倘若意识障碍和半身不遂加重，渐至昏迷，是先中腑而转为中脏证，病情逆转，多预后不良。

中脏腑有闭证和脱证之分。闭证常见于骤起；脱证常由闭证发展而成。闭证是邪闭于内，症见牙关紧闭、口噤不开，两手握固，大小便闭，肢体强痉，多属实证，急宜祛邪。脱证是阳脱于外，症见目合口张、鼻鼾息微、手撒遗尿，这是五脏之气衰弱欲绝的表现，多属虚证，急宜扶正。

闭证又有阳闭与阴闭之分。阳闭是闭证兼有热象，为痰热闭郁清窍，症见面赤身热、气粗口臭、躁扰不宁、舌苔黄腻、脉象弦滑而数。阴闭是闭证兼有寒象，为湿痰闭阻清窍，症见面白唇黯、静卧不烦、四肢不温、痰涎壅盛、舌苔白腻、脉象沉滑或缓。

急性期虽有本虚之证，但以风阳、痰热、腑实、血瘀等标实之候为主，治用平肝息风、化痰通腑、活血通络、清热涤痰诸法。此时邪气盛，证偏实，故治无缓法，速去其邪即安，但泻热通腑勿使通泻过度，以防伤正。

恢复期以后，多属本虚标实而侧重在本虚。其虚多见气血虚，或肝肾阴虚，亦有见肾阴肾阳俱虚者，半身不遂、偏身麻木之症俱在，乃瘀血、湿痰阻络而成，故治宜标本兼顾，益气活血、育阴通络、滋阴潜阳、健脾化痰等均是常用之法。

中经络：络脉空虚，风邪入中，治宜祛风通络，可选大秦艽汤加减。肝肾阴虚，风阳上扰，治宜滋养肝肾，平息内风，方选镇肝息风汤加减，可加天麻、钩藤、菊花。痰热腑实，风痰上扰，治宜化痰通腑，方用星蒌承气汤（胆南星、全瓜蒌、生大黄、芒硝）加减。

中脏腑闭证：阳闭，治宜清肝息风、辛凉开窍，先灌服或鼻饲至宝丹或安宫牛黄丸，并用羚羊角汤。抽搐，加全蝎、蜈蚣、僵蚕；痰多，加竹沥、天竺黄、胆星；痰多昏睡，加郁金、菖蒲。阴闭，治宜豁痰息风、辛温开窍，先用苏合香丸灌服或鼻饲，并用涤痰汤，可加天麻、钩藤。

中脏腑脱症：治宜益气回阳、救阴固脱，先用参附汤合生脉散。汗多，加黄芪、龙骨、牡蛎、山萸肉；肢厥、恶寒，加干姜、肉桂。

后遗症：半身不遂，气虚血瘀，脉络阻滞，治宜补气活血、通经活络，方用补阳还五汤加味，加全蝎、乌梢蛇、川牛膝、桑枝、地鳖虫、川断。肝阳上亢，脉络瘀阻，治宜平肝潜阳、息风通络，方用镇肝息风汤或天麻钩藤饮加减。语言不利、风痰阻络，治宜祛风除痰、宣窍通络，方用解语丹化裁。肾精亏损，治宜滋阴补肾，方用地黄饮子去肉桂、附子，加桔梗、木蝴蝶。肝阳上亢，痰邪阻络，治宜平肝潜阳、化痰开窍，方用天麻钩藤饮加菖蒲、远志、胆南星、全蝎、天竺黄。口眼歪斜，治宜祛风除痰通络，方用牵正散化裁；口眼动者，加天麻、钩藤、石决明。

中脏腑恢复阶段的治疗：原则上采取标本兼顾，参以养血益气、培补肝肾之法，并可审证运用化瘀活血方药。

（二十四）痴呆

幼年起病，多与禀赋不足有关；老年得病，多责之脾肾两虚、髓海空虚。治疗原则主要有调补脾肾精气和开郁化痰祛瘀。禀赋不足，治宜滋补肝肾、填髓健脑，方用七福饮（人参、熟地、当归、白术、炙甘草、枣仁、远志）加减，应选加鹿角胶、龟板胶、阿胶等血肉有情之品。亦可用参茸地黄丸，1丸/次，2～3次/日，亦可用左归饮或河车大造丸等。肝肾亏虚，治宜滋补肝肾，方用珍珠母丸加减。脾肾亏虚，治宜补肾益脾、健脑生髓，方用还少丹（熟地、枸杞、山萸、肉苁蓉、远志、巴戟天、小茴香、杜仲、怀牛膝、楮实、茯苓、山药、大枣、五味子、石菖蒲）加减。脾盛痰阻，治宜益气健脾、化痰宣窍，方用泻心汤（人参、甘草、半夏、陈皮、菖蒲、附子、茯神、枣仁、神曲）加减。气郁血虚，治宜理气和血，方用逍遥散合甘麦大枣汤加减。血瘀气滞，治宜活血行气、通窍健脑，方用通窍活血汤加减。若病久气血不足，加当归、生地、党参、黄芪。

（二十五）胸痹

如受寒而发，胸痛急剧，舌苔白滑者，偏于阴寒；胸中闷塞而痛，舌苔浊腻者，偏于痰浊；胸部板痛如刺，舌质有紫瘀点者，偏于血瘀。

阴寒证，治宜辛温通阳，开痹散结，方用瓜蒌薤白白酒汤加减。阴寒甚者，加制附子、蜀椒以温阳祛寒。痰浊证，治宜通阳泄浊，豁痰降逆，方用瓜蒌薤白半夏汤加减。胸闷气塞较甚者，多夹有气郁，酌配苏梗、香附、绿萼梅等调气解郁。血瘀证，治宜活血化瘀通络，方用血府逐瘀汤加减。痛甚酌加沉香、檀香、荜茇等辛香理气止痛，并服参三七粉。若见汗出肢冷、面色苍白、脉细弱等阳气虚衰欲脱之象者，急用四逆汤加人参、龙骨、牡蛎等。

血瘀证常与痰浊证同时出现，因此通阳宣痹、活血化瘀亦往往并用，但多需据其偏盛用药。若经过治疗后胸部闷痛缓解，则应温阳益气以治其本，方用人参汤。

（二十六）胁痛

胁肋胀痛、窜痛，痛无定所，时轻时重，常因情志不畅而诱发或加重者，多数属于气郁。胁肋或胁下刺痛，持续不已，阵发加剧，部位固定，疼时较久者，多属于血瘀。以重着疼痛为主，痛有定处，触痛明显，疼痛多为持续性，间歇加剧，痛如灼如燎，多为湿热结于肝胆。以隐痛为主，疼痛轻微，但绵绵不绝，疲劳后可使疼痛加重，按之反较舒适，多属血不养肝，络脉失养所致。

肝气郁结，治以疏肝理气，方用柴胡疏肝散加减。气郁较甚，经常胁痛不已，可酌加绿梅花、丝瓜络、佛手片、橘叶、白蒺藜等，亦可稍加薄荷以辛散之。胁下痛久，部位固定，便秘，用一般疏肝理气药效不著，应采用行瘀通络法，方用复元活血汤合旋覆花汤加减。肝胆郁热，治宜疏肝泄热，方用丹栀逍遥散加减。胁痛甚，兼有黄疸，治当清利湿热，方用茵陈蒿汤合大柴胡汤。肝阴不足，治宜滋养阴血，柔肝和络，方用一贯煎加减。如兼脾虚，胁痛有下坠感，稍劳尤甚，治宜双调肝脾，可加党参、白术、茯苓、甘草等。治胁痛，肺络不和者，如属风寒犯肺的咳嗽胁痛，可用杏苏散。方中桔梗、枳壳对这种胁痛最佳，两味药名枳桔散，可治胸胁痛如刀刺之。

（二十七）尿失禁

本病多虚寒，故以温补为治本之大法，佐以固涩治其标。如病夹湿热，则大忌补涩之品，必待湿热已清，方可用之。肾气虚寒：

小便失禁，随时自遗，尿较频而清长，兼见腰背酸楚、四肢不温等。治宜温肾固涩，方选巩堤丸。肺脾气虚：小便失禁而频数，伴咳喘气怯，神疲体倦，纳减便溏等。治宜温肺健脾、补益中气，方以补中益气汤合甘草干姜汤加减。膀胱蓄热：小便失禁，尿短尿黄，滴沥而出，尿道灼热刺痛等。治宜清利湿热，方取八正散。肝肾阴虚：小便失禁，尿量短涩而色黄，常伴有头晕耳鸣，两颧潮红，五心烦热等。治宜滋补肝肾，佐以固涩，方选大补阴丸加减。

（二十八）尿血

外感所致者，以邪热为主，发病较急骤；内伤所致者，一般先有正气虚亏，其后表现尿血，起病比较缓慢。火盛迫血，尿血一般鲜红；气血亏虚，气不摄血的，一般尿血淡红；尿中夹有血丝、血块者，是属于瘀血内停。尿血以阴虚为多见，但久病往往阴损及阳，致阴阳气血均虚，失于摄纳，则尿血经久不愈。此时，在辨证论治的基础上，应适当加入固涩收敛的药品，如牡蛎、龙骨、金樱子等，以增强止血效果。

热迫膀胱，治宜清热利水、凉血止血，方用导赤散加味，可加茅根、旱莲草、山栀。火毒迫血，治宜泻火解毒、凉血止血，方用黄连解毒汤加味，可加小蓟、藕节、丹皮。心火内盛，治宜清心泻火、凉血止血，方用小蓟饮子加味，可加鹿衔草、旱莲草、琥珀末。阴虚火旺，治宜滋阴清火、凉血止血，方用大补阴丸合阿胶汤加减。劳伤气阴，治宜益气养阴、凉血止血，方用生脉散合车前草汤（车前草、茜草、黄芩、阿胶、地骨皮、红花）。属于脾虚，中气亏虚，气不摄血者，用补中益气汤加味，可酌加阿胶、仙鹤草、小蓟、旱莲、三七粉等。属于肾气不足，肾阳亏虚，封藏失职所致的尿血，则用无比山药丸，酌加上述止血药。气滞血瘀，治宜行气化瘀、养血止血，方用茜根散合蒲黄散加减。尿血日久，损伤气血，治宜补益气血为主，方用八珍汤加减，可加小蓟、阿胶。

（二十九）半身不遂

风中经络，突然昏仆，半身不遂，肌肤不仁，或有发热恶寒。治宜祛风通络、养血和营，用大秦艽汤加减。肝阳化风，半身不遂，头痛眩晕、面红目赤、舌红、脉弦数。治宜平肝潜阳、涤痰通络，方用天麻钩藤饮加减。痰火内闭，突然昏仆，神识不清、半身不遂、面红气粗、舌红苔黄腻、脉弦滑而数。治宜辛凉芳香开窍，用至宝丹及涤痰平肝清热祛风之剂，如羚羊钩藤汤。气滞血瘀，偏瘫日久，偏身枯瘦、肌肤不仁，或偏身麻木、舌有瘀点。治宜益气活血，方用补阳还五汤加减。上肢瘫加桑枝、桂枝、威灵仙，下肢瘫加川牛膝、地黄、肉苁蓉。肝肾亏虚，肢体偏瘫，腰酸腿软，或筋脉拘急，治宜补益肝肾，方用杞菊地黄汤加减。筋脉拘急，加白芍、穿山甲、桑枝。脾虚痰湿，肢体瘫软无力，感觉迟钝，形体肥胖，或有言语不利。治宜健脾化痰祛湿，方用香砂六君子汤合礞石滚痰丸加减。言语不利加石菖蒲、远志、郁金。

（三十）淋证

小便热痛者为热淋，尿中有血者为血淋，尿中有砂石排出者为石淋，小便混浊呈乳白色、夹有凝块者为膏淋，小便淋沥不已，遇劳即发者为劳淋，脘腹满闷胀痛，小便涩滞，尿后余沥不尽者为气淋。新病多实，膀胱湿热是也。久病多虚，心脾肾亏虚属之。尿痛者为实、不痛者为虚。尿痛甚者，湿热邪气亦甚。初病或急性发作属实属热，以下焦湿热为主，治宜清利湿热。久病属虚，病在脾肾，治宜补脾益肾。如阴虚夹有湿热者，予以滋肾清利；气虚夹有水湿者，当予益气分利。

热淋，治宜清热利湿通淋，方用八正散加减。如伴恶寒发热、口苦呕恶者，合小柴胡汤。若湿热伤阴者，去大黄，加生地、知母、白茅根。石淋，治宜清热利湿、通淋排石，方用石韦散为主方，可加金钱草、海金沙、鸡内金以排石消坚。腰腹绞痛者加芍药、甘草。尿中带血，加小蓟、生地、藕节。如石淋日久，气血亏虚者，用二神散（海金沙、滑石）合八珍汤。阴液耗伤者，宜六味地黄丸合石韦散。气淋，实证治宜利气疏导，方用沉香散加味。胸闷胁胀者，加青皮、乌药、小茴香。日久气滞血瘀者加红花、赤芍、牛膝。虚证治宜补中益气，方用补中益气汤。兼血虚肾亏者，用八珍汤加杜仲、枸杞、怀牛膝。血淋，实证治宜清热通淋、凉血止血，方用小蓟饮子合导赤散加减。若血多痛甚，可另吞三七粉、琥珀粉。虚证治宜滋阴清热、补虚止血。方用知柏地黄丸加旱莲草、阿胶、小蓟。膏淋，实证治宜清热利湿、分清泄浊，方用萆薢分清饮加减；虚证治宜补虚固涩，方用补中益气汤合七味都气丸（六味地黄加五味子），或用地黄丸合金锁固精丸，或用膏淋汤（山药、芡实、龙骨、牡蛎、生地黄、党参、白芍）加减。劳淋，治宜健脾益肾，方用无比山药丸加减。如脾虚气陷，少腹坠胀、小便点滴而出，可用补中益气汤；如肾阴亏虚，可用知柏地黄丸；如肾阳虚损，可用鹿角粉吞服。

《金匮要略》曾指出，经常患淋证的人，不可用发汗的方法来治疗。这是说淋证伴有寒热，是湿热之邪与正气相争所致，与一般表证发热不同，不必一见寒热即用辛散发汗法。

（三十一）腰痛

凡腰痛急性发作、痛处拒按的，以实证为多；慢性久痛、反复发作、隐痛绵绵、痛处喜按的，以虚证为多。腰痛重症者偏于湿；痛有寒冷感者偏于寒；痛有灼热感者偏于热。外感者，起病较急，腰痛明显；内伤者，起病较缓，腰酸痛为主。《医林绳墨》说："痛之不已，乏力而腰痛者，肾虚也。"又说："劳役奔驰，内伤元气，动摇不能转侧，脊若脱节者，气虚也；房劳太过，精竭髓伤，身动不能转移，腰痛而连脊重者，血虚也……日轻夜重，不能动摇者，瘀血也；有形作痛，皮肉青白者，痰也。"实证，治宜祛邪通络；虚证，治宜补益精气。

实证经治邪去后，亦当酌予补肾，以求巩固。寒湿，治宜散寒祛湿、温经通络，方用甘姜苓术汤加味。若痛甚，酌加制川乌、制草乌、细辛。若痛引下肢，加五加皮、晚蚕砂、生苡仁。湿热，治宜清热化湿，方用四妙丸加味。瘀血，治宜活血化瘀、理气和络，方用身痛逐瘀汤加减。肾虚，治宜补肾益精。偏于阳虚，以右归丸为主方。偏于阴虚，以左归丸为主方。若虚火甚者，可加大补阴丸。腰痛日久，肾虚不能温煦脾土，症见气短乏力、语声低弱、食少便溏，可加党参、黄芪、柴胡、升麻、白术，以补气提升。腰痛日久不愈者，可适当配以调补肝肾的药物，如选用杜仲、牛膝、续断、桑寄生、狗脊、菟丝子、巴戟、补骨脂之类。久痛入络、痛处固定而难愈者，可加入一些活血通络之品，如地龙、桃仁、红花、没药、土鳖虫等。

（三十二）腰酸

肾虚腰酸：轻者腰部酸楚不适、绵绵不已，遇劳累则症状加重，卧床休息后可稍有缓解；重者尚伴有酸困而痛、腰膝无力、肢酸膝冷、足跟疼痛等；甚者脱发、牙齿松动、阳痿、遗精、舌质淡、脉沉细。治宜温养补肾，方用青娥丸、二至丸、七宝美髯丹（何首乌、茯苓、牛膝、当归、枸杞子、菟丝子、补骨脂）等。若兼肾阳虚，合右归丸加减；兼肾阴虚，合左归丸加减。

劳损腰酸：腰酸常固定于腰部某一部位，腰部酸楚症状可因劳累而加重，卧床休息后腰酸并不能明显缓解，晨起症状较重，轻度活动之后即感觉减轻。此外，亦可伴有轻度腰痛，但全身无其他异常表现。轻者除去病因，适当进行导引、按摩、针灸及太极拳等运动即可获愈。经久不愈且症状较重者，多兼有肾气不足，治同肾虚腰酸。

（三十三）水肿

一般说来，因外感风邪水湿致病者，多属阳水实证，风胜者在肺、湿胜者在脾。内伤饮食劳欲致病者，多属阴水虚证，病在脾、肾两脏。阳水迁延不愈，或屡经反复，正气渐伤，则可转为阴水。阴水复感外邪，导致急性发作、肿势增剧者，可转见阳水标实证候。如阳水肿甚、病起势急，可见水邪凌心犯肺的严重征象。阴水日久，反复消长，肾气衰竭，水毒潴留者，乃本虚标实的败证。水肿病久或肿退之后，因肾虚不能固藏水谷精微，充养形体，以致脏气的虚弱，每难一时恢复。若阳气和阴血极度亏耗，则可转为虚劳重证。阳水起病骤急，大多以头面部先肿，目窠如蚕卧起之状；肿势以腰以上为剧，皮肤色泽光亮而薄，按之凹陷处易恢复。阴水起病缓慢，多以下肢先肿，肿势以腰以下为剧，皮肤萎黄或灰，按之凹陷处恢复较慢。

阳水治以祛邪，可予发汗、利水、攻逐等法。阴水治以扶正祛邪、健脾温肾、通阳利水。因气血不足，脾虚生湿而致水肿者，则宜健脾化湿、培补气血为主，不宜过于分利。风水相搏，治宜疏风利水，方用苓桂浮萍汤、越婢加术汤加减。水湿浸渍，治宜通阳化湿利水，方用胃苓汤、五皮饮加减。湿热蕴结，治宜分利湿热，方用疏凿饮子加减。湿毒浸淫，治宜宣肺解毒、利湿消肿，方用麻黄连翘赤小豆汤合五味消毒饮加减。若肿势严重，兼气粗喘满，倚息不得卧，脉弦有力，为水在胸中，宜泻肺行水，用五苓散、五皮饮合葶苈大枣泻肺汤。若湿邪久羁，可化燥伤津，见口燥咽干、大便干结，可用猪苓汤。脾阳不振，治宜健脾利水，方用实脾饮、附子理苓汤加减。

又有水肿一证，因脾虚生湿成肿者，症见晨起头面较甚，劳累则腿足较重，甚则遍身水肿、能食而乏力、尿量正常或反增多者，治予补脾化湿，方用参苓白术散加黄芪、当归、红枣、赤小豆等。

肾阳衰弱，治宜温肾利水，方用真武汤、济生肾气丸加减。阴虚水肿，治宜养阴利水，方用知柏地黄丸加牛膝、车前子等。对水肿治疗，常合用活血化瘀之药，取血行水亦行之意，如益母草、泽兰、桃仁、红花等，可加强利尿消肿之功。

一般说来，水肿的消退不等于余邪已尽、病根已除，因此不宜立即放弃祛邪这一治疗环节而转入纯补之法。如过早补阳则助长热邪、过早补气补阴则助长湿邪，均可引起水肿复发。在水肿消退后的余邪未尽阶段，宜用祛邪而不伤正、扶正而不碍邪的和法治疗，待余邪已尽，再行调补善后。一般常用温补脾肾、补养气血、滋肾养脾等法。

（三十四）胃痛

一般以饮冷受寒而诱发，胃脘冷痛，得温则舒者属寒；脘痛灼热，痛势急迫者属热；脘痛且胀，嗳气则舒者属气滞；痛如针刺，痛有定处属血瘀；得食痛甚，拒按属实；得食痛缓，喜按属虚。

胃宜通不宜滞，治疗上多用通法，使气血调畅，纳运复常，则其痛自已。清代高士宗说："通之之法，各有不同，调气以和血，调血以和气，通也；上逆者使之下行，中结者，使之旁达，亦通也；虚者助之使通，寒者温之使通……"由于胃痛多气滞，所以常用辛香理气药，一般应中病即止，不可过剂，更不宜长服，以免耗气伤阴。苦寒、攻下剂也不宜久服。

寒邪客胃，治宜散寒止痛。轻症可服生姜红糖汤；重症可用良附丸加味，寒甚者，加吴茱萸、陈皮。如兼见形寒、身热等风寒表证，加香苏散。此外可用荜茇、吴茱萸各 6 g，良姜、香附子、陈皮各 12 g，水煎服，1 剂/日。亦可用暖脐膏（沉香、乳香、小茴香、肉桂、麝香组成）贴脐腹。饮食停滞，治宜消食导滞，方用保和丸加减。此外可用枳实、山楂、槟榔、白术各 12 g，神曲 25 g，炒莱菔子 15 g。水煎服，1 剂/日。肝气犯胃，治宜疏肝理气，以柴胡疏肝散为主方，可加郁金、青皮、木香。如疼痛较甚，加川楝子、延胡索；气频者，加沉香、旋覆花。亦可用砂仁 6 g，白芍、香附子各 12 g，木香、延胡索、香橼、川楝子各 9 g，炙甘草 3 g。水煎服，1 剂/日。肝胃郁热，治宜疏肝泄热和胃，以化肝煎为主方，可加香橼、佛手、绿萼梅。瘀血停滞，治宜活血化瘀，实证用失笑散合丹参饮加大黄、甘草。虚证用调营敛肝饮（当归、白芍、蛤粉、阿胶、枸杞子、五味子、川芎、枣仁、茯苓、陈皮、木香、生姜、大枣）。此外可用赤芍、生地各 12 g，桃仁 9 g，红花 6 g，当归、丹参各 15 g。水煎服，1 剂/日。胃阴亏虚，治宜养阴益胃，方用一贯煎合芍药甘草汤，可加香橼、佛手、绿萼梅。如见胃脘灼痛、嘈杂泛酸者，可合左金丸。脾胃虚寒，治宜温中健脾，方用黄芪建中汤为主方。若泛酸者，加吴茱萸、瓦楞子；泛吐清水多者，加干姜、陈皮、半夏、茯苓等。

（三十五）心悸

虚证往往兼有实象，如阴虚可致火旺或夹痰热，阳虚易夹水饮，气血不足亦易伴见气血瘀滞。痰火互结又每易伤阴，瘀血又可夹杂痰浊等。临床治疗必须相应兼顾。同时还当根据心神不宁的特点，酌情加入安神镇心的药物，如枣仁、柏子仁、茯神、磁石、龙齿、龙骨、牡蛎等。

气血不足，治宜补气养血、宁心安神，方用归脾汤加减。心气虚怯、善惊易恐，加龙齿，重用酸枣仁。若见脉结代、心动悸者，可用炙甘草汤。阴虚火旺，治宜滋阴降火、镇心安神，方用补心丹、朱砂安神丸加减。心悸虚烦、头晕，加珍珠母、牡蛎。痰火扰心，治宜清化痰热、宁心安神，方用黄连温胆汤加减。心血瘀阻，治宜活血通瘀、行气和络，方用血府逐瘀汤加减。络气痹阻、胸部闷窒，酌配沉香、檀香、香附。夹有痰浊、胸满闷痛、舌苔浊腻，加瓜蒌、薤白、半夏。心阳虚弱，治宜温阳益气、宁心安神，方用参附汤合桂枝甘草龙骨牡蛎汤加味。阳虚水泛，下肢水肿，去五味子、龙骨，加茯苓、泽泻、猪苓、车前子。因心悸病主要在心，故常于方中酌用养心安神之品。凡活动后惊悸、怔忡加重者，宜加远志、枣仁、柏子仁，以助宁心之功。凡活动后惊悸怔忡减轻者，多为心脉不通，当加郁金、丹参、川芎之属，以增通脉之力。

（三十六）心痛

闷痛：闷重而痛轻、无定处，兼见肋胀痛、善太息者属气滞者多；若兼见多唾痰涎、阴天易作、苔腻者，属痰浊为患；心胸隐痛而闷，由动引发，伴气短心慌者，多属心气不足。灼痛：总由火热所致。痰火者，多胸闷而灼痛阵作、痰稠、苔黄腻。灼痛也可见于心阴不足、虚火内炽者。

刺痛：为血脉瘀涩所引起。血瘀之心痛又不限于刺痛。绞痛：疼痛如绞，遇寒则发，得冷则剧，多伴畏寒肢冷，为寒凝心脉所致。若兼有阳虚见证，则为阳虚所致。此外这种剧烈心痛也常因劳累过度、七情喜怒、过食、饮酒等因素而诱发。阳虚真心痛比阴虚者更容易发生厥脱的变化。如果精神萎顿逐渐有所发展，或烦躁不安渐见加重，或气短之症逐渐加重，或汗出增多，或心胸疼痛较剧烈而持续不缓解，或手足温度逐渐下降，均须防止其发生厥脱之变。如出现意识模糊或不清，或见喘促之症，或四肢逆冷过肘而发绀者，均示病情危重，应立即中西医结合抢救。

本病治则总不外"补""通"二义。因恒多虚实夹杂，故在治疗上尤须补中寓通、通中寓补、通补兼施等法，不可一味滥补，或一味猛攻，总以祛邪而不伤正、扶正而不碍邪为要务。

寒凝心脉，治宜祛寒活血、宣痹通阳，方用当归四逆汤加减。火邪热结，治宜清热泻火、散结活血，方用小陷胸汤加减。气滞心胸，治宜疏调气机、理脾和血，方用柴胡疏肝饮加减。痰浊闭阻、痰饮者治宜温化痰饮，方用瓜蒌薤白半夏汤或枳实薤白桂枝汤加减。痰浊化热者治宜清化痰热，方用黄连温胆汤加减。瘀血痹闭，治宜活血化瘀、通脉止痛，方用血府逐瘀汤加减。破血之品应慎用，以免多用、久用耗伤正气。心气不足，治宜补养心气而振胸阳，方用保元汤合甘麦大枣汤加减；心脾气虚之证可用养心汤。若胸闷明显，可加旋覆花、桔梗、红花。心阴不足，治宜滋阴养心、活血清热，方用天王补心丹加减。心痛甚者，宜兼行血通脉，应择丹皮、芍药、丹参、益母草、郁金、凌霄花等性凉、微寒的活血之品。心阴不足若夹有气滞者，理气药忌温燥，瓜蒌、郁金、枳实、绿萼梅、玫瑰花、合欢花、金铃子、延胡索等可供选用。气阴两虚，治宜益气养阴，方用生脉散，症状较重者可在天王补心丹的基础上加黄芪、黄精之类。心脾血虚之证，可用归脾汤，或合用四物汤。心阳亏虚，治宜补益阳气、温振心阳，方用人参汤。如突然心胸剧痛、四肢不温而汗出者，宜即含服苏合香丸，温开心脉，痛减即止，但不宜多服久服，以免耗散阳气。心肾阳虚而见虚阳欲脱的厥逆之证时，用参附汤或四逆加人参汤回阳救逆，或予六味回阳饮（炮姜改干姜），此为救治厥逆的有效之剂。若兼大汗淋漓、脉微细欲绝等亡阳之证，应予固脱，用参附龙牡汤，重加山茱萸。

(三十七) 肥胖

临床每多虚实相兼,如痰湿盛者日久多夹气虚之候,气虚者常导致脾失健运而生痰湿。痰湿内蕴,体形肥胖,食纳较多,尤善食甘美肥腻之品,胸痞脘闷,平素痰多,肢体沉重倦怠、恶热,舌体胖、苔厚腻,脉弦滑有力。治宜祛痰化湿,方用温胆汤或平胃散,酌加山楂、茶树根、莱菔子、六一散等。气虚肥胖,形体胖人,少气懒言,动则自汗、怕冷、面浮虚肿,食纳稍差,神疲嗜卧,舌淡苔白,脉细弱。治宜补气健脾,方用香砂六君子汤加减。

(三十八) 痰证

痰在肺多为咳嗽,在胃多为呕吐,在胸多为胸闷,在心多为心跳,在肠多为肠鸣、腹泻,在经络则局部肿胀,在四肢多为肢体酸痛。治痰之法,可遵循热痰则清之,湿痰则燥之,风痰则散之,郁痰则开之,顽痰则软之,食痰则消之,在胸膈则吐之,在肠胃则下之。肺虚有痰者,宜保肺以输布津液;脾虚有痰者,宜培脾以化其痰湿;肾虚有痰者,宜补肾以引其下行等治则。治痰常需调配理气药。因理气药能调理气机而保持全身气化功能正常,水湿不致内停成痰。治痰常需配伍健脾渗湿药,脾运健则痰湿易祛,痰证好转后,恰当应用健脾理气药,有预防痰症反复的作用。

痰证日久,积为顽痰,停留在身体某一部分,会引起某些病证,如癫证、狂证、中风、某些肿块等。在治疗时,可用攻下逐痰的方法,如礞石滚痰丸之类。痰阻于肺,治宜宣肺化痰,方用杏苏散加减。痰蒙心窍，治宜涤痰开窍，方用菖蒲郁金汤加减。痰蕴脾胃，治宜健脾燥湿化痰，方用六君子汤加味。痰郁互结，治宜解郁化痰、镇心宁神，方用温胆汤加味。痰郁于肝，治宜理气开郁化痰，方用半夏厚朴汤加减。风痰闭阻，治宜祛风通络、豁痰开窍。风痰阻络者，以牵正散加味；风痰闭窍者，以涤痰汤加减。痰流注关节、经络，治宜通络软坚化痰，可用指迷茯苓丸加减。肺虚痰恋，治宜补肺化痰，方用补肺阿胶散合半贝丸加减。脾虚痰盛，治宜健脾化痰，方用六君子汤加味。肾虚痰泛，治宜温肾行水化痰，方用金匮肾气丸加味。若偏于肾阴亏损者，治宜滋阴化痰，方用金水六君煎加味。若肺肾阴虚者，方用麦味地黄汤加味。痰湿本为阴邪，治痰之药多偏温燥，用之不当，每易耗气伤阴，故需注意。

（三十九）痰饮

停留胃肠者为痰饮，水流胁下者为悬饮，淫溢肢体者为溢饮，支撑胸肺者为支饮。又以长期留而不去的为留饮，伏而时发的为伏饮。一般而论，痰饮为有形之物，正气亏虚之处，即为饮邪积聚之所，因此，颇多虚实相兼之候。新病饮盛为实，久病正虚饮微为虚。痰饮虽为阴邪，寒证居多，但郁久亦有夹热者；初起若有寒热见证，为夹表邪；饮积不化，气机升降受阻，常夹气滞。

由于饮为阴邪，遇寒则聚，得温则行，故应以温化为主。若饮邪壅盛，其证属实，可分别采用发汗、攻逐、分利等法。若阳虚而饮邪不盛，则以健脾温肾为主。饮留胃肠，治宜攻下逐饮，方用甘遂半夏汤。饮热互结，腹满、口干舌燥者，可用己椒苈黄丸泻热逐饮。饮停胸胁，治宜攻逐痰饮，可用十枣汤或葶苈大枣泻肺汤。若饮邪支结入络，胸胁疼痛，可用香附旋覆花汤化裁。

饮犯胸肺，治宜开肺化饮。寒饮伏肺，可用小青龙汤。若表证已解，或素体阳虚，需慎用麻黄，治宜苓甘五味姜辛汤。若证见咳逆倚息、短气不得卧、形肿胸满、喉中如水鸡声，则当用射干麻黄汤。若虚实错杂、饮邪夹热，宜木防己汤（木防己、石膏、桂枝、人参）加减。饮溢四肢，治宜解表化饮，方用小青龙汤加减。如表寒外束、饮邪滞而化热，宜大青龙汤加减。脾胃阳虚，治宜温脾化饮，以苓桂术甘汤为主方。呕吐者，合小半夏加茯苓汤。若中气虚弱，停痰宿水内留，用延年茯苓饮（人参、白术、茯苓、生姜、枳实、橘皮）。肾阳虚弱，治宜温肾化饮，方用金匮肾气丸。

（四十）瘀证

瘀血病邪引起的病证甚多，其共性症状有 6 种：①疼痛，其特点是部位较固定，呈刺痛或隐痛，经久不已，亦可突出剧痛，按之不适，遇寒尤甚，得温则舒。②肿块，逐渐增大，按之较硬，或兼疼痛。③出血，色紫呈块。④全舌色紫或舌上一处青紫。⑤脉象细涩。⑥肌肤甲错等。

血瘀上焦则证见发脱不生、喜忘、胸背肩膊刺痛、目视不明、烦躁。血瘀中焦则证见脘腹刺痛、腹中胀满、胸胁疼痛。血瘀下焦则证见少腹硬满刺痛、谵语如狂，或大便色黑。血瘀于四肢肌腠则证见四肢肿胀、刺痛、颜色青紫，或有红斑结节，或时有寒热。瘀阻心脉则出现反复发作的心前区刺痛，甚至剧烈绞痛。瘀闭肺脉则出现咳嗽、咯痰、喘促、唇舌发绀。瘀阻经络则证见肢体麻木、疼痛，活动不利，甚至瘫痪等。热证血瘀多见于外感热病及内外痛证，兼有发热口渴、面红目赤、尿黄便结、舌红苔黄等。寒证血瘀多见于血脉及肢体经络的病证，兼有畏寒喜暖、口淡不渴、小便清长、舌淡苔白等。

单纯的瘀证一般属实证。由寒邪壅滞或热邪熏蒸所致的瘀证均为实证。由于气虚不行、津亏不运及阳气衰微所致的瘀证，以及瘀证日久，伤耗正气，兼见气血阴阳亏虚者，多为虚实夹杂证。

本病治疗原则是活血化瘀，并可配合行气，使气行则血行。一般化瘀通用药如当归（尾）、川芎、赤芍、桃仁、红花、丹参等，可用于各种瘀证。行气化瘀药如三棱、莪术、延胡索、郁金、乳香，适用于气滞血瘀，以胸腹疼痛或兼症积为主症者。通经化瘀药如蒲黄、五灵脂、益母草、怀牛膝、刘寄奴、石见穿等，适用于经血留滞，腹痛、经闭、痛经等。破瘀峻猛药如水蛭、虻虫、地鳖虫、穿山甲等，适用于久瘀不化，结块肿大而无明显气虚证者。兼气虚血虚者，配合益气养血方药。孕妇虽有瘀血证候，但忌用破瘀化瘀之剂。

注意根据瘀血不同部位选用引经药，以便药到病所，提高疗效。如头部，可选用川芎、白芷、天麻、麝香等；上肢，选用钩藤、桂枝等；下肢，选用牛膝、防己等；胸胁，选用柴胡、香附、青皮、枳壳等；腹部，选用乌药、木香等；少腹，选用小茴香等。活血化瘀药多数有损伤正气之虑，故当病除大半，即应少用或停止使用。凡正气不足的瘀证，均应配入补益药。

根据瘀证的不同主证选择适当的祛瘀药：如疼痛，可选用乳香、没药、田七、延胡索、姜黄、五灵脂、郁金等活血止痛药；如出血，可选用田七、云南白药、蒲黄、地榆、花蕊石、血竭等活血止血药；积证肿块，可选用三棱、莪术、水蛭、土鳖虫、虻虫、穿山甲等破瘀消积。

瘀留肺络，治宜行瘀止血，方用花蕊石散（花蕊石为末）加味。可加藕汁、芦根、桃仁、茜草、参三七、白及等。瘀阻心脉，治宜逐瘀通阳，方用血府逐瘀汤加减，或用冠心方（丹参、川芎、赤芍、红花、降香）加味。瘀积肝脾，治宜行气化瘀消坚，方用膈下逐瘀汤加减。瘀阻清窍，治宜通窍活血，方用通窍活血汤加减。热盛血瘀，治宜清热解毒、活血化瘀，方用清瘟败毒饮加丹参、郁金、紫草、桃仁、红花等。瘀热互结，治宜泻热化瘀，方用桃仁承气汤加减。瘀痹经络，治宜化瘀通络，方用身痛逐瘀汤加减。痹痛以腰背为主者，多兼肾气不足，可加杜仲、桑寄生、续断、淫羊藿等。瘀闭血脉，治宜化瘀，宣通血脉，方用桃红四物汤合阳和汤加减。瘀阻膀胱，治宜通瘀渗利，方用代抵当丸、牛膝膏（即牛膝）加减，可加琥珀、红花、血余炭等。瘀滞少腹，治宜调气化瘀，方用少腹逐瘀汤加减。瘀滞胞宫，治宜温经化瘀，方用桃红四物汤合当归散（当归、川芎、泽兰、附子、桂心、蜀椒、甘草）加减。

气虚血瘀，治宜益气活血，方用补阳还五汤。心胸刺痛甚者，加丹参、郁金、三七、苏木。偏瘫者，加桑寄生、鸡血藤、秦艽、威灵仙等。血虚血瘀，治宜养血活血，方用圣愈汤或桃红四物汤。圣愈汤由四物汤加参、芪而成，益气养血的作用为佳，适用于血虚血瘀之血虚偏甚者。桃红四物汤由四物汤加桃红而成，活血化瘀的作用较强，适用于血虚血瘀之血瘀偏甚者。阴虚血瘀，治宜滋阴活血，方用通幽汤加味。阴虚血而有低热、手足心热或午后潮热者，可用秦艽、麦冬、生地、地骨皮、当归、郁金、苏木。阳虚血瘀，治宜温阳化瘀，方用急救回阳汤加减，可加川芎、丹参、延胡索。面黯乏力脉迟者，可加淫羊藿、补骨脂、巴戟天、菟丝子等。

（四十一）瘿病

气郁痰阻，治宜理气舒郁、化痰消瘿，方用四海舒郁丸（海蛤粉、海带、海藻、海螵蛸、昆布、陈皮、青木香）加减。咽颈不适，加桔梗、牛蒡子、木蝴蝶、射干。痰结血瘀，治宜理气活血、化痰消瘿，方用海藻玉壶汤加减。结块较硬有结节者，加黄药子、三棱、莪术、露蜂房、山甲片、丹参。肝火旺盛，治宜清肝泻火，方用栀子清肝汤合藻药散（海藻、黄药子）加减。手指颤抖者，加石决明、钩藤、白蒺藜、牡蛎。多食善饥者，加生石膏、知母。心肝阴虚，治宜滋阴养精、宁心柔肝，方用天王补心丹加减，或用补心丹、一贯煎加减。气阴两虚，合生脉散加减；肾阴亏虚，合六味地黄丸加减；阴虚火旺，合知柏地黄丸加减。

（四十二）癫痫

一般而言，初发时，以标实为主；病久，则为本虚标实之证。病初，正气尚盛，痰结不深，故发作时间较短、间歇期较长；若痰结较深，正气损伤，则发作持续时间较长、间歇期短。气郁生痰者，症见胸闷不畅，善太息，情怀忧郁，每因情志刺激诱发，并可有头晕、气从上逆等先兆；火盛生痰者，症见头痛、目赤、面红、烦躁、舌苔黄腻；风动痰升者，症见眩晕、肉瞤，发时抽搐倍甚，四肢强直、口眼牵引。若久发正虚，痰浊内蕴，则见萎靡、神呆、智力减退等症。

以邪实为主者，治宜涤痰息风、开窍定。久发正虚，治以补肾养心、养肝健脾，佐以化痰。风痰闭阻，治宜豁痰开窍、息风定，方用定丸（天麻、川贝母、胆南星、姜半夏）加减。如持续发作，抽搐不止，加钩藤，另用羚羊角粉，吞服或鼻饲。痰火内盛，治宜清肝泻火、化痰开窍，方用龙胆泻肝汤合涤痰汤加减，可加入石决明、钩藤、竹沥、地龙。如痰火壅实，大便秘结，用竹沥达痰丸。心肾亏损，治宜补益心脾肾肝，佐以化痰，方用大补元煎合六君子汤加减，可加菖蒲、远志。偏于肾虚者，用河车大造丸调治。若证日久不愈而见神志恍惚、恐惧、抑郁、焦虑，可合甘麦大枣汤。证日久，常有气滞血瘀，证见面色无华、舌质紫暗有瘀斑、脉象沉涩，可配合丹参、川芎、红花、桃仁等活血化瘀之品。

（四十三）消渴

以口渴多饮为主者为上消，属肺；以多食善饥为主者为中消，属胃；以排尿量多为主者为下消，属肾。一般说来，初起多以燥热为主；病程较长者，则阴虚与燥热互见；病久则以阴虚为主，进而阴损及阳，导致阴阳俱虚之证。治疗应予润肺、清胃、滋肾等，总以养阴生津、润燥清热为法。若阴伤及阳者，兼予益气温阳。一般不用辛温、发散、温燥热药，如细辛、麻黄、桂枝、干姜、半夏等，以免进一步伤阴。上消（肺热津伤），治宜清热润肺、生津止渴，方用消渴方（黄连末、天花粉、生地汁、藕汁、人乳汁、姜汁、蜂蜜）加味，可加麦冬、葛根。若脉洪数无力、烦渴不止、小便频数，乃肺肾气阴亏虚，用二冬汤（天冬、麦冬、天花粉、黄芩、知母、甘草、人参、荷叶）。中消（胃热炽盛），治宜清胃泻火、养阴增液，方用玉女煎加黄连、栀子。如大便秘结不行，可用增液承气汤。下消（肾阴亏虚），治宜滋阴固肾，方用六味地黄丸加减。如尿量多、混浊者，加益智仁、桑螵蛸、五味子、蚕茧，益肾缩泉。阴阳两虚，治宜温阳滋肾固摄，方用金匮肾气丸加减。如阴阳气血俱虚，用鹿茸丸。上两方均可加覆盆子、桑螵蛸、金樱子。若出现血瘀之证，可加丹参、山楂、红花、桃仁。

（四十四）呃逆

大抵呃逆初起，呃声响亮有力连续发作，多为实证；而呃逆时断时续，呃声低长，气虚无力，多属虚证。寒证呃声沉缓，面青肢冷便溏；热证呃声高响而短，面红肢热，烦渴便结。对出现在急重病证后期或年老正虚患者，呃逆断续不断，呃声低微，饮食难进及脉沉细伏者，是元气衰败之危笃证候。

治疗大法以理气和胃、降逆平呃为主。一般说，凡呃逆声强气盛而脉见滑实者，多宜清降。若声小息微，脉见微弱者，宜多温补。大抵寒呃可温可散，寒去气自舒也。热呃可清可降，火静而气自平也。对于在重病中出现的呃逆，应急予温补脾肾，扶持元气，或用益气养阴等法，以顾其本。

胃寒证，治宜温中散寒，方用丁香柿蒂汤加减。若里寒较甚，可加桂心、吴茱萸。胃热证，治宜清胃泄热，方用竹叶石膏汤加减。若大便秘结，可加大黄、枳实。气滞证，治宜顺气降逆，方用五磨饮加减。气郁化火，口苦，舌红，脉弦数者，加黑山栀、川楝子、黄连等。阳虚证，治宜温补脾肾，和胃降逆，方用附子理中汤、旋覆代赭汤加减。若久病重病，呃声断续低微，面色灰暗，汗出肢冷者，为肾气不能摄纳，酌加肉桂、紫石英、补骨脂、山萸肉、刀豆子等补肾纳气。阴虚证，治宜养胃生津，和中降逆，方用益胃汤（沙参、麦冬、生地、玉竹、冰糖）、橘皮竹茹汤加减。若胃气亦虚，神倦气短，不思饮食者，可加党参。

临床上常用的降气止呃药，偏于温性的有丁香、生姜、柿蒂、旋覆花等；偏于凉性的有橘皮、枇杷叶、竹茹、代赭石等，可根据病情选择加入。冲气上逆较著者，重用代赭石、旋覆花。

（四十五）黄疸

阳黄为黄疸鲜明如橘，甚则色黄如金，发病较急，病程尚短，或伴有身热；病重者，热毒内陷，可见神昏、发斑、出血等危象，称为急黄。阴黄为黄疸晦暗如烟熏，病程较长，病热缓慢。如久延不愈，胁下积胀痛、腹胀形瘦者，应考虑有恶性病变的可能。阳黄以湿热为主，阴黄以寒湿为主。治疗大法主要为化湿邪、利小便。化湿可以退黄，湿热者治以清热化湿，必要时还当同时通利腑气，以使湿热下泄；寒湿者，治以温中化湿。利小便主要是通过淡渗利湿，以达到退黄的目的。至于急黄热毒炽盛，邪入心营者，又当以清热解毒、凉营开窍为法。

阳黄热重于湿，治宜清热利湿，方用茵陈蒿汤加味。阳黄湿重于热，治宜除湿泄热，方用茵陈四苓散加减。急黄，治宜清热解毒、凉血开窍，方用《备急千金要方》犀角散加减。若神昏谵语，加石菖蒲、广郁金，另服安宫牛黄丸或至宝丹。阴黄，治宜温化寒湿、健脾和胃，方用茵陈术附汤加味。如黄疸日久，气虚血滞，面暗、神疲、体弱、脉细，加党参、丹参。若湿热留恋，余邪未清，治以清热化湿、淡渗分利，方选茵陈四苓散加减。若气滞血瘀，积块留着，治当疏肝理气、活血化瘀，可仿逍遥散意合鳖甲煎丸。

阳黄和阴黄在一定条件下可以互相转化。若阳黄误治、失治，迁延日久，脾阳损伤，湿从寒化，则可转为阴黄。阴黄复感外邪，湿郁化热，又可出现阳黄。黄疸消退，有时并不代表病已痊愈，仍需重视善后调理，以防湿热不清，肝脾气血损伤不复，迁延不愈或引起反复，甚至转成"积""臌胀"。用单味蒲公英治黑疸，每日大量（90～120 g或更多）煮汤喝。

（四十六）便血

先便后血，或血液与粪便相混如黑漆色的称远血，为上消化道出血。先血后便，或血色鲜红及暗红者称近血，多为下消化道（结肠或直肠部位）出血。如血色鲜泽、清稀，其下如溅者称肠风；黯浊、黏稠，点滴不畅者称脏毒。《证治汇补》说："纯下清血者，风也；色如烟尘者，湿也；色黯者，寒也；鲜红者，热也；糟粕相混者，食积也；遇劳频发者，内伤元气也；后重便溏者，湿毒蕴滞也；后重便增者，脾元下陷也；跌伤便黑者，瘀也。"

胃中积热，治宜清胃泻火、化瘀止血，方用泻心汤合十灰散。肝胃郁热，治宜泻肝清胃、凉血止血，方用丹栀逍遥散加减。热毒内结，治宜清热解毒、凉血止血，方用清营煎（生地、芍药、甘草、续断、地榆、黄芩、槐米、荆芥穗、乌梅）加减。湿热蕴蒸，治宜清化湿热、凉血止血，方用地榆散合赤小豆当归散。若下血过多，阴分亏损，治宜滋阴清热，养脏止血，可用六味地黄丸、脏连丸，加槐实、地榆、旱莲草。中气不足，治宜益气健脾、养血止血，方用补中益气汤加味，可加炮姜温中，白及、槐实、地榆止血。出血较多者，可吞服三七粉或云南白药以化瘀止血。如有气随血脱之象，急用独参汤。脾胃虚寒，治宜温阳健脾、坚阴止血，方用黄土汤加味，可酌加炮姜、花蕊石、参三七。

（四十七）湿阻

湿困脾胃，治宜芳香化湿，方用藿香正气散加减，如口有甜味，可加佩兰；如夹食滞者，可加山楂、六曲、鸡内金等；如见胸腹胀满、大便溏薄、舌苔白而厚腻，可用平胃散加减。湿热中阻，治宜清热化湿，方用连朴饮或甘露消毒丹加减。并可吞服甘露消毒丹，每次服 5～10 g，2 次/日；如时值暑令，可加鲜荷叶一角。脾虚湿阻，治宜健脾化湿，方用香砂六君子汤加减，如泄泻肠鸣者，可加葛根、藿香；如面浮肢肿者，可加黄芪、扁豆、薏苡仁。

治湿阻一般不能过用苦寒药物，以免损伤脾胃。用药应以轻疏灵动为贵。湿阻初起，治应除湿为主，不必施用补剂，可选用芳香化湿、苦辛燥湿、淡渗利湿之品，即使出现脾虚之象，亦当健脾与化湿合用。湿从寒化，伤及脾阳，可配合温运脾阳药，如干姜、附子等。湿从热化，伤及胃阴，则以清热化湿而不伤阴、生津养阴而不助湿为原则，可用沙参、鲜石斛、鲜荷叶、芦根、滑石、藿香、薏苡仁等。如在盛暑季节，出现口渴多饮、尿频而长、无汗或出汗甚少、发热不退、胸闷、纳呆、神疲乏力、苔腻、脉数之暑热证，可用鲜藿香、羌活、薄荷、板蓝根、蚕茧等。

（四十八）吐血

新病吐血，大多属实，久病多虚。实者证见胃脘部疼痛，胀满不舒，出血量多，血色较红或紫黯，夹有血块，苔黄脉数；虚者证见脘痛绵绵或不痛，吐血色淡或紫暗不鲜，舌淡脉虚等。《先醒斋广笔记》云："治吐血有三诀。宜行血不宜止血，血不循经络者，气逆上壅也。行血则血循经络，不止自止。止之则血凝，血凝则发热恶食，病日痼矣。宜补肝不宜伐肝。肝藏血，吐血者，肝失其藏也。养肝则肝气平，而血有所归；伐肝则肝虚不能藏血，血愈不止矣。宜降气不宜降火，气有余便是火，气降则火降，火降则气不上升，血随气行，而无溢出上窍之患矣。降火必用寒凉，反伤胃气，胃气伤则脾不能统血，血愈不能归经矣。"

胃热炽盛，治宜清胃泻火、化瘀止血，方用泻心汤合十灰散加减，亦可用生大黄粉，3 次/日，6 g/次。还可用地榆 10 g，白及 12 g，三七 5 g，大黄 15 g。共为细末，10 g/次，3～6 次/日。如恶心呕吐，加代赭石、竹茹、旋覆花。肝火犯胃，治宜清肝泻胃、凉血止血，方用龙胆泻肝汤合十灰散加减，可加白茅根、藕节、茜草、旱莲草。亦可用生地黄 30 g，焦栀子、紫珠草各 15 g，丹皮 12 g，大黄末 3 g。前 4 味水煎，送服大黄末。阴虚火旺，治宜滋阴清热、凉血止血，方用玉女煎加味，酌加丹皮、侧柏叶、茅根、旱莲草、藕节、紫珠草。兼气虚者合生脉散。气虚血溢，治宜健脾益气摄血，方用归脾汤加减，可加仙鹤草、白及、乌贼骨、炮姜炭。亦可用仙鹤草、地榆炭、白及、炙黄芪各 30 g，炒槐花 15 g。水煎服，1 剂/日。或用云南白药、三七粉、乌贼骨、白及各等分，共研为末，3 g/次，

3次/日，温开水送服。或用紫珠草、白及、茜草各等分，共研细末，6 g/次，3次/日。如脾胃虚寒，肢冷、畏寒、便溏，可用柏叶汤（侧柏叶、干姜、艾叶、马通汁）、理中丸。

如出血过多，气随血脱，见面色苍白、四肢厥冷、汗出、脉微者，急服独参汤或参附汤以益气固脱，回阳救逆。如见唇红口干、汗多、气短、头晕心悸、舌红少苔、脉细数，为阴津大耗，用生脉饮益气养阴。

（四十九）喘证

实喘病势骤急，声粗息高，甚至张口抬肩；虚喘病势徐缓，慌张急促，呼多吸少，活动时加剧。既往健康佳良，甚少喘者，多属于实；既往健康情况不佳，常有气喘发作，遇劳遇寒即发，多属于虚。重病大病之后或产后失血突然出现的气喘，多属虚证，甚至是元气败绝的危候。饮食不当而喘者，多属于虚。

风寒袭肺，治宜宣肺散寒，方用麻黄汤加减。如属支饮复感外寒，喘咳，痰液清稀，用小青龙汤加减。表寒里热，治宜宣肺泄热，方用麻杏石甘汤加味。痰热郁肺，治宜清泄痰热，方用桑白皮汤加减。肺气郁闭，治宜解郁降气平喘，方用五磨饮子加减。肺虚，治宜补肺益气养阴，方用生脉散合补肺汤加减。肾虚，治宜补肾纳气，方用金匮肾气丸合生脉散以滋阴纳气。如兼标实，痰浊壅肺、喘咳痰多，用苏子降气汤加减。如阳虚饮停，上凌心肺，用真武汤加桂枝、黄芪、防己、葶苈子。兼血脉瘀阻，面唇指甲发绀，加丹参、红花、桃仁、川芎。如为喘脱，急宜扶阳固脱、镇摄肾气，用参附汤送服黑锡丹、蛤蚧粉。如伴烦躁、口干颧红、汗出黏手，为气阴俱竭，用生脉散加龙骨、牡蛎。此外，胡桃肉、补骨脂、淫羊藿、五味子各等分，为末。每服 10 g，3 次/日，用于肾阳虚喘。

（五十）痹证

骨节疼痛游走不定，伴有恶风畏寒、舌苔薄白，属于风胜。疼痛部位较固定，痛甚而拘引，遇寒后加重，得温则痛减，舌苔白、脉紧者，属于寒邪。痹证以下肢肌肉骨节酸痛、重着，甚则濡肿为主症，舌苔白腻，属于湿邪。风湿热痹证，以关节红肿热痛为特征。但有实热、虚热之分。大致凡初病身体壮盛，多属实证。久发而低热者，多属虚热。痹久而骨节肿大，按之稍硬，屈伸不利，功能障碍，属痰瘀交阻之证。偏于风者，祛风为主。偏于寒者，散寒为主。湿邪偏胜者，治以化湿为主。热偏胜者，应清热为主。久痹则应重视扶正，标本兼顾，益气养血，或培补肝肾，强壮筋骨，益气固卫，可防止复感外邪。养血和营，有利于祛风蠲痹。

临床可选用以下药物：海风藤祛络中之风，散风祛寒，适用于风胜之痹。鸡血藤养血通络、络石藤祛风通络，适用于关节屈伸不利，偏于风热者。忍冬藤清络中之热、桑枝清热通络，两者常用于风湿热痹证。油松节能祛风湿，用于关节肿痛而偏寒湿者。片姜黄活血行气止痛，海桐皮祛风、通经络，两药合用治久痹肩臂疼痛。木瓜祛风湿、舒筋骨；寻骨风、钻地风、虎杖根均为祛风通络蠲痹的药物，可随证选用。

因风邪为主者称为行痹，治宜祛风通络、散寒除湿，方用防风汤加减。上肢关节酸痛为主者，选加羌活、白芷。下肢关节酸痛为主者，加独活、牛膝、防己、萆薢。以腰背酸痛为主者，加杜仲、桑寄生、淫羊藿、巴戟天、续断。若见关节肿大、苔薄黄、邪有化热之象者，宜寒热并用，投桂枝芍药知母汤加减。以寒邪侵袭为主者称为痛痹，治宜温经散寒、祛风除湿，方用乌头汤加减，亦可用附麻辛桂姜汤加减。以湿邪为主者称为着痹，治宜除湿通络、祛风散寒，方用薏苡仁汤加减。关节肿胀，加萆薢、木通、姜黄。肌肤不仁，加海桐皮、豨莶草。风寒湿偏盛不明显者，可用蠲痹汤加减。风湿热痹，治宜清热通络、祛风除湿，方用白虎加桂枝汤加味，可加银花藤、连翘、黄柏、海桐皮、姜黄、威灵仙、防己、桑枝。皮肤有红斑者，可选用宣痹汤。

各种痹证迁延不愈，关节肿大、强直、畸形，用桃红饮（桃仁、红花、川芎、当归尾、威灵仙）加穿山龙、地龙、地鳖虫、白芥子、胆星、全蝎、乌梢蛇。顽痹，治宜活血化瘀、化痰通络为主，兼以补肾养肝扶正，方用益肾蠲痹丸（熟地、当归、淫羊藿、鹿衔草、全蝎、蜈蚣、乌梢蛇或蕲蛇、露蜂房、地鳖虫、僵蚕、炙蛞蝓虫、生地黄、鸡血藤、老鹳草、寻骨风、虎杖等）。

痹证日久，气血不足、肝肾亏损者，可选用独活寄生汤、三痹汤。气血亏虚、骨节疼痛时轻时重、舌质偏淡、脉细者，宜黄芪桂枝五物汤加当归、威灵仙。

（五十一）足跟痛

肝肾虚亏，足跟疼痛，或牵引及足心，不红不肿、不能久立多行，甚则不能着地，或伴有头晕、目眩、耳鸣、腰酸，舌苔净或光、脉小尺弱，治宜补益肝肾、强健足跟。方用左归丸加减。风湿痹着，足跟疼痛或酸痛，遇阴雨天加剧，或兼四肢骨骱酸痛，舌苔薄白或白腻、脉缓滑或濡滑，治宜祛风胜湿、通络止痛。方用桑枝虎杖汤（桑枝、虎杖根、金雀根、臭梧桐根、红枣）合三妙丸加减。脾气不足，足跟疼痛，遇劳加剧，伴有气短、少言、动则汗出、面色白，舌质胖嫩、苔薄白、脉虚软，治宜补中益气，佐温阳散寒，方用补中益气汤加附子。如气虚损及于血，致气血两虚，可用十全大补汤益气血。

（五十二）肺痨

辨证当掌握肺与脾、肾的关系，分别阴虚火旺、气虚的不同。治疗应以补虚和抗痨为原则，尤需重视补虚培元的整体疗法。调补脏器，重在肺脾肾三脏，治疗大法偏于滋阴降火为主。如《医学正传》即提出"一则杀其虫以绝其根本，一则补虚以复其真元"的两大治疗原则。已知对痨虫有抑制、杀灭作用的中药，如大蒜、黄连、黄芩、地榆、夏枯草、金银花、石榴皮、穿破石、獭肝、百部、安息香等，均可辨证选用，禁用燥烈、苦寒、升散、讨伐的方药。因燥烈易动热，苦寒易化燥，升散、讨伐易耗气伤阴，均不适合于本病的治疗。

肺阴不足，治宜滋阴润肺，方用月华丸加减。另可服琼玉膏，还可用白及、百部、百合各 150 g，共研为末，炼蜜为丸，每丸重 10 g。服 3 丸/日。阴虚火旺，治宜滋阴降火，方用百合固金丸合秦艽鳖甲散加减。另可用白及 50 g，人中白、青黛各 18 g。共研为末，每次服 6 g，服 3 次/日。气阴耗伤，治宜益气养阴，方用保真汤加减。阴阳两虚，治宜滋阴补阳，方用补天大造丸加减。亦可用经验方：炙黄芪 30 g，百合、冬虫夏草、太子参、沙参各 15 g，百部、玉竹各 12 g，五味子 5 g，白及 20 g（为末冲服），紫河车粉 3 g（冲服）。水煎服，1 剂/日。

（五十三）感冒

一般说，风寒感冒以怕冷重、发热轻、头痛身疼、鼻塞流清涕为特征，风热感冒以发热重、怕冷轻、头痛、口渴、鼻塞流涕黄稠、咽痛或红肿为特征。夹湿者多见于梅雨季节，夹暑者多见于炎夏，夹燥者多见于秋季，夹食者多见于节日喜庆之后。一般说，发热、汗出、恶风者属表虚，发热、无汗、恶寒、身痛者属表实。表虚者宜疏风以解表，不宜过用辛散；表实者宜发汗以解表，汗出则身热自退。如虚体感邪，往往反复感冒，当以扶正祛邪为主。

风寒，治宜辛温解表，方用荆防达表汤或荆防败毒散加减，成药可用午时茶煎服或泡服。风热，治宜辛凉解表，方用银翘散加减。时行病毒重者，酌配大青叶、蒲公英、草河车。热甚咳重，痰吐稠黄，酌配黄芩、知母、瓜蒌皮、鸭跖草。咽喉肿痛，酌配一枝黄花、土牛膝根、元参、马勃、射干。化燥伤津，咳呛少痰，口咽唇鼻干燥，舌红苔少质干，酌配沙参、天花粉、梨皮、芦根。夹湿，治宜羌活胜湿汤或藿香正气散加减，以疏风祛湿解表。夹暑，治宜清暑化湿解表，方用新加香薷饮加减。暑热偏甚加黄连或黄芩、山栀。气虚感邪，治宜益气解表、调和营卫，方用参苏饮、黄芪桂枝五物汤加减。如气虚自汗、形寒、易感风邪者，可常服玉屏风散。血虚感邪，治宜养血解表，方用葱白七味饮加减。如血虚感邪，血运不畅，而见脉结代者，可加桂枝、红花、丹参。阴虚感邪，治宜滋阴解表，方用加减葳蕤汤加减。如心烦口渴较甚，可加黄连、竹叶、天花粉。如咳嗽咽干，咳痰不爽，可加牛蒡子、射干、瓜蒌皮。阳虚感邪，治宜温阳解表，方用桂枝加附子汤加减。如大便溏泻，腹中隐痛，加炮姜、肉桂。

一般感冒症状较轻，时行感冒症状较重，甚至出现高热、谵妄等症。时行感冒亦有风寒、风热之分，但就临床所见，以风热为多，其治则虽与一般感冒基本相同，但常须重用清热解毒之品，如板蓝根、大青叶、蚤休、野菊花等。

十六、浅谈中医科研的几个问题

中医学有两千多年的历史，自成体系，疗效卓著。它作为一门科学，需要不断发展，科学研究必不可少。中医科研不仅要遵循一般科研活动的规律、方法、途径，而且必须明确它的特色及哲学思想。

医圣张仲景把《黄帝内经》的理论和诊疗结合起来，创立了中医的整体观念与临床医学方法论，奠定了辨证施治的理法方药原则，使整体观、系统观、辨证观成为中医哲学思想的精髓。整体观把人、自然、社会看作一个整体，形成了中医独特的诊法和治法。系统观认为万物有其纲纪，都可分类组合。阴阳五行学说揭示了人体病理生理的规律。藏象学说揭示了系统的生理功能的概念，从外部的信息来推知内部有关系统的情况。辨证观是中医诊治的特色，"证"是人体脏腑结构和功能的特异性病理综合反应系统，是认识疾病的根本环节，由此而立的方剂学是辨证论治独特地治疗体系。

随着医学科学的发展，中医学的特色已被越来越多的医学科学工作者所接受和应用，并在实践中不断得到指导和证实。人体的每一个脏器已经不能单纯从某一种功能来认识，例如肾脏远远不仅是一个排泄器官，而是一个重要的内分泌器官，它能排泄废物、毒物，维持体内代谢平衡，并与全身各系统有密切的联系。同样，中医的舌诊和脉诊是获取整体气血盛衰的信息的方法，能反映病邪的部位、性质、程度，以及整体和病邪间的关系。在中医科研中，应自觉地运用局部和整体辨证统一的思想，来真正认识在完整人体条件下各脏腑的功能活功，进而认识人体各层次间和整体的生命活动规律。既要有局部细胞、器官、组织或系统的分子水平指标，也要有整体水平研究的指标。

为了使中医科研达到预期结果，选题十分重要。首先，我们对各自所研究的中医学科尽可能全面而系统地搜集资料，进行去伪存真地整理、归纳、分析，从中找出主攻方向，明确要解决中医学的哪一个问题。然后进行认真而严格的科研设计。按照中医学理论的本来面目进行科研，这是中医科研工作最重要的特点之一。目前越来越多的国外学者认识到中医理论的科学价值和运用中医理论，指导中医科研的重要性。例如体质偏阴虚阳亢的患者应用激素的效果就不如阳虚证患者的效果好。中医是着眼于机体的反应性、代谢的偏差，从这种角度出发来理解人与药物的互相作用，以期达到恢复人体正常生理功能的目的。这比以往只见药物不见人的医学研究方法大大前进了一步。

为了在科研中保持和发扬中医的特色，还必须重视和加强对辨证的研究。例如发热、水肿、腰痛、呕吐、咽燥等证，在湿热、肝郁、脾虚、血亏、瘀滞、肾亏等病机中均可不同程度的出现。如何确定其在某证中的特异性及其程度？这就要加强辨证的研究，逐步摸索症状的组合规律，症状的轻重程度和分级标准，以及同症异病的鉴别要点，从而逐步形成较成熟的中医病证的辨证标准，为提高中医的科研质量提供前提。

中医之所以长年不衰，其根本原因，就是因为有确实的临床疗效。因此，中医科研应重视疗效的研究，向快速、准确、简便、高效方向发展，这无疑是振兴中医的有效途径。

为了促进中医科学研究的发展，我们应当在方法学和指标的选择上要有突破。以临床为例，一方面我们要有细致的四诊症状观察，另一方面也要有先进的指标观察。我们不应当排除现代医学中对中医有用的诊断手段和对病情观察的指标，但在选用指标时应当注意这几点：一是指标能否说明中医理论的运用原理，是否符合中医理论，二是该指标是否为观察疗效的特异指标，三是指标的先进性，四是指标的公认性、准确性、重复性。同时进行必要的体外实验和动物实验，以便研究的更加深入细致。

在评价、鉴定中医科研成果时，也必须继承和发扬中医的特色，着重评定他对中医理论发展的贡献。以中医的理论特色、哲理思想来评定中医科研成果是非常重要的，它不仅使被评定的成果经得起考验，也对中医的科研思路起到指导和推动作用。

为了振兴中医，我们决不能排斥现代科学对中医的渗透，要采取"拿来主义"，为我所用，为我服务，实行"百花齐放，百家争鸣"的方针。这和改革一样，是一个新的迫切的课题。有可能成功，也要允许失败。只有实践，才能逐步探索出符合中医实情的科研之路。

第三章　治癌医案选录

一、肺癌

医案 1

高某，女，56 岁。

初诊：2018 年 3 月 22 日。

患者右下肺穿刺活检病理诊断：中－低分化腺癌。右下肺腺癌Ⅳ期，伴多发淋巴结转移、脑转移。右锁骨区、纵隔、肝门部及腹主动脉周围增大淋巴结，考虑转移。未能手术，放化疗中。食欲欠佳，面色少华，舌苔腻，舌质有紫气，脉细滑。

辨证：精气虚亏，瘀毒内结。

治法：补养精气，解毒祛瘀。

方药：麸炒白术 40 g，生薏苡仁 40 g，党参 40 g，猕猴桃根 40 g，酒蒸黄精 30 g，冬凌草 30 g，红芪 40 g，通关藤 30 g，白花蛇舌草 15 g。另服复方红豆杉胶囊，每次 0.3 g，每日 1 次；华蟾素片，每次 0.3 g，每日 1 次；参丹散结胶囊，每次 0.3 g，每日 1 次。

二诊：2018 年 6 月 8 日。

患者药后有所好转，食欲一般，舌苔薄腻，舌有紫气，脉细滑。证仍属精气虚亏，瘀毒内结，治宜补养精气，解毒祛瘀。

方药：麸炒白术 40 g，生薏苡仁 40 g，党参 40 g，猕猴桃根 40 g，酒蒸黄精 30 g，冬凌草 30 g，红芪 40 g，通关藤 30 g，白花蛇舌草 15 g，全当归 10 g。另服复方红豆杉胶囊，每次 0.3 g，每日 1 次；华蟾素片，每次 0.3 g，每日 1 次；参丹散结胶囊，每次 0.3 g，每日 1 次。

四诊：2018 年 9 月 22 日。

患者食欲尚可，右眼皮微肿，右耳闭气，咽喉觉有痰，舌苔薄，脉细。证仍属精气虚亏，瘀毒内结，治宜补养精气，解毒祛瘀。

方药：麸炒白术 40 g，生薏苡仁 40 g，党参 40 g，猕猴桃根 40 g，酒蒸黄精 30 g，冬凌草 30 g，红芪 40 g，通关藤 30 g，白花蛇舌草 15 g，全当归 10 g。另服复方红豆杉胶囊，每次 0.3 g，每日 1 次；华蟾素片，每次 0.3 g，每日 1 次；参丹散结胶囊，每次 0.3 g，每日 1 次。

六诊：2019 年 1 月 14 日。

药后好转，眼睛周边肿，眼睛流泪，检查未发现肾病。CA724 偏高，咽喉中有黏痰，食欲尚可，二便正常，足趾有点麻，舌苔少，舌质暗有斑，脉细。证属气阴虚亏，瘀毒内结，治宜补养气阴，解毒祛瘀。

方药：麸炒白术 60 g，生薏苡仁 40 g，党参 60 g，猕猴桃根 50 g，酒蒸黄精 30 g，石斛 20 g，冬凌草 40 g，红芪 40 g，通关藤 30 g，白花蛇舌草 15 g，全当归 10 g。另服复方红豆杉胶囊，每次 0.3 g，每日 1 次；华蟾素片，每次 0.3 g，每日 1 次；参丹散结胶囊，每次 0.3 g，每日 1 次；鸦胆子油软胶囊，每次 0.53 g，每日 1 次；复方斑蝥胶囊，每次 0.25 g，每日 1 次。

九诊：2019 年 4 月 25 日。

患者口干，眼皮微肿，余无不适，舌苔薄，舌有暗色，脉细。证仍属气阴虚亏，瘀毒内结，治宜补养气阴，解毒祛瘀。

方药：麸炒白术60 g，生薏苡仁40 g，党参60 g，猕猴桃根50 g，酒蒸黄精30 g，石斛30 g，冬凌草40 g，黄芪40 g，通关藤30 g，白花蛇舌草15 g，全当归10 g。另服复方红豆杉胶囊，每次0.3 g，每日1次；华蟾素片，每次0.3 g，每日1次；参丹散结胶囊，每次0.3 g，每日1次；鸦胆子油软胶囊，每次0.53 g，每日1次；复方斑蝥胶囊，每次0.25 g，每日1次。

十一诊：2019年7月12日。

患者近感腿痛，检查双侧胫骨中段异常信号，考虑骨髓水肿。舌苔薄，脉细。证属精气虚亏，瘀毒湿阻，治宜补养精气，解毒化瘀祛湿。

方药：麸炒白术60 g，生薏苡仁40 g，党参60 g，猕猴桃根50 g，酒蒸黄精30 g，石斛30 g，酒炒九香虫5 g，冬凌草40 g，黄芪40 g，通关藤30 g，白花蛇舌草15 g，当归10 g，全蝎10 g，生白术60 g。另服复方红豆杉胶囊，每次0.3 g，每日1次；华蟾素片，每次0.3 g，每日2次；参丹散结胶囊，每次0.3 g，每日2次；鸦胆子油软胶囊，每次0.53 g，每日2次；复方斑蝥胶囊，每次0.25 g，每日2次。

十四诊：2019年11月29日。

患者复查肺部病灶和脑部病灶未见进展，肿瘤标志物CA724、细胞角蛋白19片段偏高。有时腹泻，咽喉无不适，舌苔薄，脉细。证属精气虚亏，瘀毒内结，治宜补养精气，解毒祛瘀。

方药：麸炒白术60 g，生薏苡仁30 g，党参60 g，猕猴桃根50 g，全蝎5 g，生白术60 g，猫爪草15 g，芡实30 g，莲子肉20 g。另服云芝胞内糖肽胶囊，每次 0.53 g，每日 2 次。

十六诊：2020 年 1 月 6 日。

患者口干，咳嗽痰少，舌有辣感，余可，脉细。证属精气虚亏，瘀毒内结，治宜补养精气，解毒祛瘀。

方药：麸炒白术 60 g，生薏苡仁 40 g，党参 60 g，猕猴桃根 50 g，酒蒸黄精 30 g，石斛 30 g，酒炒九香虫 5 g，冬凌草 40 g，黄芪 40 g，通关藤 30 g，白花蛇舌草 15 g，当归 10 g，全蝎 10 g，生白术 60 g。

十七诊：2020 年 4 月 14 日。

患者记忆力减退，肩痛，咯吐痰血 1 次，食欲欠佳，大便可，口干，舌有紫气，脉细。证属精气虚亏，瘀毒内结，治宜补养精气，解毒祛瘀。

方药：麸炒白术 60 g，生薏苡仁 40 g，党参 60 g，猕猴桃根 50 g，酒蒸黄精 30 g，石斛 30 g，酒炒九香虫 5 g，冬凌草 40 g，黄芪 40 g，通关藤 30 g，白花蛇舌草 15 g，当归 10 g，全蝎 10 g，生白术 60 g。另服复方红豆杉胶囊，每次 0.3 g，每日 1 次；复方斑蝥胶囊，每次 0.75 g，每日 2 次。

十八诊：2020 年 4 月 25 日。

患者药后肩痛消失，咯吐痰血未再现，复查病情平稳，口干，余无明显不适，舌苔薄，舌有暗色，脉细。证属气阴虚亏，瘀毒内结，治宜补养气阴，解毒祛瘀。

方药：麸炒白术 60 g，生薏苡仁 40 g，党参 60 g，猕猴桃根 50 g，酒蒸黄精 30 g，石斛 30 g，冬凌草 40 g，黄芪 40 g，通关藤 30 g，白花蛇舌草 15 g，全当归 10 g。另服复方红豆杉胶囊，每次 0.3 g，每日 1 次；华蟾素片，每次 0.3 g，每日 1 次；参丹散结胶囊，每次 0.3 g，每日 1 次；鸦胆子油软胶囊，每次 0.53 g，每日 1 次；复方斑蝥胶囊，每次 0.25 g，每日 1 次。

按语：本案右下肺腺癌，穿刺病理中－低分化腺癌，Ⅳ期，伴多发淋巴结转移、脑转移。右锁骨区、纵隔、肝门部及腹主动脉周围增大淋巴结，考虑转移。采用中医药治疗两年，病情稳定，病灶未见进展。治疗方中坚持采用党参、白术、生薏苡仁等培土生金，采用鸦胆子、华蟾、红豆杉等攻除癌毒，可能对提高机体抗癌能力、消灭腺癌细胞、控制癌灶生长起到较好作用。

医案 2

俞某，女，73 岁。

初诊：2018 年 6 月 12 日。

患者右上肺腺癌术后复发转移，纵隔内及双腋窝多发淋巴结肿大，病理中－低分化腺癌，Ⅳ期，右胸腔积液。靶向治疗。乙肝病史，食欲一般，情绪低落，舌苔腻，脉细滑。

辨证：精气虚亏，瘀毒内结。

治法：补养精气，解毒祛瘀。

方药：麸炒白术 30 g，猕猴桃根 30 g，党参 30 g，红曲 5 g，焦山楂 10 g，酒黄精 10 g，石斛 30 g，红芪 30 g，焦六神曲 10 g，生麦芽 15 g，垂盆草 15 g。另服复方红豆杉胶囊，每次 0.3 g，每日 1 次；华蟾素片，每次 0.3 g，每日 2 次；参丹散结胶囊，每次 0.3 g，每日 2 次。

四诊：2019 年 3 月 7 日。

患者食欲尚可，精神一般，舌苔薄，脉细滑。证属精气虚亏，瘀毒内结，治宜补养精气，解毒祛瘀。

方药：麸炒白术 30 g，猕猴桃根 30 g，党参 30 g，红曲 5 g，焦山楂 10 g，酒黄精 10 g，石斛 30 g，红芪 30 g，焦六神曲 10 g，生麦芽 15 g，垂盆草 15 g。另服复方红豆杉胶囊，每次 0.3 g，每日 1 次；华蟾素片，每次 0.3 g，每日 2 次；参丹散结胶囊，每次 0.3 g，每日 2 次。鸦胆子油软胶囊，每次 0.53 g，每日 2 次；复方斑蝥胶囊，每次 0.25 g，每日 2 次。

五诊：2019 年 3 月 22 日。

患者药后好转，服易瑞沙后易腹泻，舌苔薄，脉细滑。证属精气虚亏，瘀毒内结，治宜补养精气，解毒祛瘀。

方药：麸炒白术 80 g，猕猴桃根 50 g，党参 80 g，红曲 5 g，红芪 40 g，黄芪 40 g，焦六神曲 10 g，生麦芽 15 g，冬凌草 50 g，莲子 30 g，红枣 20 g，麸炒山药 30 g，芡实 30 g。另服复方红豆杉胶囊，每次 0.3 g，每日 1 次；华蟾素片，每次 0.3 g，每日 2 次；参丹散结胶囊，每次 0.3 g，每日 2 次；鸦胆子油软胶囊，每次 0.53 g，每日 2 次；复方斑蝥胶囊，每次 0.25 g，每日 2 次；云芝胞内糖肽胶囊，每次 0.5 g，每日 2 次。

六诊：2019 年 4 月 18 日。

患者复查右残肺内多枚结节影，部分较前缩小，右胸腔积液减。自觉无明显不适，舌苔薄，脉细。证属精气虚亏，瘀毒内结，治宜补养精气，解毒祛瘀。

方药：麸炒白术 80 g，猕猴桃根 50 g，党参 80 g，红曲 5 g，红芪 40 g，黄芪 40 g，焦六神曲 10 g，生麦芽 15 g，冬凌草 50 g，莲子 30 g，红枣 20 g，麸炒山药 30 g，芡实 30 g，通关藤 10 g。另服复方红豆杉胶囊，每次 0.3 g，每日 1 次；华蟾素片，每次 0.3 g，每日 2 次；参丹散结胶囊，每次 0.3 g，每日 2 次；鸦胆子油软胶囊，每次 0.53 g，每日 2 次；复方斑蝥胶囊，每次 0.25 g，每日 2

次；云芝胞内糖肽胶囊，每次 0.5 g，每日 2 次。

七诊：2019 年 5 月 23 日。

患者有时咳嗽，余无不适，舌苔薄，脉细。证属精气虚亏，瘀毒内结，治宜补养精气，解毒祛瘀。

方药：麸炒白术 80 g，猕猴桃根 50 g，党参 80 g，红曲 5 g，红芪 40 g，黄芪 40 g，焦六神曲 10 g，生麦芽 15 g，冬凌草 50 g，莲子 30 g，红枣 20 g，麸炒山药 30 g，芡实 30 g，通关藤 10 g，百合 30 g。另服华蟾素片，每次 0.3 g，每日 2 次；复方斑蝥胶囊，每次 0.25 g，每日 2 次；云芝胞内糖肽胶囊，每次 0.5 g，每日 2 次。

八诊：2019 年 6 月 25 日。

患者带状疱疹，皮肤干燥，食量少，大便少，有点咳嗽，舌苔薄，脉细。证属精气虚亏，癌毒内结，治宜补养精气，解除癌毒。

方药：麸炒白术 60 g，猕猴桃根 50 g，党参 30 g，红芪 40 g，黄芪 40 g，酒黄精 30 g，冬凌草 50 g，猫爪草 10 g，麸炒山药 30 g，芡实 30 g，通关藤 10 g，白花蛇舌草 15 g，半枝莲 15 g，生白术 60 g，全蝎 2 g。另服华蟾素片，每次 0.3 g，每日 2 次；云芝胞内糖肽胶囊，每次 0.5 g，每日 2 次。

十诊：2019 年 8 月 16 日。

患者复查肿瘤标志物正常，右残肺内多枚结节影部分较前缩小。食欲一般，鼻内上火，舌苔薄，脉细。证属精气虚亏，癌毒内结，治宜补养精气，解除癌毒。

方药：麸炒白术 60 g，猕猴桃根 30 g，党参 30 g，玉竹 40 g，红芪 30 g，酒黄精 10 g，冬凌草 30 g，猫爪草 10 g，麸炒山药 10 g，芡实 10 g，通关藤 10 g，白花蛇舌草 15 g，半枝莲 15 g，生白术 60 g，全蝎 2 g。另服华蟾素片，每次 0.3 g，每日 2 次；云芝胞内糖肽胶囊，每次 0.5 g，每日 2 次；复方斑蝥胶囊，每次 0.25 g，每日 2 次；鸦胆子油软胶囊，每次 0.53 g，每日 2 次。

十一诊： 2019 年 10 月 17 日。

患者皮肤干，面有小疹，肘膝弯曲处痒，食量少，大便少，舌苔少，舌红有小裂，脉细滑。证属气阴虚亏，癌毒内结，治宜补养气阴，解除癌毒。

方药： 麸炒白术 30 g，猕猴桃根 30 g，党参 30 g，玉竹 60 g，天花粉 10 g，麦冬 10 g，冬凌草 30 g，猫爪草 10 g，木馒头 10 g，山慈菇 10 g，天冬 10 g，通关藤 10 g，生白术 60 g，全蝎 10 g。另服华蟾素片，每次 0.3 g，每日 2 次；云芝胞内糖肽胶囊，每次 0.5 g，每日 2 次；复方斑蝥胶囊，每次 0.25 g，每日 2 次；鸦胆子油软胶囊，每次 0.53 g，每日 2 次。

十二诊： 2019 年 12 月 23 日。

患者有点咳嗽，皮肤干，有小红点，舌苔薄，脉细。证属气阴虚亏，癌毒内结，治宜补养气阴，解除癌毒。

方药： 麸炒白术 30 g，猕猴桃根 30 g，党参 30 g，玉竹 60 g，麦冬 10 g，冬凌草 30 g，猫爪草 30 g，生白术 60 g，全蝎 5 g，酒黄精 30 g。另服华蟾素片，每次 0.3 g，每日 2 次；云芝胞内糖肽胶囊，每次 0.5 g，每日 2 次。

十三诊： 2020 年 5 月 9 日。

患者病灶稳定，内火大，大便干，舌苔少，舌偏红，脉细小弦。证属气阴虚亏，癌毒内结，治宜补养气阴，解除癌毒。

方药： 麸炒白术 30 g，猕猴桃根 40 g，党参 30 g，玉竹 60 g，麦冬 10 g，石斛 10 g，冬凌草 40 g，生白术 60 g，全蝎 5 g，酒黄精 30 g，生山药 30 g，桑葚 10 g。另服华蟾素片，每次 0.3 g，每日 2

次；参丹散结胶囊，每次 0.3 g，每日 2 次；鸦胆子油软胶囊，每次 0.53 g，每日 2 次；复方斑蝥胶囊，每次 0.25 g，每日 2 次。

按语：本案右上肺腺癌术后复发转移，纵隔内及双腋窝多发淋巴结肿大，病理中－低分化腺癌，Ⅳ期，右胸腔积液。采用中医药治疗近两年，病情稳定，病灶未见进展，扶正攻毒是抗癌的基本原则。治疗中采用大剂量扶正健脾药物治疗，是提高机体抗癌能力的需要，也为持续采用攻癌毒疗法奠定了很好的基础，因此取得了一定的临床效果，这是晚期癌症中医药治疗的经验和体会。

医案 3

汤某，男，57 岁。

初诊：2018 年 12 月 18 日。

患者支气管镜活检右肺上叶前段腺癌，中分化，Ⅳ期，骨转移。化疗。右侧咽痛，右肩不舒服，胸闷不适，食欲一般，大便可，舌苔白腻，脉细滑。

辨证：气阴亏虚，癌毒内结。

治法：补养气阴，攻除癌毒。

方药：麸炒白术 30 g，猕猴桃根 30 g，石斛 10 g，枸杞子 10 g，红芪 30 g，党参 60 g，半枝莲 15 g，木馒头 20 g，玉竹 10 g，麸炒山药 30 g，酒黄精 10 g，冬凌草 20 g，通关藤 10 g，白花蛇舌草 15 g，山慈菇 10 g。另服复方红豆杉胶囊，每次 0.3 g，每日 1 次；华蟾素片，每次 0.3 g，每日 2 次；参丹散结胶囊，每次 0.3 g，每日 2 次；鸦胆子油软胶囊，每次 0.53 g，每日 2 次；复方斑蝥胶囊，每次 0.25 g，每日 2 次。

二诊：2019 年 1 月 5 日。

患者化疗 2 次，失眠，舌苔白腻，脉细。证属气阴亏虚，癌毒内结，治宜补养气阴，攻除癌毒。

方药：麸炒白术 30 g，猕猴桃根 50 g，石斛 10 g，枸杞子 10 g，红芪 30 g，党参 60 g，麦冬 10 g，木馒头 20 g，玉竹 10 g，麸炒山药 20 g，酒黄精 10 g，冬凌草 30 g，红枣 10 g，龙眼肉 10 g，全当归 10 g。另服复方红豆杉胶囊，每次 0.3 g，每日 1 次；华蟾素片，每次 0.3 g，每日 2 次；参丹散结胶囊，每次 0.3 g，每日 2 次；鸦胆子油软胶囊，每次 0.53 g，每日 2 次；复方斑蝥胶囊，每次 0.25 g，每日 2 次。

三诊：2019 年 2 月 16 日。

患者有胸痛，干咳嗽，化疗 3 次后失眠，舌苔薄腻，脉细。证属气阴亏虚，癌毒内结，治宜补养气阴，攻除癌毒。

方药：麸炒白术 60 g，猕猴桃根 50 g，石斛 10 g，枸杞子 10 g，红芪 30 g，党参 60 g，麦冬 20 g，百合 60 g，玉竹 10 g，麸炒山药 20 g，酒黄精 10 g，冬凌草 30 g，红枣 10 g，甘草 6 g，全当归 10 g。另服复方红豆杉胶囊，每次 0.3 g，每日 1 次；华蟾素片，每次 0.3 g，每日 2 次；参丹散结胶囊，每次 0.3 g，每日 2 次；鸦胆子油软胶囊，每次 0.53 g，每日 2 次；复方斑蝥胶囊，每次 0.25 g，每日 2 次。

四诊：2019 年 3 月 30 日。

患者化疗 5 次，口腔溃疡，腹胀，食欲一般。舌苔白腻，脉细滑。证属气阴亏虚，癌毒内结，治宜补养气阴，攻除癌毒。

方药：麸炒白术 60 g，猕猴桃根 50 g，石斛 10 g，枸杞子 10 g，红芪 30 g，党参 60 g，麦冬 30 g，百合 20 g，玉竹 30 g，麸炒山药 20 g，酒黄精 10 g，冬凌草 30 g，红枣 20 g，甘草 6 g，全当归 10 g，陈皮 10 g。另服华蟾素片，每次 0.3 g，每日 2 次；复方斑蝥胶囊，每次 0.25 g，每日 2 次；云芝胞内糖肽胶囊，每次 0.5 g，每日 2 次。

五诊：2019 年 5 月 25 日。

患者药后腹胀，偶尔鼻衄，舌苔薄腻，脉细。证属气阴亏虚，癌毒内结，治宜补养气阴，攻除癌毒。

方药：麸炒白术 30 g，猕猴桃根 30 g，石斛 30 g，党参 60 g，玉竹 30 g，冬凌草 30 g，生麦芽 15 g，陈皮 10 g，生白术 30 g，全蝎 2 g。另服华蟾素片，每次 0.3 g，每日 2 次；复方斑蝥胶囊，每次 0.25 g，每日 2 次；云芝胞内糖肽胶囊，每次 0.5 g，每日 2 次。

六诊：2019 年 6 月 14 日。

患者药后腹胀消失，舌苔薄，脉细滑。证属气阴亏虚，癌毒内结，治宜补养气阴，攻除癌毒。

方药：麸炒白术 30 g，猕猴桃根 30 g，石斛 30 g，党参 60 g，玉竹 30 g，冬凌草 30 g，生麦芽 15 g，陈皮 6 g，生白术 50 g，全蝎 2 g。另服华蟾素片，每次 0.3 g，每日 2 次；复方斑蝥胶囊，每次 0.25 g，每日 2 次；云芝胞内糖肽胶囊，每次 0.5 g，每日 2 次。

七诊：2019 年 7 月 16 日。

患者腿无力，余感觉尚好，舌苔薄，脉细。证属气阴亏虚，癌毒内结，治宜补养气阴，攻除癌毒。

方药：麸炒白术 60 g，猕猴桃根 30 g，石斛 10 g，党参 60 g，玉竹 10 g，冬凌草 30 g，生麦芽 15 g，陈皮 6 g，生白术 60 g，全蝎 2 g，白花蛇舌草 15 g，半枝莲 15 g，通关藤 10 g，猫爪草 10 g。另服华蟾素片，每次 0.3 g，每日 2 次；复方斑蝥胶囊，每次 0.25 g，每日 2 次；鸦胆子油软胶囊，每次 0.53 g，每日 2 次；云芝胞内糖肽胶囊，每次 0.5 g，每日 2 次。

八诊：2019 年 8 月 19 日。

患者药后病情稳定，无明显不适。舌苔薄，脉细。证属气阴亏虚，癌毒内结，治宜补养气阴，攻除癌毒。

方药：麸炒白术 80 g，猕猴桃根 30 g，石斛 10 g，党参 60 g，玉竹 10 g，冬凌草 30 g，生麦芽 15 g，陈皮 6 g，生白术 70 g，全蝎 5 g，白花蛇舌草 15 g，半枝莲 15 g，通关藤 10 g，猫爪草 10 g，山慈菇 10 g，木馒头 10 g。另服华蟾素片，每次 0.3 g，每日 2 次；复方斑蝥胶囊，每次 0.25 g，每日 2 次；鸦胆子油软胶囊，每次 0.53 g，每日 2 次；云芝胞内糖肽胶囊，每次 0.5 g，每日 2 次。

九诊：2019 年 10 月 28 日。

患者疲劳无精神，食欲欠佳，舌苔薄，脉细。证属脾气亏虚，癌毒内结，治宜补益脾气，攻除癌毒。

方药：麸炒白术 70 g，猕猴桃根 10 g，冬凌草 10 g，生白术 90 g，全蝎 20 g，通关藤 10 g，猫爪草 10 g，山慈菇 10 g，木馒头 10 g，天花粉 10 g。另服华蟾素片，每次 0.3 g，每日 2 次；复方斑蝥胶囊，每次 0.25 g，每日 2 次；鸦胆子油软胶囊，每次 0.53 g，每日 2 次；云芝胞内糖肽胶囊，每次 0.5 g，每日 2 次。

十诊：2020 年 1 月 9 日。

患者近有些腹泻腹胀，食欲可，舌苔薄，脉细滑。证属脾气亏虚，癌毒内结，治宜补益脾气，攻除癌毒。

方药：麸炒白术 70 g，猕猴桃根 40 g，生白术 70 g，全蝎 20 g，通关藤 10 g，猫爪草 30 g，山慈菇 10 g，红芪 30 g，芡实 20 g，莲子肉 20 g，酒黄精 20 g。另服参丹散结胶囊，每次 0.3 g，每日 2 次；鸦胆子油软胶囊，每次 0.53 g，每日 2 次。

十一诊：2020 年 4 月 27 日。

患者药后腹泻消失，腹胀好转，病灶稳定，食欲可，舌苔薄，脉细。证属脾气亏虚，癌毒内结，治宜补益脾气，攻除癌毒。

方药： 麸炒白术 70 g，猕猴桃根 30 g，生白术 70 g，全蝎 10 g，通关藤 10 g，猫爪草 30 g，山慈菇 10 g，红芪 30 g，芡实 20 g，莲子肉 20 g，酒黄精 10 g，麸炒山药 20 g。另服参丹散结胶囊，每次 0.3 g，每日 2 次；鸦胆子油软胶囊，每次 0.53 g，每日 2 次。

按语： 本案支气管镜活检右肺上叶前段腺癌，中分化，Ⅳ 期，骨转移。中医药治疗 1 年多，病灶稳定，临床症状得到改善。治疗中基于扶正健脾、攻毒软结的原则，坚持采用汤药和中成药相结合治疗，取得了一定的近期临床疗效。

医案 4

蔡某，女，82 岁。

初诊： 2018 年 5 月 28 日。

患者右肺穿刺病理腺癌，未手术。心脏病，心功能减退。咳嗽，舌苔薄腻，脉细。

辨证： 气阴亏虚，癌毒内结。

治法： 补养气阴，攻除癌毒。

方药： 麸炒白术 30 g，石斛 30 g，枸杞子 10 g，太子参 20 g，党参 60 g，玉竹 30 g，山药 30 g，生薏苡仁 10 g，猕猴桃根 40 g，酒蒸黄精 30 g，通关藤 30 g。另服华蟾素片，每次 0.3 g，每日 2 次；参丹散结胶囊，每次 0.3 g，每日 2 次。

二诊： 2018 年 9 月 29 日。

患者两侧腋窝小淋巴结影，咽喉痒，咳嗽，食欲一般，舌苔薄，脉细。证属气阴亏虚，癌毒内结，治宜补养气阴，攻除癌毒。

方药： 麸炒白术 30 g，石斛 30 g，枸杞子 10 g，太子参 20 g，

党参 60 g，玉竹 30 g，山药 30 g，生薏苡仁 10 g，猕猴桃根 40 g，酒蒸黄精 30 g，通关藤 30 g。另服华蟾素片，每次 0.3 g，每日 2 次；参丹散结胶囊，每次 0.3 g，每日 2 次。

三诊：2018 年 10 月 23 日。

患者药后好转，咳嗽减轻，咽喉有点痒，食欲有增，舌苔薄，脉细。证属气阴亏虚，癌毒内结，治宜补养气阴，攻除癌毒。

方药：麸炒白术 60 g，石斛 60 g，枸杞子 10 g，太子参 30 g，党参 60 g，玉竹 30 g，红枣 20 g，焦山楂 10 g，山药 30 g，生薏苡仁 30 g，猕猴桃根 40 g，酒蒸黄精 30 g，通关藤 30 g，冬凌草 30 g，龙眼肉 10 g。另服华蟾素片，每次 0.3 g，每日 2 次；参丹散结胶囊，每次 0.3 g，每日 2 次；复方斑蝥胶囊，每次 0.5 g，每日 2 次。

四诊：2018 年 12 月 21 日。

药后食欲增加，自觉无明显不适，舌苔薄，脉细。证属气阴亏虚，癌毒内结，治宜补养气阴，攻除癌毒。

方药：麸炒白术 80 g，石斛 60 g，枸杞子 10 g，太子参 30 g，党参 60 g，玉竹 30 g，红枣 20 g，焦山楂 10 g，红芪 20 g，山药 30 g，生薏苡仁 30 g，猕猴桃根 40 g，酒蒸黄精 30 g，通关藤 30 g，冬凌草 40 g，龙眼肉 10 g，黄芪 20 g。另服华蟾素片，每次 0.3 g，每日 2 次；参丹散结胶囊，每次 0.3 g，每日 2 次；复方斑蝥胶囊，每次 0.5 g，每日 2 次；鸦胆子油软胶囊，每次 0.53 g，每日 2 次。

五诊：2019 年 1 月 18 日。

患者咳嗽等症状消失，有时嗳气，舌苔薄，脉细。证属气阴亏虚，癌毒内结，治宜补养气阴，攻除癌毒。

方药：麸炒白术 80 g，石斛 10 g，太子参 10 g，党参 80 g，玉竹 30 g，红枣 10 g，红芪 40 g，山药 30 g，生薏苡仁 10 g，猕猴桃

根 60 g，酒蒸黄精 30 g，通关藤 30 g，冬凌草 40 g，龙眼肉 10 g，黄芪 40 g。另服华蟾素片，每次 0.3 g，每日 2 次；复方斑蝥胶囊，每次 0.5 g，每日 2 次。

六诊：2019 年 2 月 21 日。

患者有时怕冷，有时出虚汗，舌苔薄，脉细。证属气阴亏虚，癌毒内结，治宜补养气阴，攻除癌毒。

方药：麸炒白术 80 g，石斛 10 g，太子参 10 g，党参 90 g，玉竹 60 g，红枣 10 g，红芪 40 g，山药 30 g，生薏苡仁 10 g，猕猴桃根 60 g，酒蒸黄精 30 g，通关藤 30 g，冬凌草 40 g，龙眼肉 10 g，黄芪 40 g。另服华蟾素片，每次 0.3 g，每日 2 次；参丹散结胶囊，每次 0.3 g，每日 2 次；复方斑蝥胶囊，每次 0.5 g，每日 2 次；鸦胆子油软胶囊，每次 0.53 g，每日 2 次。

七诊：2019 年 3 月 28 日。

患者有时心悸，其余感觉尚好，舌苔薄，脉细。证属气阴亏虚，癌毒内结，治宜补养气阴，攻除癌毒。

方药：麸炒白术 80 g，石斛 10 g，太子参 10 g，党参 90 g，玉竹 60 g，红枣 10 g，红芪 40 g，山药 30 g，生薏苡仁 10 g，猕猴桃根 60 g，酒蒸黄精 30 g，通关藤 30 g，冬凌草 40 g，龙眼肉 10 g，黄芪 40 g，麦冬 30 g。另服华蟾素片，每次 0.3 g，每日 2 次；复方斑蝥胶囊，每次 0.5 g，每日 2 次。

八诊：2019 年 4 月 25 日。

患者有低热，复查肺部病灶缩小明显，舌苔薄，脉细。证属气阴亏虚，癌毒内结，治宜补养气阴，攻除癌毒。

方药：麸炒白术 80 g，石斛 10 g，太子参 10 g，党参 90 g，玉竹 60 g，红枣 10 g，红芪 40 g，山药 30 g，生薏苡仁 10 g，猕猴桃

根 60 g，酒蒸黄精 30 g，通关藤 30 g，冬凌草 40 g，龙眼肉 10 g，黄芪 40 g，麦冬 30 g。另服华蟾素片，每次 0.3 g，每日 2 次；参丹散结胶囊，每次 0.3 g，每日 2 次；复方斑蝥胶囊，每次 0.5 g，每日 2 次；鸦胆子油软胶囊，每次 0.53 g，每日 2 次。

九诊： 2019 年 5 月 31 日。

患者药后食欲好，低热退，舌苔薄，脉细。证属气阴亏虚，癌毒内结，治宜补养气阴，攻除癌毒。

方药： 麸炒白术 80 g，石斛 20 g，太子参 10 g，党参 90 g，玉竹 60 g，红枣 10 g，红芪 40 g，生山药 30 g，生薏苡仁 10 g，猕猴桃根 60 g，酒蒸黄精 30 g，通关藤 30 g，冬凌草 40 g，龙眼肉 10 g，黄芪 40 g，麦冬 30 g。另服华蟾素片，每次 0.3 g，每日 2 次；参丹散结胶囊，每次 0.3 g，每日 2 次；复方斑蝥胶囊，每次 0.5 g，每日 2 次。

十诊： 2019 年 6 月 28 日。

患者手冷，余无明显不适，舌苔薄，脉细。证属气阳亏虚，癌毒内结，治宜补养气阳，攻除癌毒。

方药： 麸炒白术 80 g，党参 80 g，玉竹 30 g，红芪 40 g，猕猴桃根 60 g，酒蒸黄精 30 g，通关藤 30 g，冬凌草 40 g，龙眼肉 10 g，黄芪 40 g，麦冬 20 g，九香虫 3 g。另服华蟾素片，每次 0.3 g，每日 2 次；参丹散结胶囊，每次 0.3 g，每日 2 次；鸦胆子油软胶囊，每次 0.53 g，每日 2 次。

十一诊： 2019 年 7 月 30 日。

患者病情渐好，无明显不适，舌苔薄，脉细。证属气阴亏虚，癌毒内结，治宜补养气阴，攻除癌毒。

方药： 麸炒白术 80 g，党参 80 g，玉竹 30 g，红芪 50 g，猕猴

桃根 60 g，酒蒸黄精 30 g，通关藤 30 g，冬凌草 40 g，龙眼肉 10 g，黄芪 40 g，麦冬 30 g，酒炒九香虫 5 g，当归 10 g，猫爪草 10 g。另服华蟾素片，每次 0.3 g，每日 2 次；参丹散结胶囊，每次 0.3 g，每日 2 次；鸦胆子油软胶囊，每次 0.53 g，每日 2 次。

十二诊：2019 年 9 月 2 日。

患者药后情况良好，舌苔薄，脉细。证属气阴亏虚，癌毒内结，治宜补养气阴，攻除癌毒。

方药：麸炒白术 80 g，党参 80 g，玉竹 30 g，红芪 50 g，猕猴桃根 60 g，酒蒸黄精 30 g，通关藤 30 g，冬凌草 40 g，龙眼肉 10 g，黄芪 40 g，麦冬 30 g，酒炒九香虫 5 g，当归 10 g，猫爪草 10 g。另服华蟾素片，每次 0.3 g，每日 2 次；参丹散结胶囊，每次 0.3 g，每日 2 次；鸦胆子油软胶囊，每次 0.53 g，每日 2 次；复方斑蝥胶囊，每次 0.5 g，每日 2 次；云芝胞内糖肽胶囊，每次 0.5 g，每日 2 次。

十三诊：2019 年 11 月 16 日。

患者自觉情况良好，舌苔薄，脉细。证属气阴亏虚，癌毒内结，治宜补养气阴，攻除癌毒。

方药：麸炒白术 80 g，党参 80 g，玉竹 30 g，红芪 50 g，猕猴桃根 60 g，酒蒸黄精 30 g，通关藤 30 g，冬凌草 40 g，龙眼肉 10 g，黄芪 40 g，麦冬 30 g，酒炒九香虫 5 g，当归 10 g，猫爪草 10 g，全蝎 2 g，皂角刺 10 g。另服华蟾素片，每次 0.3 g，每日 2 次；参丹散结胶囊，每次 0.3 g，每日 2 次；鸦胆子油软胶囊，每次 0.53 g，每日 2 次；复方斑蝥胶囊，每次 0.5 g，每日 2 次；云芝胞内糖肽胶囊，每次 0.5 g，每日 2 次。

十四诊：2019 年 12 月 13 日。

患者病情较好，舌苔薄，脉细。证属气阴亏虚，癌毒内结，治宜补养气阴，攻除癌毒。

方药：麸炒白术 80 g，党参 80 g，玉竹 30 g，红芪 50 g，猕猴桃根 60 g，酒蒸黄精 30 g，通关藤 30 g，冬凌草 40 g，龙眼肉 10 g，黄芪 40 g，麦冬 30 g，酒炒九香虫 5 g，当归 10 g，猫爪草 10 g，全蝎 2 g，皂角刺 10 g。另服华蟾素片，每次 0.3 g，每日 2 次；参丹散结胶囊，每次 0.3 g，每日 2 次；鸦胆子油软胶囊，每次 0.53 g，每日 2 次；云芝胞内糖肽胶囊，每次 0.5 g，每日 2 次。

十五诊：2020 年 1 月 13 日。

患者状态很好，舌苔薄，脉细。证属气阴亏虚，癌毒内结，治宜补养气阴，攻除癌毒。

方药：麸炒白术 80 g，党参 80 g，玉竹 30 g，红芪 50 g，猕猴桃根 60 g，酒蒸黄精 30 g，通关藤 30 g，冬凌草 40 g，龙眼肉 10 g，黄芪 40 g，麦冬 30 g，酒炒九香虫 5 g，当归 10 g，猫爪草 20 g，全蝎 2 g，皂角刺 10 g。另服华蟾素片，每次 0.3 g，每日 2 次；参丹散结胶囊，每次 0.3 g，每日 2 次；鸦胆子油软胶囊，每次 0.53 g，每日 2 次；云芝胞内糖肽胶囊，每次 0.5 g，每日 2 次；复方斑蝥胶囊，每次 0.5 g，每日 2 次。

十六诊：2020 年 2 月 24 日。

患者近感心悸，心率快，舌苔薄，脉细数。证属气阴亏虚，癌毒内结，治宜补养气阴，攻除癌毒。

方药：麸炒白术 30 g，党参 30 g，玉竹 40 g，红芪 30 g，猕猴桃根 30 g，酒蒸黄精 20 g，通关藤 10 g，冬凌草 10 g，龙眼肉 10 g，黄芪 30 g，麦冬 30 g，当归 10 g，猫爪草 30 g，木馒头 10 g，山慈菇 10 g。另服华蟾素片，每次 0.3 g，每日 2 次；云芝胞内糖肽胶囊，每次 0.5 g，每日 2 次；复方斑蝥胶囊，每次 0.5 g，每日 2 次。

十七诊：2020 年 4 月 6 日。

患者药后好转，偶尔血压高，舌苔薄，脉细。证属气阴亏虚，癌毒内结，治宜补养气阴，攻除癌毒。

方药：麸炒白术 30 g，党参 30 g，玉竹 40 g，红芪 30 g，猕猴桃根 30 g，酒蒸黄精 20 g，通关藤 10 g，冬凌草 10 g，龙眼肉 10 g，黄芪 30 g，麦冬 30 g，当归 10 g，猫爪草 30 g，木馒头 10 g，山慈菇 10 g。另服华蟾素片，每次 0.3 g，每日 2 次；云芝胞内糖肽胶囊，每次 0.5 g，每日 2 次；复方斑蝥胶囊，每次 0.5 g，每日 2 次。

十八诊：2020 年 5 月 14 日。

患者复查病灶未见进展，有时有点恶寒，有点牙痛，舌苔薄，脉细。证属气阴亏虚，癌毒内结，治宜补养气阴，攻除癌毒。

方药：麸炒白术 30 g，党参 30 g，玉竹 40 g，红芪 30 g，猕猴桃根 30 g，酒蒸黄精 30 g，通关藤 10 g，冬凌草 20 g，龙眼肉 10 g，黄芪 30 g，麦冬 30 g，当归 10 g，猫爪草 30 g，木馒头 10 g，山慈菇 10 g。另服华蟾素片，每次 0.3 g，每日 2 次；云芝胞内糖肽胶囊，每次 0.5 g，每日 2 次；复方斑蝥胶囊，每次 0.5 g，每日 2 次；参丹散结胶囊，每次 0.3 g，每日 2 次；鸦胆子油软胶囊，每次 0.53 g，每日 2 次。

按语：本案右肺穿刺病理腺癌，因年龄较大，又有心脏病，故未能手术。中医药治疗近 2 年，病灶未见进展，临床症状不明显，生活质量较高，治疗中采用大剂量扶正和持续不断的攻除癌毒治疗，可能是取得临床疗效的原因之一。

医案 5

相某，男，60 岁。

初诊：2019 年 3 月 1 日。

患者穿刺病理示右肺腺癌、左肺门鳞状细胞癌，未手术。胸部痛，咳嗽痰带血，舌苔薄腻，脉细。

辨证：气阴亏虚，癌毒内结。

治法：补养气阴，攻除癌毒。

方药：党参 30 g，百合 30 g，桑叶 30 g，玉竹 40 g，芦根 15 g，天冬 10 g，猕猴桃根 30 g，天花粉 10 g，甘草 3 g，焦六神曲 10 g，红豆杉 5 g。另服华蟾素片，每次 0.3 g，每日 2 次；云芝胞内糖肽胶囊，每次 0.5 g，每日 2 次；鸦胆子油软胶囊，每次 0.53 g，每日 2 次。

二诊：2019 年 3 月 28 日。

患者药后咳嗽减少，胸部痛减，咳嗽痰带血减少，服红豆杉后轻微反胃，舌苔薄腻，脉细。证属气阴亏虚，癌毒内结，治宜补养气阴，攻除癌毒。

方药：党参 30 g，百合 30 g，桑叶 30 g，玉竹 40 g，芦根 15 g，天冬 10 g，猕猴桃根 30 g，天花粉 10 g，甘草 3 g，焦六神曲 10 g，红豆杉 5 g，麸炒山药 30 g，芡实 30 g。另服华蟾素片，每次 0.3 g，每日 2 次；云芝胞内糖肽胶囊，每次 0.5 g，每日 2 次；复方斑蝥胶囊，每次 0.5 g，每日 2 次。

三诊：2019 年 4 月 19 日。

患者药后好转，食欲正常，平时感冒恢复慢，舌苔薄腻，脉细。证属气阴亏虚，癌毒内结，治宜补养气阴，攻除癌毒。

方药：党参 30 g，百合 30 g，桑叶 30 g，玉竹 40 g，芦根 15 g，

天冬 10 g，猕猴桃根 30 g，天花粉 10 g，甘草 3 g，焦六神曲 10 g，红豆杉 5 g，麸炒山药 30 g，芡实 30 g，麸炒白术 20 g，酒黄精 10 g，红芪 10 g。另服华蟾素片，每次 0.3 g，每日 2 次；云芝胞内糖肽胶囊，每次 0.5 g，每日 2 次；复方斑蝥胶囊，每次 0.5 g，每日 2 次。

四诊：2019 年 5 月 24 日。

患者近食欲欠佳，疲劳无力，舌苔薄腻，脉细。证属气阴亏虚，癌毒内结，治宜补养气阴，攻除癌毒。

方药：党参 60 g，百合 30 g，玉竹 30 g，猕猴桃根 30 g，冬凌草 30 g，红豆杉 5 g，生山药 30 g，麸炒山药 30 g，麸炒白术 60 g，酒黄精 30 g，黄芪 30 g，红芪 30 g。另服华蟾素片，每次 0.3 g，每日 2 次；云芝胞内糖肽胶囊，每次 0.5 g，每日 2 次；复方斑蝥胶囊，每次 0.5 g，每日 2 次；参丹散结胶囊，每次 0.3 g，每日 2 次。

五诊：2019 年 6 月 22 日。

患者药后食欲增加，复查肿瘤标志物正常，病灶未见进展，舌苔薄腻，脉细。证属气阴亏虚，癌毒内结，治宜补养气阴，攻除癌毒。

方药：党参 60 g，百合 30 g，玉竹 30 g，猕猴桃根 40 g，冬凌草 40 g，红豆杉 5 g，生山药 30 g，麸炒山药 30 g，麸炒白术 60 g，酒黄精 30 g，黄芪 30 g，红芪 30 g，酒炒九香虫 3 g。另服华蟾素片，每次 0.3 g，每日 2 次；云芝胞内糖肽胶囊，每次 0.5 g，每日 2 次。

六诊：2019 年 7 月 22 日。

患者近有咳嗽有痰，疲劳，食欲尚可，舌苔薄腻，脉细。证属气阴亏虚，癌毒内结，治宜补养气阴，攻除癌毒。

方药：党参 60 g，百合 30 g，玉竹 30 g，猕猴桃根 40 g，冬凌草 40 g，红豆杉 5 g，通关藤 10 g，生白术 30 g，麸炒白术 60 g，酒黄精10 g，白花蛇舌草15 g，半枝莲15 g，红芪30 g，猫爪草10 g，全蝎2 g。另服华蟾素片，每次0.3 g，每日2次；云芝胞内糖肽胶囊，每次0.5 g，每日2次；复方斑蝥胶囊，每次0.5 g，每日2次。

七诊：2019年8月23日。

患者咳嗽有痰减少，食欲尚可，舌苔薄腻，脉细。证属气阴亏虚，癌毒内结，治宜补养气阴，攻除癌毒。

方药：猕猴桃根10 g，冬凌草10 g，红豆杉5 g，通关藤10 g，生白术90 g，麸炒白术60 g，山慈菇10 g，白花蛇舌草15 g，半枝莲15 g，木馒头10 g，猫爪草10 g，全蝎2 g。另服华蟾素片，每次0.3 g，每日2次；云芝胞内糖肽胶囊，每次0.5 g，每日2次；复方斑蝥胶囊，每次0.5 g，每日2次；参丹散结胶囊，每次0.3 g，每日2次；鸦胆子油软胶囊，每次0.53 g，每日2次。

八诊：2019年9月26日。

患者有咳嗽白痰，食欲正常，舌苔薄腻，脉细。证属气阴亏虚，癌毒内结，治宜补养气阴，攻除癌毒。

方药：猕猴桃根10 g，冬凌草10 g，红豆杉5 g，通关藤10 g，生白术90 g，党参60 g，山慈菇10 g，木馒头10 g，猫爪草10 g，玉竹60 g，全蝎10 g，红芪40 g，炙黄芪40 g。另服华蟾素片，每次0.3 g，每日2次；云芝胞内糖肽胶囊，每次0.5 g，每日2次。

九诊：2019年10月24日。

患者药后咳嗽白痰减少，阴天咳嗽易发作，食欲正常，舌苔薄腻，脉细。证属气阴亏虚，癌毒内结，治宜补养气阴，攻除癌毒。

方药：猕猴桃根10 g，冬凌草10 g，红豆杉5 g，通关藤10 g，生白术90 g，麸炒白术60 g，党参60 g，山慈菇10 g，木馒头10 g，猫爪草10 g，玉竹60 g，全蝎15 g，红芪40 g，炙黄芪40 g，天花粉 10 g。另服华蟾素片，每次 0.3 g，每日 2 次；云芝胞内糖肽胶囊，每次 0.5 g，每日 2 次；复方斑蝥胶囊，每次 0.5 g，每日 2 次；鸦胆子油软胶囊，每次 0.53 g，每日 2 次。

十诊：2019 年 11 月 23 日。

患者晨起轻微咳嗽、咳白痰，舌苔薄腻，脉细。证属气阳亏虚，癌毒内结，治宜补益气阳，攻除癌毒。

方药：猕猴桃根 40 g，红豆杉 5 g，生白术 90 g，麸炒白术 60 g，仙灵脾 10 g，猫爪草 30 g，全蝎 20 g，红芪 30 g，炙黄芪 30 g，蜜百部 10 g。另服华蟾素片，每次 0.3 g，每日 2 次；云芝胞内糖肽胶囊，每次 0.5 g，每日 2 次。

十一诊：2019 年 12 月 26 日。

患者咳嗽白痰，咯痰带黑血 1 次，早上咳嗽明显，舌苔薄腻，脉细。证属肺脾气虚，癌毒内结，治宜补脾益气，攻除癌毒。

方药：猕猴桃根 30 g，生白术 60 g，麸炒白术 60 g，猫爪草 30 g，红芪 30 g，炙黄芪 30 g，白茅根 15 g，百合 30 g。另服华蟾素片，每次 0.3 g，每日 2 次；云芝胞内糖肽胶囊，每次 0.5 g，每日 2 次；复方斑蝥胶囊，每次 0.5 g，每日 2 次；鸦胆子油软胶囊，每次 0.53 g，每日 2 次。

十二诊：2020 年 1 月 17 日。

患者咳嗽白痰减少，未再出现咯痰血，舌苔薄腻，脉细。证属肺脾气虚，癌毒内结，治宜补脾益气，攻除癌毒。

方药：猕猴桃根 30 g，生白术 80 g，麸炒白术 60 g，猫爪草 30 g，红芪 30 g，炙黄芪 30 g，白茅根 15 g，百合 30 g，山慈菇 10 g，通关藤 10 g，红豆杉 5 g。另服华蟾素片，每次 0.3 g，每日 2 次；云芝胞内糖肽胶囊，每次 0.5 g，每日 2 次；鸦胆子油软胶囊，每次 0.53 g，每日 2 次。

十三诊：2020 年 2 月 25 日。

患者近感冒，夜间咳嗽明显，服红豆杉后咳嗽明显，舌苔薄腻，脉细。证属气阴亏虚，癌毒内结，治宜补养气阴，攻除癌毒。

方药：猕猴桃根 30 g，生白术 30 g，麸炒白术 30 g，党参 30 g，猫爪草 30 g，玉竹 30 g，百合 30 g，芦根 30 g，酒黄精 20 g，山慈菇 30 g，木馒头 30 g，乌梅肉 5 g，净山楂 5 g。另服华蟾素片，每次 0.3 g，每日 2 次；云芝胞内糖肽胶囊，每次 0.5 g，每日 2 次；鸦胆子油软胶囊，每次 0.53 g，每日 2 次；复方斑蝥胶囊，每次 0.5 g，每日 2 次。

十四诊：2020 年 4 月 17 日。

患者药后感冒已好，复查病灶未见进展。食欲尚好，有些疲劳无力，舌苔薄腻，脉细。证属气阴亏虚，癌毒内结，治宜补养气阴，攻除癌毒。

方药：猕猴桃根 30 g，生白术 60 g，麸炒白术 30 g，党参 30 g，猫爪草 30 g，玉竹 30 g，百合 30 g，芦根 15 g，酒黄精 10 g，生山药 30 g，冬凌草 30 g，通关藤 10 g，全蝎 5 g。另服华蟾素片，每次 0.3 g，每日 2 次；云芝胞内糖肽胶囊，每次 0.5 g，每日 2 次；鸦胆子油软胶囊，每次 0.53 g，每日 2 次；复方斑蝥胶囊，每次 0.5 g，每日 2 次。

按语：本案穿刺病理示右肺腺癌、左肺门鳞状细胞癌，未手术。中医药治疗 2 年余，病情稳定，病灶未见进展，临床症状不显著。由于肺癌患者易出现血证，故在临床治疗中尽量避免使用动血之品。抗癌中成药的使用，也以品种多、剂量小为宜，防止有毒之品损伤脾胃，同时也有利于长期服用。

医案6

万某，男，65岁。

初诊：2018年3月15日。

患者支气管镜活检病理示右肺鳞癌，右肺上叶支气管中分化鳞癌，Ⅲb期。右胸腔积液，纵隔及两肺门淋巴结转移，侵犯右上肺动脉。化疗16次，化疗后病灶进展。舌苔薄，舌偏红，脉细。

辨证：气阴亏虚，癌毒内结。

治法：补养气阴，攻除癌毒。

方药：麸炒白术60g，猕猴桃根60g，党参60g，黄芪30g，酒黄精30g，石斛30g，红芪30g，冬凌草60g，炙黄芪30g，生白术30g。另服华蟾素片，每次0.3g，每日2次；鸦胆子油软胶囊，每次0.53g，每日2次；复方斑蝥胶囊，每次0.5g，每日2次；参丹散结胶囊，每次0.3g，每日2次。

三诊：2019年6月14日。

患者有疲劳感，食欲可，大便可，舌苔薄，脉细。证属气阴亏虚，癌毒内结，治宜补养气阴，攻除癌毒。

方药：麸炒白术60g，猕猴桃根60g，党参60g，黄芪30g，酒黄精30g，石斛30g，红芪30g，冬凌草60g，炙黄芪30g，生白术30g。另服华蟾素片，每次0.3g，每日2次；鸦胆子油软胶囊，每次0.53g，每日2次；复方斑蝥胶囊，每次0.5g，每日2次；参丹散结胶囊，每次0.3g，每日2次。

四诊：2019年7月22日。

患者自我感觉尚好，食欲可，大便可，舌苔薄，脉细。证属气阴亏虚，癌毒内结，治宜补养气阴，攻除癌毒。

方药：麸炒白术 70 g，猕猴桃根 40 g，党参 60 g，黄芪 30 g，酒黄精 20 g，石斛 30 g，红芪 30 g，冬凌草 40 g，炙黄芪 30 g，生白术 60 g，白花蛇舌草 15 g，半枝莲 15 g，通关藤 10 g，猫爪草 10 g，全蝎 2 g。另服华蟾素片，每次 0.3 g，每日 2 次；鸦胆子油软胶囊，每次 0.53 g，每日 2 次；复方斑蝥胶囊，每次 0.5 g，每日 2 次；参丹散结胶囊，每次 0.3 g，每日 2 次。

五诊：2019 年 8 月 19 日。

患者自我感觉尚好，食欲可，有时大便烂，舌苔薄，舌稍红有裂，脉细。证属气阴亏虚，癌毒内结，治宜补养气阴，攻除癌毒。

方药：麸炒白术 70 g，猕猴桃根 40 g，党参 60 g，黄芪 30 g，酒黄精 20 g，石斛 30 g，红芪 30 g，冬凌草 40 g，炙黄芪 30 g，生白术 60 g，白花蛇舌草 15 g，半枝莲 15 g，通关藤 10 g，猫爪草 10 g，全蝎 2 g。另服华蟾素片，每次 0.3 g，每日 2 次；鸦胆子油软胶囊，每次 0.53 g，每日 2 次；复方斑蝥胶囊，每次 0.5 g，每日 2 次；参丹散结胶囊，每次 0.3 g，每日 2 次。

六诊：2019 年 9 月 26 日。

患者复查病灶未见进展，尿酸高，自觉可，舌苔薄，舌有裂，脉细。证属脾气亏虚，癌毒内结，治宜补益脾气，攻除癌毒。

方药：麸炒白术 80 g，猕猴桃根 20 g，党参 30 g，黄芪 30 g，红芪 60 g，冬凌草 20 g，生白术 70 g，生薏苡仁 30 g，通关藤 10 g，猫爪草 10 g，木馒头 10 g，山慈菇 10 g，全蝎 10 g。另服华蟾素片，每次 0.3 g，每日 2 次。

七诊：2019 年 10 月 31 日。

患者自觉可，有点肠鸣，舌苔薄，舌有裂，脉细。证属脾气亏虚，癌毒内结，治宜补益脾气，攻除癌毒。

方药：麸炒白术 80 g，猕猴桃根 20 g，党参 30 g，黄芪 30 g，红芪 60 g，冬凌草 20 g，生白术 90 g，生薏苡仁 30 g，通关藤 10 g，猫爪草 10 g，木馒头 10 g，山慈菇 10 g，全蝎 12 g，芡实 30 g，天花粉 10 g。

八诊：2019 年 12 月 6 日。

患者轻微咳嗽，余可，舌苔少，舌有裂，脉滑小数。证属脾气亏虚，癌毒内结，治宜补益脾气，攻除癌毒。

方药：麸炒白术 70 g，猕猴桃根 20 g，党参 30 g，红芪 50 g，冬凌草 20 g，生白术 90 g，生薏苡仁 30 g，猫爪草 20 g，全蝎 15 g。另服华蟾素片，每次 0.3 g，每日 2 次；鸦胆子油软胶囊，每次 0.53 g，每日 2 次；参丹散结胶囊，每次 0.3 g，每日 2 次；云芝胞内糖肽胶囊，每次 0.5 g，每日 2 次。

九诊：2020 年 1 月 13 日。

患者尿酸高，舌苔薄，舌质偏红，舌有裂，脉细弦。证属脾气亏虚，癌毒内结，治宜补益脾气，攻除癌毒。

方药：麸炒白术 70 g，猕猴桃根 10 g，党参 30 g，红芪 30 g，冬凌草 10 g，生白术 90 g，生薏苡仁 30 g，猫爪草 30 g，全蝎 5 g，木馒头 30 g，通关藤 10 g，丝瓜络 10 g，天花粉 10 g，山慈菇 10 g。另服华蟾素片，每次 0.3 g，每日 2 次；鸦胆子油软胶囊，每次 0.53 g，每日 2 次；参丹散结胶囊，每次 0.3 g，每日 2 次；云芝胞内糖肽胶囊，每次 0.5 g，每日 2 次；复方斑蝥胶囊，每次 0.5 g，每日 2 次。

十诊：2020 年 3 月 3 日。

患者右上肢稍痛，余可，舌苔薄，舌中有裂，脉细。证属脾气亏虚，癌毒内结，治宜补益脾气，攻除癌毒。

方药：麸炒白术 70 g，猕猴桃根 20 g，红芪 30 g，冬凌草 10 g，生白术 90 g，生薏苡仁 10 g，猫爪草 30 g，全蝎 5 g，木馒头 10 g，通关藤 10 g，丝瓜络 10 g，天花粉 10 g，山慈菇 20 g，芡实 30 g，当归 10 g，莲子肉 20 g。另服华蟾素片，每次 0.3 g，每日 2 次；鸦胆子油软胶囊，每次 0.53 g，每日 2 次；参丹散结胶囊，每次 0.3 g，每日 2 次；云芝胞内糖肽胶囊，每次 0.5 g，每日 2 次；复方斑蝥胶囊，每次 0.5 g，每日 2 次。

十一诊：2020 年 4 月 30 日。

患者药后好转，病灶未见进展，无明显不适，舌苔少，舌有裂，脉细稍滑。证属脾气亏虚，癌毒内结，治宜补益脾气，攻除癌毒。

方药：麸炒白术 70 g，猕猴桃根 20 g，红芪 30 g，冬凌草 10 g，生白术 90 g，生薏苡仁 10 g，猫爪草 30 g，全蝎 5 g，木馒头 10 g，通关藤 10 g，丝瓜络 10 g，天花粉 10 g，山慈菇 20 g，芡实 30 g，当归 10 g，莲子肉 20 g。另服华蟾素片，每次 0.3 g，每日 2 次；丹散结胶囊，每次 0.3 g，每日 2 次；云芝胞内糖肽胶囊，每次 0.5 g，每日 2 次。

按语：本案支气管镜活检病理示右肺鳞癌，右肺上叶支气管中分化鳞癌，Ⅲb 期。右胸腔积液，纵隔及两肺门淋巴结转移，侵犯右上肺动脉。化疗后病灶进展。中医药治疗 2 年余，病情稳定，病灶未见进展，生活质量也较好。基于中医"培土生金"的理论，在治疗中采用大剂量健脾之品，使患者的脾胃功能得到增强。四季脾旺不受邪，重剂起沉疴，也许是本案的有效原因之一。

医案 7

龚某，男，62 岁。

初诊：2019 年 4 月 4 日。

患者左肺恶性肿瘤，活检示腺癌、中－低分化。双肺及肾上腺转移可能。Ⅳ期，未手术。化疗、靶向治疗。患者现胸闷，咳嗽，痰少量，头昏。食欲一般，大便可。舌苔薄，脉细。

辨证：气阴亏虚，癌毒内结。

治法：补养气阴，攻除癌毒。

方药：麸炒白术 30 g，薏苡仁 10 g，酒黄精 30 g，生山药 30 g，猕猴桃根 30 g，党参 30 g，冬凌草 10 g，黄芪 10 g，枸杞子 10 g，红芪 10 g，桑葚 10 g，生麦芽 15 g，炙鸡内金 10 g。另服华蟾素片，每次 0.3 g，每日 2 次；鸦胆子油软胶囊，每次 0.53 g，每日 2 次；复方斑蝥胶囊，每次 0.5 g，每日 2 次。

二诊：2019 年 4 月 30 日。

患者化疗后胃纳差，消瘦，胸闷，咽不适痒，舌苔薄，脉细。证属气阴亏虚，癌毒内结，治宜补养气阴，攻除癌毒。

方药：麸炒白术 60 g，生白术 40 g，石斛 20 g，生山药 30 g，猕猴桃根 30 g，党参 60 g，炙黄芪 30 g，黄芪 30 g，红芪 30 g，生麦芽 15 g，炙鸡内金 10 g。另服参丹散结胶囊，每次 0.3 g，每日 2 次。

三诊：2019 年 6 月 27 日。

复查左下肺肿瘤较前缩小，右上肺磨玻璃多发小结节缩小，纵隔肿大淋巴结缩小。左胸腔微量积液消失。白细胞下降。头晕检查未见异常。肩背痛，胸部有不适。舌苔薄，脉细。证属气阴亏虚，癌毒内结，治宜补养气阴，攻除癌毒。

方药：麸炒白术 60 g，生白术 40 g，酒黄精 30 g，生山药 30 g，猕猴桃根 30 g，冬凌草 20 g，党参 30 g，炙黄芪 30 g，黄芪 30 g，红芪 30 g，生麦芽 15 g，全蝎 2 g。另服参丹散结胶囊，每次 0.3 g，每日 2 次。

四诊： 2019 年 8 月 1 日。

患者近有口腔溃疡，面色少华，食欲一般，大便可。舌苔薄，脉细。证属气阴亏虚，癌毒内结，治宜补养气阴，攻除癌毒。

方药： 麸炒白术 60 g，石斛 10 g，酒黄精 30 g，白残花 10 g，生山药 30 g，猕猴桃根 30 g，党参 30 g，玉竹 30 g，石韦 30 g，冬凌草 20 g，生白术 60 g，猫爪草 10 g，全蝎 2 g，通关藤 10 g，天花粉 10 g，当归 10 g，红枣 10 g，甘草 6 g。另复方斑蝥胶囊，每次 0.5 g，每日 2 次；服参丹散结胶囊，每次 0.3 g，每日 2 次。

五诊： 2019 年 9 月 6 日。

患者靶向治疗，口腔溃疡，膝痛。舌苔薄，脉细。证属气阴亏虚，癌毒内结，治宜补养气阴，攻除癌毒。

方药： 石斛 10 g，白残花 10 g，猕猴桃根 10 g，党参 30 g，玉竹 30 g，冬凌草 10 g，生白术 90 g，猫爪草 10 g，全蝎 10 g，通关藤 10 g，天花粉 10 g，山慈菇 10 g，木馒头 10 g，半枝莲 15 g，白花蛇舌草 15 g。

六诊： 2019 年 10 月 10 日。

患者检查肝功能有异常，耳部分泌物多，余可。舌苔薄，脉细。证属气阴亏虚，癌毒内结，治宜补养气阴，攻除癌毒。

方药： 石斛 10 g，白残花 10 g，猕猴桃根 10 g，党参 40 g，玉竹 40 g，冬凌草 10 g，生白术 90 g，猫爪草 10 g，全蝎 10 g，酒黄精 10 g，麦冬 10 g，通关藤 10 g，天花粉 10 g，山慈菇 10 g，木馒头 10 g，半枝莲 15 g，白花蛇舌草 15 g。

七诊： 2019 年 11 月 12 日。

患者偶尔有口腔溃疡，余可。舌苔薄，脉细。证属气阴亏虚，癌毒内结，治宜补养气阴，攻除癌毒。

方药：石斛 10 g，白残花 10 g，猕猴桃根 10 g，党参 40 g，玉竹 40 g，冬凌草 10 g，生白术 90 g，猫爪草 10 g，全蝎 5 g，酒黄精 10 g，麦冬 10 g，通关藤 10 g，天花粉 10 g，山慈菇 10 g，木馒头 10 g，半枝莲 15 g，白花蛇舌草 15 g。另服鸦胆子油软胶囊，每次 0.53 g，每日 2 次。

八诊：2019 年 12 月 16 日。

患者感觉尚好。舌苔薄，脉细。证属气阴亏虚，癌毒内结，治宜补养气阴，攻除癌毒。

方药：石斛 10 g，猕猴桃根 10 g，党参 40 g，玉竹 40 g，冬凌草 10 g，生白术 60 g，猫爪草 10 g，全蝎 5 g，酒黄精 10 g，麦冬 10 g，天花粉 10 g，山慈菇 10 g，半枝莲 15 g，白花蛇舌草 15 g。另服鸦胆子油软胶囊，每次 0.53 g，每日 2 次；服参丹散结胶囊，每次 0.3 g，每日 2 次。

九诊：2020 年 1 月 17 日。

患者感觉良好，血脂偏高。舌苔薄，脉细。证属气阴亏虚，癌毒内结，治宜补养气阴，攻除癌毒。

方药：石斛 10 g，猕猴桃根 10 g，党参 40 g，玉竹 40 g，冬凌草 10 g，生白术 80 g，猫爪草 30 g，全蝎 3 g，酒黄精 10 g，麦冬 10 g，天花粉 10 g，山慈菇 10 g，红曲 5 g。

十诊：2020 年 3 月 6 日。

患者感觉良好，无明显不适。舌苔薄，脉细。证属气阴亏虚，癌毒内结，治宜补养气阴，攻除癌毒。

方药：石斛 10 g，猕猴桃根 10 g，党参 40 g，玉竹 40 g，冬凌草 10 g，生白术 80 g，猫爪草 30 g，全蝎 3 g，酒黄精 10 g，麦冬 10 g，

天花粉10 g，山慈菇10 g，莲子肉10 g，红曲5 g，乌梅肉5 g。另服鸦胆子油软胶囊，每次0.53 g，每日2次；服参丹散结胶囊，每次0.3 g，每日2次；复方斑蝥胶囊，每次0.5 g，每日2次。

十一诊：2020年4月10日。

患者靶向治疗有肝损伤的不良反应，血脂偏高，余可。舌苔薄，脉细。证属气阴亏虚，癌毒内结，治宜补养气阴，攻除癌毒。

方药：石斛10 g，猕猴桃根10 g，党参40 g，玉竹40 g，冬凌草10 g，生白术80 g，猫爪草30 g，全蝎3 g，酒黄精10 g，麦冬10 g，天花粉10 g，山慈菇10 g，莲子肉10 g，红曲5 g，乌梅肉5 g。另服鸦胆子油软胶囊，每次0.53 g，每日2次；复方斑蝥胶囊，每次0.5 g，每日2次。

十二诊：2020年5月14日。

患者复查病灶未见进展，肝肾功能正常，自觉无明显不适。舌苔薄，脉细。证属气阴亏虚，癌毒内结，治宜补养气阴，攻除癌毒。

方药：石斛10 g，猕猴桃根30 g，党参40 g，玉竹10 g，冬凌草30 g，生白术80 g，麸炒白术40 g，猫爪草30 g，全蝎3 g，酒黄精10 g，麦冬10 g，天花粉10 g，山慈菇10 g，莲子肉10 g，枸杞子10 g，芡实30 g，红曲5 g，乌梅肉5 g。

按语：本案左肺恶性肿瘤，活检腺癌，中－低分化。双肺及肾上腺转移可能。Ⅳ期，未手术。中医药治疗1年余，病情稳定，病灶未见进展，生活质量良好。气阴亏虚、癌毒内结是肺癌的基本病机。本案中医药治疗，坚持补养气阴、攻除癌毒，对调整机体的生态平衡、提高抗癌效果起到较好作用。

医案 8

许某，男，54 岁。

初诊：2016 年 12 月 27 日。

患者左下肺占位，支气管镜活检示低分化癌、小细胞肺癌，未手术。纵隔及左锁骨上淋巴结肿大。左右胸腔积液。化疗 6 次，放疗 30 次。放射性肺炎，胸闷，食欲一般，大便可，舌苔薄白腻，脉细。

辨证：气虚湿滞，癌毒内结。

治法：补气利湿，攻除癌毒。

方药：制黄精 10 g，炙黄芪 30 g，怀山药 20 g，石斛 10 g，茯苓 30 g，猪苓 30 g，泽兰叶 10 g，党参 30 g，炒白术 30 g，楮实子 30 g，生薏苡仁 30 g，炮姜 12 g，路路通 20 g，枸杞子 10 g。另服复方红豆杉胶囊，每次 0.3 g，每日 1 次；华蟾素片，每次 0.3 g，每日 2 次；参丹散结胶囊，每次 0.3 g，每日 2 次；复方斑蝥胶囊，每次 0.5 g，每日 2 次。

二诊：2017 年 1 月 19 日。

患者左胸腔及心包少量积液较前减少，左下肺少许压迫性肺不张较前改善。稍喘，口水多，左手有点麻，舌苔有点灰，脉细。证属气虚湿滞，癌毒内结，治宜补气利湿，攻除癌毒。

方药：制黄精 20 g，炙黄芪 30 g，怀山药 20 g，石斛 10 g，茯苓 30 g，猪苓 30 g，泽兰叶 10 g，麦冬 10 g，党参 30 g，炒白术 30 g，楮实子 30 g，生薏苡仁 30 g，炮姜 12 g，路路通 20 g，枸杞子 10 g。另服复方红豆杉胶囊，每次 0.3 g，每日 1 次；华蟾素片，每次 0.3 g，每日 2 次；参丹散结胶囊，每次 0.3 g，每日 2 次；复方斑蝥胶囊，每次 0.5 g，每日 2 次。

三诊：2017 年 3 月 11 日。

患者药后好转，食欲有增，力气有增，复查胸腔积液减少。肝炎病史，小三阳。舌苔薄腻，脉细。证属气虚湿滞，癌毒内结，治宜补气利湿，攻除癌毒。

方药：制黄精 20 g，炙黄芪 30 g，怀山药 20 g，石斛 10 g，茯苓 30 g，猪苓 30 g，泽兰叶 10 g，麦冬 10 g，党参 30 g，炒白术 30 g，楮实子 30 g，生薏苡仁 30 g，炮姜 12 g，路路通 20 g，枸杞子 10 g，垂盆草 10 g。另服复方红豆杉胶囊，每次 0.3 g，每日 1 次；华蟾素片，每次 0.3 g，每日 2 次；复方斑蝥胶囊，每次 0.5 g，每日 2 次。

四诊：2017 年 5 月 5 日。

患者咳嗽痰稀，盗汗，余可。舌苔薄腻，脉细。证属气虚湿滞，癌毒内结，治宜补气利湿，攻除癌毒。

方药：制黄精 20 g，炙黄芪 30 g，怀山药 20 g，石斛 10 g，茯苓 30 g，猪苓 30 g，泽兰叶 10 g，麦冬 10 g，党参 30 g，炒白术 30 g，楮实子 30 g，生薏苡仁 30 g，炮姜 12 g，路路通 20 g，枸杞子 10 g，垂盆草 10 g，玉竹 10 g。另服复方红豆杉胶囊，每次 0.3 g，每日 1 次；华蟾素片，每次 0.3 g，每日 2 次；复方斑蝥胶囊，每次 0.5 g，每日 2 次。

五诊：2017 年 6 月 13 日。

患者复查病灶有缩小，胸腔积液减少，耳闭气，气短，多梦。舌苔薄腻，脉细。证属气虚湿滞，癌毒内结，治宜补气利湿，攻除癌毒。

方药：制黄精 20 g，炙黄芪 30 g，怀山药 20 g，石斛 10 g，茯苓 30 g，猪苓 30 g，泽兰叶 10 g，麦冬 10 g，党参 30 g，炒白术 30 g，楮实子 30 g，生薏苡仁 30 g，炮姜 12 g，路路通 20 g，枸杞子 10 g，

垂盆草 10 g，玉竹 10 g，天麻 6 g。另服复方红豆杉胶囊，每次 0.3 g，每日 1 次；华蟾素片，每次 0.3 g，每日 2 次；复方斑蝥胶囊，每次 0.5 g，每日 2 次。

七诊：2018 年 3 月 7 日。

患者皮肤瘙痒，牙龈出血，不怕冷，白天出汗，面色少华。舌苔薄，脉细。证属气阴虚，癌毒内结，治宜补养气阴，攻除癌毒。

方药：制黄精 20 g，炙黄芪 30 g，怀山药 20 g，石斛 30 g，茯苓 30 g，麦冬 10 g，党参 30 g，炒白术 30 g，生薏苡仁 30 g，枸杞子 10 g，垂盆草 10 g，玉竹 40 g，白茅根 30 g，藕节 30 g。另服复方红豆杉胶囊，每次 0.3 g，每日 1 次；华蟾素片，每次 0.3 g，每日 2 次；复方斑蝥胶囊，每次 0.5 g，每日 2 次。

八诊：2018 年 4 月 19 日。

患者药后好转，口干。舌苔薄，脉细。证属气阴虚，癌毒内结，治宜补养气阴，攻除癌毒。

方药：制黄精 20 g，炙黄芪 30 g，怀山药 20 g，石斛 30 g，茯苓 30 g，麦冬 10 g，党参 30 g，炒白术 30 g，生薏苡仁 30 g，枸杞子 10 g，垂盆草 10 g，玉竹 40 g，白茅根 30 g，藕节 30 g。另服复方红豆杉胶囊，每次 0.3 g，每日 1 次；华蟾素片，每次 0.3 g，每日 2 次；复方斑蝥胶囊，每次 0.5 g，每日 2 次。

十诊：2018 年 8 月 9 日。

患者稍有口干，口唇破溃好转，有梦，齿衄止。舌苔薄，脉细。证属气阴虚，癌毒内结，治宜补养气阴，攻除癌毒。

方药：制黄精 30 g，炙黄芪 30 g，怀山药 20 g，石斛 30 g，茯苓 30 g，麦冬 10 g，党参 30 g，炒白术 30 g，生薏苡仁 30 g，枸杞子 10 g，玉竹 40 g，白茅根 30 g。另服复方红豆杉胶囊，每次 0.3 g，每日 1 次；华蟾素片，每次 0.3 g，每日 2 次；复方斑蝥胶囊，每次 0.5 g，每日 2 次。

十一诊：2018 年 9 月 25 日。

患者虚汗自汗，饮食不香，夜间口吐痰色暗。舌苔薄，脉细。证属气阴虚，癌毒内结，治宜补养气阴，攻除癌毒。

方药：酒黄精 30 g，生山药 30 g，石斛 30 g，茯苓 30 g，麦冬 10 g，党参 40 g，麸炒白术 20 g，玉竹 40 g，猕猴桃根 40 g，通关藤 40 g，冬凌草 40 g，白茅根 30 g，藕节 30 g，蒲公英 15 g。另服复方红豆杉胶囊，每次 0.3 g，每日 1 次；华蟾素片，每次 0.3 g，每日 2 次；复方斑蝥胶囊，每次 0.5 g，每日 2 次。

十二诊：2018 年 10 月 26 日。

患者汗多，食欲转好。舌苔薄，脉细。证属气阴虚，癌毒内结，治宜补养气阴，攻除癌毒。

方药：酒黄精 30 g，生山药 30 g，生薏苡仁 30 g，红芪 30 g，红曲 12 g，石斛 30 g，党参 40 g，麸炒白术 40 g，玉竹 40 g，猕猴桃根 50 g，冬凌草 40 g，白花蛇舌草 15 g，生山楂 10 g。另服华蟾素片，每次 0.3 g，每日 2 次；复方斑蝥胶囊，每次 0.5 g，每日 2 次；参丹散结胶囊，每次 0.3 g，每日 2 次。

十三诊：2018 年 12 月 21 日。

患者虚汗多，牙龈出血。舌苔薄，脉细。证属气阴虚，癌毒内结，治宜补养气阴，攻除癌毒。

方药：酒黄精 30 g，生山药 30 g，生薏苡仁 30 g，红芪 30 g，红曲 12 g，石斛 30 g，党参 60 g，麸炒白术 60 g，玉竹 40 g，猕猴桃根 40 g，冬凌草 40 g，木馒头 20 g，半枝莲 15 g，白花蛇舌草 15 g，黄芪 30 g，白茅根 15 g。另服华蟾素片，每次 0.3 g，每日 2 次；鸦胆子油软胶囊,每次 0.53 g,每日 2 次。

十四诊:2019 年 2 月 16 日。

患者汗多好转,牙龈出血好转,腿酸无力。舌苔薄,脉细。证属气阴虚,癌毒内结,治宜补养气阴,攻除癌毒。

方药:酒黄精 20 g,生山药 30 g,生薏苡仁 20 g,红芪 20 g,红曲 6 g,石斛 20 g,党参 70 g,麸炒白术 70 g,玉竹 40 g,猕猴桃根 40 g,冬凌草 40 g,木馒头 10 g,半枝莲 15 g,白花蛇舌草 15 g,黄芪 20 g,蛤粉炒阿胶珠 10 g,白茅根 15 g。另服华蟾素片,每次 0.3 g,每日 2 次;鸦胆子油软胶囊,每次 0.53 g,每日 2 次。

十五诊:2019 年 4 月 12 日。

患者吃饭汗多,有时腿抽筋。舌苔薄,脉细。证属气阴虚,癌毒内结,治宜补养气阴,攻除癌毒。

方药:酒黄精 20 g,生山药 30 g,生薏苡仁 20 g,红芪 20 g,红曲 6 g,石斛 20 g,党参 70 g,麸炒白术 70 g,玉竹 40 g,猕猴桃根 40 g,冬凌草 40 g,木馒头 10 g,半枝莲 15 g,白花蛇舌草 15 g,黄芪 20 g,蛤粉炒阿胶珠 10 g,白茅根 15 g,酒萸肉 30 g,全当归 10 g。另服华蟾素片,每次 0.3 g,每日 2 次;鸦胆子油软胶囊,每次 0.53 g,每日 2 次。

十六诊:2019 年 6 月 11 日。

患者近期复查,肺病灶缩小,耳鸣,血糖偏高。舌苔薄,脉细。证属气阴虚,癌毒内结,治宜补养气阴,攻除癌毒。

方药:酒黄精 20 g,生山药 30 g,生薏苡仁 20 g,红芪 20 g,红曲 6 g,石斛 20 g,党参 70 g,麸炒白术 70 g,玉竹 40 g,猕猴桃根 40 g,冬凌草 40 g,木馒头 10 g,半枝莲 15 g,白花蛇舌草 15 g,黄芪 20 g,阿胶珠 10 g,酒萸肉 30 g,当归 10 g,生白术 30 g。另

服华蟾素片，每次 0.3 g，每日 2 次；鸦胆子油软胶囊，每次 0.53 g，每日 2 次；参丹散结胶囊，每次 0.3 g，每日 2 次；复方红豆杉胶囊，每次 0.3 g，每日 1 次；盐酸小檗碱片，每次 0.2 g，每日 2 次。

十七诊：2019 年 9 月 20 日。

患者无明显不适。舌苔薄，脉细。证属气阴虚，癌毒内结，治宜补养气阴，攻除癌毒。

方药：酒黄精 20 g，生山药 30 g，生薏苡仁 20 g，红芪 40 g，红曲 6 g，石斛 20 g，党参 70 g，麸炒白术 70 g，玉竹 20 g，猕猴桃根 60 g，冬凌草 60 g，木馒头 10 g，半枝莲 15 g，白花蛇舌草 15 g，黄芪 30 g，阿胶珠 10 g，酒萸肉 30 g，当归 10 g，生白术 30 g。另服华蟾素片，每次 0.3 g，每日 2 次。

十八诊：2019 年 11 月 22 日。

患者睡眠梦多，有时吃饭出汗，余可。舌苔薄，脉细。证属气阴虚，癌毒内结，治宜补养气阴，攻除癌毒。

方药：酒黄精 20 g，生薏苡仁 20 g，红芪 40 g，红曲 6 g，麸炒白术 30 g，玉竹 40 g，猕猴桃根 60 g，冬凌草 60 g，半枝莲 15 g，白花蛇舌草 15 g，黄芪 30 g，阿胶珠 10 g，生白术 30 g，全蝎 10 g。另服华蟾素片，每次 0.3 g，每日 2 次；参丹散结胶囊，每次 0.3 g，每日 2 次。

十九诊：2020 年 4 月 10 日。

患者手足有点酸麻，食欲可，大便可。复查病灶未见进展。舌苔薄，脉细滑。证属气阴虚，癌毒内结，治宜补养气阴，攻除癌毒。

方药：酒黄精 20 g，生薏苡仁 20 g，红芪 40 g，红曲 6 g，麸炒白术 30 g，玉竹 40 g，猕猴桃根 60 g，冬凌草 60 g，半枝莲 15 g，白花蛇舌草 15 g，黄芪 30 g，阿胶珠 10 g，生白术 50 g，全蝎 10 g，当归 10 g。另服华蟾素片，每次 0.3 g，每日 2 次；参丹散结胶囊，每次 0.3 g，每日 2 次；鸦胆子油软胶囊，每次 0.53 g，每日 2 次；复方红豆杉胶囊，每次 0.3 g，每日 1 次；复方斑蝥胶囊，每次 0.5 g，每日 2 次。

二十诊：2020 年 5 月 18 日。

患者自觉良好，无明显不适，食欲可，大便可。舌苔薄，脉细滑。证属气阴虚，癌毒内结，治宜补养气阴，攻除癌毒。

方药：酒黄精 30 g，生薏苡仁 30 g，红芪 40 g，红曲 6 g，麸炒白术 30 g，玉竹 40 g，猕猴桃根 60 g，冬凌草 60 g，半枝莲 15 g，白花蛇舌草 15 g，黄芪 30 g，阿胶珠 10 g，生白术 50 g，全蝎 10 g，当归 10 g。另服复方红豆杉胶囊，每次 0.3 g，每日 1 次。

按语：本案左下肺占位，支气管镜活检示低分化癌、小细胞肺癌，未手术。纵隔及左锁骨上淋巴结肿大。左右胸腔积液。中医药治疗 2 年余，病情稳定，病灶未见进展，生活质量良好。在本案中医药治疗中，攻除癌毒的中药用量较大，这也许是带瘤生存、取得临床疗效的原因之一。但要注意用量大的攻癌毒中药味数不能多，同时要在大补肺脾的基础上进行，方能避免有毒药物和苦寒药物的不良反应。

医案 9

姜某，男，56 岁。

初诊：2019 年 4 月 25 日。

患者左上肺腺癌，未手术。重度贫血，两肺感染。胃癌术后 10 余年，胆汁反流。舌苔薄，脉细。

辨证：气血亏虚，癌毒内结。

治法：补养气血，攻除癌毒。

方药：黄芪 30 g，红芪 30 g，炙黄芪 30 g，阿胶珠 10 g，全当归 10 g，生白术 30 g，麸炒白术 60 g，党参 80 g，猕猴桃根 30 g，熟地黄 10 g。另服华蟾素片，每次 0.3 g，每日 2 次；复方斑蝥胶囊，每次 0.5 g，每日 2 次。

二诊：2019 年 5 月 20 日。

患者药后胆汁反流消失，但有少许油腻感，体重减。舌苔薄，脉细。证属气血亏虚，癌毒内结，治宜补养气血，攻除癌毒。

方药：黄芪 30 g，红芪 30 g，炙黄芪 30 g，阿胶珠 10 g，全当归 10 g，生白术 30 g，麸炒白术 60 g，党参 80 g，猕猴桃根 30 g，熟地黄 10 g。另服华蟾素片，每次 0.3 g，每日 2 次；复方斑蝥胶囊，每次 0.5 g，每日 2 次。

三诊：2019 年 6 月 13 日。

复查两肺上叶软组织影，两肺多发小结节，多处肋骨、胸椎体及附件、两侧肩胛骨密度不均。舌苔薄，脉细。证属肺脾虚亏，癌毒内结，治宜补益肺脾，攻除癌毒。

方药：黄芪 30 g，红芪 30 g，炙黄芪 30 g，生白术 60 g，麸炒白术 60 g，党参 80 g，猕猴桃根 30 g，冬凌草 60 g，麸炒山药 30 g，芡实 30 g。

四诊：2019 年 7 月 25 日。

患者消瘦，余感觉尚可。舌苔薄，脉细。证属肺脾虚亏，癌毒内结，治宜补益肺脾，攻除癌毒。

方药：黄芪 30 g，红芪 30 g，炙黄芪 30 g，生白术 60 g，麸炒白术 60 g，党参 80 g，猕猴桃根 30 g，冬凌草 60 g，麸炒山药 30 g，芡实 30 g。另服华蟾素片，每次 0.3 g，每日 2 次。

五诊：2019 年 8 月 5 日。

患者消瘦，食欲可，大便可。舌苔薄，脉细。证属肺脾虚亏，癌毒内结，治宜补益肺脾，攻除癌毒。

方药：华蟾素片，每次 0.3 g，每日 2 次；参丹散结胶囊，每次 0.3 g，每日 2 次；鸦胆子油软胶囊，每次 0.53 g，每日 2 次；复方斑蝥胶囊，每次 0.5 g，每日 2 次。

六诊：2019 年 9 月 5 日。

复查肿瘤标志物正常，右肺上叶病灶较前缩小，左肺病灶同前。胆囊结石，食管壁增厚。气短，舌苔薄，脉细。证属肺脾虚亏，癌毒内结，治宜补益肺脾，攻除癌毒。

方药：黄芪 30 g，党参 30 g，玉竹 30 g，生白术 30 g，阿胶 6 g，炙鸡内金 10 g。另服华蟾素片，每次 0.3 g，每日 2 次；参丹散结胶囊，每次 0.3 g，每日 2 次；鸦胆子油软胶囊，每次 0.53 g，每日 2 次；复方斑蝥胶囊，每次 0.5 g，每日 2 次；云芝胞内糖肽胶囊，每次 0.5 g，每日 2 次。

七诊：2019 年 10 月 17 日。

患者头晕，胃有空感，怕冷，舌苔薄，脉细。证属肺脾虚亏，癌毒内结，治宜补益肺脾，攻除癌毒。

方药：黄芪 30 g，党参 30 g，玉竹 30 g，生白术 60 g，炒白术 30 g，藤梨根 15 g，山慈菇 10 g，猫爪草 10 g，阿胶 6 g，全蝎 6 g。另服华蟾素片，每次 0.3 g，每日 2 次；参丹散结胶囊，每次 0.3 g，每日 2 次；鸦胆子油软胶囊，每次 0.53 g，每日 2 次；复方斑蝥胶囊，每次 0.5 g，每日 2 次；云芝胞内糖肽胶囊，每次 0.5 g，每日 2 次。

八诊：2020 年 1 月 7 日。

患者复查红细胞低，两肺上叶软组织影，右肺上叶病灶较前相仿。左肺病灶较前稍增大。右肺下叶感染，左肺下叶高密度影。两肺多发小结节及磨玻璃结节。两肺局部肺大泡。多发肋骨、胸椎体及附件、两侧肩胛骨密度不均。胆囊结石，食管壁增厚。舌苔薄，脉细。证属肺脾虚亏，癌毒内结，治宜补益肺脾，攻除癌毒。

方药：黄芪 30 g，党参 30 g，生白术 60 g，炒白术 30 g，当归 10 g，酒黄精 30 g，山慈菇 30 g，猫爪草 30 g，阿胶 6 g，全蝎 3 g，焦山楂 10 g，炙鸡内金 3 g。另服华蟾素片，每次 0.3 g，每日 2 次；鸦胆子油软胶囊，每次 0.53 g，每日 2 次；复方斑蝥胶囊，每次 0.5 g，每日 2 次；云芝胞内糖肽胶囊，每次 0.5 g，每日 2 次。

九诊：2020 年 2 月 24 日。

患者带状疱疹好转，胃有不适，余可。舌苔薄，脉细。证属肺脾虚亏，癌毒内结，治宜补益肺脾，攻除癌毒。

方药：黄芪 30 g，红芪 20 g，党参 30 g，生白术 30 g，麸炒白术 30 g，麸炒山药 20 g，酒黄精 20 g，藤梨根 30 g，山慈菇 30 g，猫爪草 30 g。另服华蟾素片，每次 0.3 g，每日 2 次；鸦胆子油软胶囊，每次 0.53 g，每日 2 次；参丹散结胶囊，每次 0.3 g，每日 2 次。

十诊：2020 年 5 月 5 日。

患者早上胃有空感，有时头晕，余无不适。舌苔薄，脉细。证属肺脾虚亏，癌毒内结，治宜补益肺脾，攻除癌毒。

方药：黄芪 20 g，红芪 20 g，党参 30 g，生白术 30 g，麸炒白术 30 g，麸炒山药 20 g，酒黄精 20 g，藤梨根 30 g，山慈菇 30 g，猫爪草 30 g，冬凌草 10 g，通关藤 10 g，木馒头 10 g，全蝎 5 g，乌梅肉 5 g，当归 10 g。另服复方红豆杉胶囊，每次 0.3 g，每日 1 次；

华蟾素片,每次 0.3 g,每日 2 次;鸦胆子油软胶囊,每次 0.53 g,每日 2 次;参丹散结胶囊,每次 0.3 g,每日 2 次;复方斑蝥胶囊,每次 0.5 g,每日 2 次;云芝胞内糖肽胶囊,每次 0.5 g,每日 2 次。

按语:本案左上肺腺癌,未手术,重度贫血。中医药治疗 1 年余,病情稳定,病灶未见明显增长,患者能带瘤生存,临床症状有所改善。在本案中医药治疗中,攻除癌毒中成药的运用,多采用品种多、剂量小的方法,以便既不伤脾胃,又能通过缓攻、久攻而达消肿块的临床效果。

医案 10

左某,男,60 岁。

初诊:2018 年 9 月 13 日。

患者支气管镜活检示肺小细胞癌,未手术,左上肺癌伴纵隔淋巴结转移,左下肺少许炎症病变。化疗 1 次,不良反应大,腹泻、便秘,恶心呕吐,左肩背痛,白细胞低,舌苔薄,脉细滑数。

辨证:肺脾亏虚,癌毒内结。

治法:补养肺脾,攻除癌毒。

方药:红芪 30 g,生白术 30 g,麸炒白术 40 g,党参 30 g,山药 20 g,麸炒山药 20 g,石斛 30 g,猕猴桃根 40 g,冬凌草 40 g,生薏苡仁 40 g,酒黄精 10 g,玉竹 10 g,景天三七 10 g,白花蛇舌草 15 g,焦山楂 10 g,龙眼肉 10 g,红枣 10 g,红豆杉 10 g。另服华蟾素片,每次 0.3 g,每日 2 次;鸦胆子油软胶囊,每次 0.53 g,每日 2 次;参丹散结胶囊,每次 0.3 g,每日 2 次;复方斑蝥胶囊,每次 0.5 g,每日 2 次。

二诊:2018 年 10 月 22 日。

患者左上肺肿块缩小，脾胃好转，舌苔薄，脉细滑。证属肺脾亏虚，癌毒内结，治宜补养肺脾，攻除癌毒。

方药：红芪 30 g，生白术 30 g，麸炒白术 40 g，党参 30 g，山药 20 g，麸炒山药 20 g，石斛 30 g，猕猴桃根 40 g，冬凌草 40 g，生薏苡仁 40 g，酒黄精 10 g，玉竹 10 g，景天三七 10 g，白花蛇舌草 15 g，焦山楂 10 g，龙眼肉 10 g，红枣 10 g，红豆杉 10 g。另服华蟾素片，每次 0.3 g，每日 2 次；鸦胆子油软胶囊，每次 0.53 g，每日 2 次；参丹散结胶囊，每次 0.3 g，每日 2 次；复方斑蝥胶囊，每次 0.5 g，每日 2 次。

三诊：2018 年 11 月 26 日。

患者自觉尚可，舌苔薄，脉细滑。证属肺脾亏虚，癌毒内结，治宜补养肺脾，攻除癌毒。

方药：红芪 30 g，生白术 30 g，麸炒白术 40 g，党参 30 g，山药 20 g，麸炒山药 20 g，石斛 30 g，猕猴桃根 40 g，冬凌草 40 g，生薏苡仁 30 g，酒黄精 10 g，玉竹 10 g，景天三七 10 g，白花蛇舌草 15 g，焦山楂 10 g，龙眼肉 10 g，红枣 10 g，红豆杉 10 g。另服华蟾素片，每次 0.3 g，每日 2 次；参丹散结胶囊，每次 0.3 g，每日 2 次；复方斑蝥胶囊，每次 0.5 g，每日 2 次。

四诊：2019 年 1 月 4 日。

患者左肺小细胞癌复查病灶未见进展。左上肺病灶无变化。左肝结节，考虑血管瘤。化疗 4 次。舌苔薄，脉细滑。证属肺脾亏虚，癌毒内结，治宜补养肺脾，攻除癌毒。

方药：红芪 30 g，生白术 30 g，麸炒白术 40 g，党参 30 g，山药 20 g，麸炒山药 20 g，石斛 30 g，猕猴桃根 50 g，冬凌草 40 g，生薏苡仁 30 g，酒黄精 10 g，玉竹 20 g，景天三七 10 g，白花蛇舌草 15 g，焦山楂 10 g，龙眼肉 10 g，红枣 10 g，猫爪草 10 g，木馒头 10 g。另服华蟾素片，每次 0.3 g，每日 2 次；鸦胆子油软胶囊，每次 0.53 g，每日 2 次；参丹散结胶囊，每次 0.3 g，每日 2 次；复方斑蝥胶囊，每次 0.5 g，每日 2 次。

五诊：2019 年 3 月 19 日。

患者自觉可，无明显不适。舌苔薄，脉细滑。证属肺脾亏虚，癌毒内结，治宜补养肺脾，攻除癌毒。

方药：红芪 30 g，生白术 30 g，麸炒白术 40 g，党参 30 g，山药 20 g，麸炒山药 20 g，石斛 30 g，猕猴桃根 50 g，冬凌草 40 g，生薏苡仁 30 g，酒黄精 10 g，玉竹 20 g，景天三七 10 g，白花蛇舌草 15 g，焦山楂 10 g，龙眼肉 10 g，红枣 10 g，猫爪草 10 g，木馒头 10 g。另服华蟾素片，每次 0.3 g，每日 2 次；鸦胆子油软胶囊，每次 0.53 g，每日 2 次；参丹散结胶囊，每次 0.3 g，每日 2 次；复方斑蝥胶囊，每次 0.5 g，每日 2 次。

六诊：2019 年 5 月 31 日。

复查左肺上叶肺门旁肿块已明显消退，纵隔淋巴结较前明显缩小。自觉可。化疗 5 次。舌苔薄，脉细。证属肺脾亏虚，癌毒内结，治宜补养肺脾，攻除癌毒。

方药：红芪 30 g，生白术 30 g，麸炒白术 40 g，党参 60 g，生山药 30 g，石斛 30 g，猕猴桃根 50 g，冬凌草 40 g，生薏苡仁 30 g，酒黄精 30 g，玉竹 30 g，白花蛇舌草 15 g，龙眼肉 10 g，猫爪草 10 g，木馒头 10 g。另服华蟾素片，每次 0.3 g，每日 2 次；参丹散结胶囊，每次 0.3 g，每日 2 次；复方斑蝥胶囊，每次 0.5 g，每日 2 次。

七诊：2019 年 12 月 30 日。

患者肺恶性肿瘤，淋巴结继发恶性肿瘤。偶尔胸闷，余无不适。

舌苔薄，脉细。证属肺脾亏虚，癌毒内结，治宜补养肺脾，攻除癌毒。

方药： 红芪 30 g，生白术 30 g，麸炒白术 40 g，党参 60 g，猕猴桃根 50 g，冬凌草 40 g，酒黄精 20 g，玉竹 20 g，白花蛇舌草 15 g，龙眼肉 10 g，猫爪草 10 g，红景天 10 g。另服复方斑蝥胶囊，每次 0.5 g，每日 2 次；云芝胞内糖肽胶囊，每次 0.5 g，每日 2 次。

按语： 本案支气管镜活检示肺小细胞癌，左上肺癌伴纵隔淋巴结转移，未手术。中医药治疗 1 年余，病情稳定，病灶好转，患者带瘤生存，生活质量较好。在本案中医药治疗中，重视肺脾同治，尤重培土生金之法，扶正攻毒，整体调治患者的机体生态平衡是取得临床疗效的原因之一。

医案 11

刘某，男，57 岁。

初诊： 2019 年 4 月 16 日。

患者右肺腺癌，两肺及纵隔等多发淋巴结转移、骨转移，未手术。肿瘤压迫致下肢瘫痪，下肢不能动，不能坐。舌苔薄，脉细。

辨证： 肺脾亏虚，癌毒内结。

治法： 补益肺脾，攻除癌毒。

方药： 红芪 30 g，黄芪 30 g，生白术 30 g，麸炒白术 40 g，党参 40 g，生山药 30 g，猕猴桃根 30 g，冬凌草 30 g，酒黄精 30 g，猫爪草 10 g，山慈菇 10 g，通关藤 10 g，红豆杉 10 g。另服鸦胆子油软胶囊，每次 0.53 g，每日 2 次；参丹散结胶囊，每次 0.3 g，每日 2 次；复方斑蝥胶囊，每次 0.5 g，每日 2 次。

二诊： 2019 年 7 月 9 日。

患者药后好转，下肢能动，舌苔薄，脉细。证属肺脾亏虚，癌毒内结，治宜补益肺脾，攻除癌毒。

方药：红芪 30 g，黄芪 30 g，生白术 30 g，麸炒白术 40 g，党参 40 g，生山药 30 g，猕猴桃根 30 g，冬凌草 30 g，酒黄精 30 g，猫爪草 10 g，山慈菇 10 g，通关藤 10 g，红豆杉 10 g。另服鸦胆子油软胶囊，每次 0.53 g，每日 2 次；参丹散结胶囊，每次 0.3 g，每日 2 次；复方斑蝥胶囊，每次 0.5 g，每日 2 次。

三诊：2019 年 8 月 13 日。

患者已能坐 3 个多小时，食欲可，大便 2～3 日 1 次，舌苔薄，脉细。证属肺脾亏虚，癌毒内结，治宜补益肺脾，攻除癌毒。

方药：红芪 30 g，黄芪 30 g，生白术 50 g，麸炒白术 50 g，党参 40 g，生山药 30 g，猕猴桃根 30 g，冬凌草 30 g，酒黄精 30 g，猫爪草 10 g，山慈菇 10 g，通关藤 10 g，木馒头 10 g，当归 10 g，全蝎 3 g，红豆杉 10 g。

四诊：2019 年 10 月 12 日。

患者继续好转，饮食有增，舌苔薄，脉细。证属肺脾亏虚，癌毒内结，治宜补益肺脾，攻除癌毒。

方药：红芪 30 g，黄芪 30 g，生白术 60 g，麸炒白术 50 g，党参 40 g，生山药 30 g，猕猴桃根 30 g，冬凌草 30 g，酒黄精 30 g，猫爪草 10 g，山慈菇 10 g，通关藤 10 g，木馒头 10 g，当归 10 g，全蝎 10 g，红豆杉 10 g，天花粉 10 g，莲子肉 20 g。另服鸦胆子油软胶囊，每次 0.53 g，每日 2 次；参丹散结胶囊，每次 0.3 g，每日 2 次；华蟾素片，每次 0.3 g，每日 2 次；复方斑蝥胶囊，每次 0.5 g，每日 2 次。

五诊：2019 年 11 月 4 日。

患者药后好转，精神转佳，舌苔薄，脉细。证属肺脾亏虚，癌毒内结，治宜补益肺脾，攻除癌毒。

方药：红芪 30 g，黄芪 30 g，生白术 60 g，麸炒白术 50 g，党参 40 g，生山药 30 g，猕猴桃根 30 g，冬凌草 30 g，酒黄精 30 g，猫爪草 10 g，山慈菇 10 g，通关藤 10 g，木馒头 10 g，当归 10 g，全蝎 15 g，天花粉 10 g，莲子肉 20 g。另服鸦胆子油软胶囊，每次 0.53 g，每日 2 次；参丹散结胶囊，每次 0.3 g，每日 2 次；华蟾素片，每次 0.3 g，每日 2 次；复方斑蝥胶囊，每次 0.5 g，每日 2 次。

六诊：2019 年 12 月 5 日。

患者药后好转，已能站能坐，复查病灶未见进展。舌苔薄，脉细。证属肺脾亏虚，癌毒内结，治宜补益肺脾，攻除癌毒。

方药：红芪 30 g，生白术 60 g，麸炒白术 60 g，党参 30 g，猕猴桃根 30 g，冬凌草 30 g，酒黄精 10 g，猫爪草 10 g，山慈菇 10 g，通关藤 10 g，木馒头 10 g，当归 10 g，全蝎 20 g，天花粉 10 g。另服鸦胆子油软胶囊，每次 0.53 g，每日 2 次；参丹散结胶囊，每次 0.3 g，每日 2 次；华蟾素片，每次 0.3 g，每日 2 次；云芝胞内糖肽胶囊，每次 0.5 g，每日 2 次。

七诊：2020 年 2 月 25 日。

患者药后继续好转，舌苔少，脉细。证属肺脾亏虚，癌毒内结，治宜补益肺脾，攻除癌毒。

方药：红芪 30 g，麸炒白术 60 g，党参 30 g，猕猴桃根 30 g，冬凌草 30 g，酒黄精 10 g，猫爪草 30 g，山慈菇 30 g，通关藤 10 g，木馒头 10 g，当归 10 g，全蝎 5 g，天花粉 10 g，乌梅肉 5 g，净山楂 5 g。另服鸦胆子油软胶囊，每次 0.53 g，每日 2 次；参丹散结胶囊，每次 0.3 g，每日 2 次；华蟾素片，每次 0.3 g，每日 2 次；复方斑蝥胶囊，每次 0.5 g，每日 2 次；云芝胞内糖肽胶囊，每次 0.5 g，每日 2 次。

八诊：2020 年 4 月 17 日。

患者病情稳定，自觉尚好，舌苔少，舌偏红，脉细。证属肺脾亏虚，癌毒内结，治宜补益肺脾，攻除癌毒。

方药：红芪 30 g，麸炒白术 60 g，党参 40 g，猕猴桃根 30 g，冬凌草 30 g，酒黄精 10 g，猫爪草 30 g，山慈菇 30 g，通关藤 10 g，木馒头 10 g，当归 10 g，全蝎 5 g，天花粉 10 g，乌梅肉 5 g，净山楂 5 g。另服鸦胆子油软胶囊，每次 0.53 g，每日 2 次；参丹散结胶囊，每次 0.3 g，每日 2 次；华蟾素片，每次 0.3 g，每日 2 次；复方斑蝥胶囊，每次 0.5 g，每日 2 次；云芝胞内糖肽胶囊，每次 0.5 g，每日 2 次。

九诊：2020 年 5 月 29 日。

患者药后继续好转，已能走路近百米，食欲好，大便好，无明显不适，舌苔少，舌偏红，脉细。证属肺脾亏虚，癌毒内结，治宜补益肺脾，攻除癌毒。

方药：红芪 40 g，麸炒白术 60 g，党参 40 g，猕猴桃根 30 g，冬凌草 30 g，酒黄精 10 g，猫爪草 30 g，山慈菇 30 g，通关藤 10 g，木馒头 10 g，当归 10 g，全蝎 5 g，天花粉 10 g，乌梅肉 5 g，净山楂 5 g。另服鸦胆子油软胶囊，每次 0.53 g，每日 2 次；参丹散结胶囊，每次 0.3 g，每日 2 次；华蟾素片，每次 0.3 g，每日 2 次；复方斑蝥胶囊，每次 0.25 g，每日 2 次；云芝胞内糖肽胶囊，每次 0.5 g，每日 2 次。

按语：本案右肺腺癌，两肺及纵隔等多发淋巴结转移、骨转移，未手术。肿瘤压迫致下肢瘫痪，下肢不能动，不能坐。中医药治疗

1 年余，病情稳定，病灶未见进展，从下肢瘫痪转变为难坐能站，再转变为能行走近百米，临床症状得到明显改善，患者带瘤生存，生活质量得到较好提高。在本案中医药治疗中，采用大剂量的补脾健脾和解毒攻毒疗法，可能对控制病情发展有益。

医案 12

沈某，男，64 岁。

初诊：2017 年 11 月 15 日。

患者左肺下叶肺癌，因肾功能不全，不能手术。贫血，肝肾功能异常，肾囊肿。舌苔薄，脉细滑。

辨证：肺脾亏虚，癌毒内结。

治法：补益肺脾，攻除癌毒。

方药：麸炒白术 60 g，山药 30 g，党参 60 g，黄芪 30 g，红芪 30 g，炙黄芪 30 g，太子参 30 g，玉竹 30 g，生薏苡仁 30 g，猕猴桃根 20 g，冬凌草 10 g，通关藤 10 g，全蝎 3 g，白茅根 15 g，葫芦瓢 30 g。另服华蟾素片，每次 0.3 g，每日 2 次；复方斑蝥胶囊，每次 0.5 g，每日 2 次。

二诊：2017 年 11 月 30 日。

患者胸闷，气短明显，嗳气，咳嗽咳痰难出，腹泻。舌苔薄，舌偏红，有小裂，脉细。证属肺脾亏虚，癌毒内结，治宜补益肺脾，攻除癌毒。

方药：麸炒白术 60 g，山药 30 g，党参 60 g，黄芪 30 g，红芪 30 g，炙黄芪 30 g，太子参 30 g，茯苓 15 g，玉竹 30 g，生薏苡仁 30 g，猕猴桃根 20 g，冬凌草 10 g，通关藤 10 g，全蝎 3 g，白茅根 15 g，葫芦瓢 30 g。另服华蟾素片，每次 0.3 g，每日 2 次；复方斑蝥胶囊，每次 0.5 g，每日 2 次。

三诊：2018 年 3 月 5 日。

患者肾功能减退，颈背痛。舌苔薄，脉细。证属肺脾亏虚，癌毒内结，治宜补益肺脾，攻除癌毒。

方药：麸炒白术 60 g，山药 30 g，党参 60 g，黄芪 30 g，红芪 30 g，炙黄芪 30 g，太子参 30 g，茯苓 15 g，玉竹 30 g，生薏苡仁 30 g，猕猴桃根 20 g，冬凌草 10 g，通关藤 10 g，全蝎 3 g，白茅根 15 g，葫芦瓢 30 g。另服华蟾素片，每次 0.3 g，每日 2 次；复方斑蝥胶囊，每次 0.5 g，每日 2 次。

五诊：2019 年 1 月 31 日。

患者气短，哮喘，咳嗽，咳痰不出，听力减退，食欲可，大便一般，舌苔薄，舌偏红有裂，脉细。证属肺脾亏虚，癌毒内结，治宜补益肺脾，攻除癌毒。

方药：麸炒白术 60 g，山药 30 g，党参 60 g，黄芪 30 g，红芪 30 g，炙黄芪 30 g，太子参 30 g，玉竹 30 g，生薏苡仁 30 g，猕猴桃根 20 g，冬凌草 10 g，通关藤 10 g，全蝎 3 g，白茅根 15 g，葫芦瓢 30 g。另服华蟾素片，每次 0.3 g，每日 2 次；复方斑蝥胶囊，每次 0.5 g，每日 2 次。

八诊：2020 年 4 月 2 日。

患者复查病灶未见进展。自觉尚好，易气短，有时服中药后易腹泻，余可。舌苔薄，舌有裂，脉细弦。证属肺脾亏虚，癌毒内结，治宜补益肺脾，攻除癌毒。

方药：麸炒白术 80 g，麸炒山药 30 g，党参 40 g，黄芪 30 g，猕猴桃根 30 g，冬凌草 30 g，猫爪草 10 g，通关藤 10 g，葫芦瓢 30 g。另服鸦胆子油软胶囊，每次 0.53 g，每日 2 次；华蟾素片，每次

0.3 g，每日 2 次；复方斑蝥胶囊，每次 0.5 g，每日 2 次；复方红豆杉胶囊，每次 0.3 g，每日 1 次。

按语：本案左肺下叶肺癌，因肾功能不全，不能手术。中医药治疗近 2 年半，病情稳定，病灶未见进展，临床症状得到改善，患者带瘤生存，生活质量得到提高。在本案中医药治疗中，在运用补脾健脾、解毒攻毒中药以外，还注重采用葫芦瓢、白茅根等甘淡利湿中药，以利保护肾功能。

医案 13

梅某，男，57 岁。

初诊：2019 年 1 月 3 日。

患者支气管镜活检病理示左肺鳞癌、低分化癌，未手术，化放疗后淋巴结节转移可能。左胸积液，心包积液，间质性肺炎，胆囊炎。化疗后骨髓抑制，血小板减少，贫血。气喘，胸闷，痰多，食欲一般，大便可。舌苔薄，脉细。

辨证：气血亏虚，癌毒内结。

治法：补益气血，攻除癌毒。

方药：麸炒白术 30 g，生白术 30 g，阿胶珠 10 g，党参 30 g，黄芪 30 g，红芪 30 g，当归 10 g，木馒头 10 g，天花粉 10 g，猫爪草 10 g，全蝎 10 g，芦根 15 g，合欢皮 15 g，炒白芥子 10 g。另服鸦胆子油软胶囊，每次 0.53 g，每日 2 次；华蟾素片，每次 0.3 g，每日 2 次；复方斑蝥胶囊，每次 0.5 g，每日 2 次；复方红豆杉胶囊，每次 0.3 g，每日 1 次；云芝胞内糖肽胶囊，每次 0.5 g，每日 2 次。

四诊：2019 年 11 月 15 日。

患者药后有好转，食欲一般，大便可。舌苔薄，脉细。证属气血亏虚，癌毒内结，治宜补益气血，攻除癌毒。

方药：麸炒白术 30 g，生白术 30 g，阿胶珠 10 g，党参 30 g，黄芪 30 g，红芪 30 g，当归 10 g，木馒头 10 g，天花粉 10 g，猫爪草 10 g，全蝎 10 g，芦根 15 g，合欢皮 15 g，炒白芥子 10 g。另服鸦胆子油软胶囊，每次 0.53 g，每日 2 次；华蟾素片，每次 0.3 g，每日 2 次；复方斑蝥胶囊，每次 0.5 g，每日 2 次；复方红豆杉胶囊，每次 0.3 g，每日 1 次；云芝胞内糖肽胶囊，每次 0.5 g，每日 2 次。

五诊：2019 年 11 月 28 日。

患者咳嗽痰带血丝，左侧肩背部有点刺痛。二便正常，稍有呃逆，胃纳一般，舌苔薄腻，舌稍淡，脉细。证属气血亏虚，癌毒内结，治宜补益气血，攻除癌毒。

方药：生白术 30 g，阿胶珠 10 g，党参 30 g，生山药 30 g，芡实 30 g，莲子肉 20 g，木馒头 15 g，猫爪草 15 g，白茅根 15 g，全蝎 5 g，马勃 6 g，合欢皮 15 g，甘草 6 g。

六诊：2019 年 12 月 12 日。

患者过敏皮肤瘙痒，化疗结束，有时咳嗽痰带血丝，舌苔薄，脉细。证属气阴亏虚，癌毒内结，治宜补养气阴，攻除癌毒。

方药：党参 30 g，玉竹 50 g，酒黄精 30 g，猫爪草 30 g，藤梨根 30 g，白茅根 15 g，芦根 15 g，牡丹皮 10 g，芡实 30 g，合欢皮 15 g，莲子肉 30 g，甘草 6 g。另服鸦胆子油软胶囊，每次 0.53 g，每日 2 次；云芝胞内糖肽胶囊，每次 0.5 g，每日 2 次。

七诊：2019 年 12 月 28 日。

患者过敏用激素后消失，痰多，有时有痰块，有时痰带血丝，大便可，心悸，舌苔薄，脉细。证属气阴亏虚，癌毒内结，治宜补养气阴，攻除癌毒。

方药：党参 30 g，玉竹 50 g，酒黄精 30 g，猫爪草 30 g，藤梨根 30 g，白茅根 15 g，芦根 15 g，牡丹皮 10 g，芡实 30 g，茯苓 10 g，麦冬 20 g，生薏苡仁 10 g，甘草 6 g。

八诊：2020 年 1 月 20 日。

患者复查左肺门软组织密度影，左肺下叶不张，较前有好转。两肺间质性肺炎，两肺多发小结节，纵隔及两肺门多发稍大淋巴结，两肺肺气肿伴多发肺大泡形成。气喘，咳嗽，咽痒，痰带血丝，舌苔薄白腻，脉细滑。证属肺脾亏虚，癌毒内结，治宜补养肺脾，攻除癌毒。

方药：党参 30 g，玉竹 50 g，酒黄精 30 g，猫爪草 30 g，藤梨根 30 g，白茅根 15 g，木馒头 30 g，芡实 30 g，茯苓 10 g，麦冬 20 g，生薏苡仁 10 g，甘草 6 g。华蟾素片，每次 0.3 g，每日 2 次；复方斑蝥胶囊，每次 0.5 g，每日 2 次；云芝胞内糖肽胶囊，每次 0.5 g，每日 2 次。

九诊：2020 年 2 月 27 日。

患者走路气喘，胃纳可，大便可，舌苔薄腻，脉细。证属气阴亏虚，癌毒内结，治宜补养气阴，攻除癌毒。

方药：党参 30 g，玉竹 50 g，酒黄精 30 g，猫爪草 30 g，藤梨根 30 g，山慈菇 30 g，木馒头 30 g，莲子肉 10 g，百合 30 g，红芪 30 g，黄芪 30 g，芡实 10 g。另服鸦胆子油软胶囊，每次 0.53 g，每日 2 次；华蟾素片，每次 0.3 g，每日 2 次；云芝胞内糖肽胶囊，每次 0.5 g，每日 2 次。

按语：本案支气管镜活检病理左肺鳞癌，低分化癌，未手术。化放疗后淋巴结节转移可能。中医药治疗 1 年余，病情稳定，病灶进展延缓，患者带瘤生存，临床症状改善。在本案中医药治疗中，坚持补养气阴、解毒散结，对缓解病情起到一定作用。

医案 14

胡某，男，65 岁。

初诊：2018 年 10 月 9 日。

患者右上肺腺癌术后化疗后复发，Ⅳb 期。胸膜、骨转移。肺部结节，胸膜结节。慢性胃炎伴糜烂增生，骨髓抑制，食欲欠佳，前列腺增生。化疗靶向治疗。舌苔薄黄腻，脉细滑。

辨证：肺脾亏虚，癌毒内结。

治法：补益肺脾，攻除癌毒。

方药：麸炒白术 30 g，生白术 30 g，党参 30 g，红芪 30 g，藤梨根 30 g，冬凌草 10 g，通关藤 30 g，木馒头 10 g，山慈菇 10 g，猫爪草 30 g，全蝎 5 g，生薏苡仁 30 g，芦根 15 g，蒲公英 15 g。另服鸦胆子油软胶囊，每次 0.53 g，每日 2 次；华蟾素片，每次 0.3 g，每日 2 次；复方斑蝥胶囊，每次 0.5 g，每日 2 次。

三诊：2019 年 8 月 6 日。

患者食欲欠佳，胃有不适，大便不成形。舌苔薄腻，脉细滑。证属肺脾亏虚，癌毒内结，治宜补益肺脾，攻除癌毒。

方药：麸炒白术 40 g，生白术 40 g，党参 30 g，藤梨根 30 g，冬凌草 10 g，通关藤 30 g，木馒头 10 g，山慈菇 10 g，猫爪草 30 g，生薏苡仁 20 g，全蝎 5 g，莲子肉 30 g，芡实 30 g，麸炒山药 30 g。另服鸦胆子油软胶囊，每次 0.53 g，每日 2 次；华蟾素片，每次 0.3 g，每日 2 次；复方斑蝥胶囊，每次 0.5 g，每日 2 次。

四诊：2019 年 8 月 23 日。

患者药后食欲好转，大便不成形。舌苔薄腻，脉细滑。证属肺脾亏虚，癌毒内结，治宜补益肺脾，攻除癌毒。

方药：麸炒白术 40 g，生白术 40 g，党参 30 g，藤梨根 30 g，冬凌草 10 g，通关藤 30 g，木馒头 10 g，山慈菇 10 g，猫爪草 30 g，生薏苡仁 20 g，全蝎 5 g，莲子肉 30 g，芡实 30 g，麸炒山药 30 g。另服鸦胆子油软胶囊，每次 0.53 g，每日 2 次；华蟾素片，每次 0.3 g，每日 2 次；复方斑蝥胶囊，每次 0.5 g，每日 2 次。

五诊：2019 年 9 月 10 日。

患者药后好转，下午矢气多。舌苔薄腻，脉细滑。证属肺脾亏虚，癌毒内结，治宜补益肺脾，攻除癌毒。

方药：麸炒白术 50 g，生白术 50 g，党参 30 g，藤梨根 30 g，冬凌草 10 g，通关藤 30 g，木馒头 10 g，山慈菇 10 g，猫爪草 30 g，生薏苡仁 30 g，全蝎 5 g，莲子肉 30 g，芡实 30 g，麸炒山药 30 g。另服鸦胆子油软胶囊，每次 0.53 g，每日 2 次；参丹散结胶囊，每次 0.3 g，每日 2 次；复方斑蝥胶囊，每次 0.5 g，每日 2 次。

八诊：2019 年 10 月 24 日。

患者药后食欲好转，有时矢气多，余可。舌苔薄腻，脉细滑。证属肺脾亏虚，癌毒内结，治宜补益肺脾，攻除癌毒。

方药：麸炒白术 50 g，生白术 50 g，党参 30 g，藤梨根 30 g，冬凌草 10 g，通关藤 30 g，木馒头 10 g，山慈菇 10 g，猫爪草 30 g，生薏苡仁 30 g，全蝎 5 g，莲子肉 30 g，芡实 30 g，麸炒山药 30 g。另服鸦胆子油软胶囊，每次 0.53 g，每日 2 次；参丹散结胶囊，每次 0.3 g，每日 2 次；复方斑蝥胶囊，每次 0.5 g，每日 2 次。

十诊：2019 年 11 月 22 日。

患者药后好转，自觉症状可。舌苔薄，脉细。证属肺脾亏虚，癌毒内结，治宜补益肺脾，攻除癌毒。

方药：麸炒白术 40 g，生白术 40 g，党参 30 g，藤梨根 30 g，冬凌草 30 g，通关藤 10 g，木馒头 10 g，山慈菇 10 g，猫爪草 30 g，生薏苡仁 30 g，全蝎 5 g，莲子肉 30 g，芡实 30 g，麸炒山药 30 g，乌梅肉 10 g。另服鸦胆子油软胶囊，每次 0.53 g，每日 2 次；参丹散结胶囊，每次 0.3 g，每日 2 次；复方斑蝥胶囊，每次 0.5 g，每日 2 次。

十一诊：2019 年 12 月 6 日。

患者复查肺病灶缩小，自觉症状可。舌苔薄，脉细。证属肺脾亏虚，癌毒内结，治宜补益肺脾，攻除癌毒。

方药：麸炒白术 40 g，生白术 40 g，党参 30 g，藤梨根 30 g，冬凌草 30 g，通关藤 10 g，木馒头 10 g，山慈菇 10 g，猫爪草 30 g，生薏苡仁 30 g，全蝎 5 g，莲子肉 30 g，芡实 30 g，麸炒山药 30 g，乌梅肉 10 g。另服鸦胆子油软胶囊，每次 0.53 g，每日 2 次；参丹散结胶囊，每次 0.3 g，每日 2 次；复方斑蝥胶囊，每次 0.5 g，每日 2 次。

十四诊：2020 年 3 月 13 日。

患者近有口腔溃疡，上火，有时大便稀。舌苔薄腻，脉细滑。证属肺脾亏虚，癌毒内结，治宜补益肺脾，攻除癌毒。

方药：麸炒白术 40 g，生白术 40 g，党参 30 g，藤梨根 30 g，冬凌草 30 g，通关藤 10 g，木馒头 10 g，山慈菇 10 g，猫爪草 30 g，白残花 20 g，全蝎 5 g，生薏苡仁 30 g，莲子肉 30 g，芡实 30 g，麸炒山药 30 g，乌梅肉 10 g。另服鸦胆子油软胶囊，每次 0.53 g，每日 2 次；华蟾素片，每次 0.3 g，每日 2 次。

十六诊：2020 年 4 月 18 日。

患者口腔溃疡好转消失，大便好转，食欲好转。舌苔薄腻，脉细滑。证属肺脾亏虚，癌毒内结，治宜补益肺脾，攻除癌毒。

方药： 麸炒白术 40 g，生白术 40 g，党参 30 g，藤梨根 30 g，冬凌草 30 g，通关藤 10 g，木馒头 10 g，山慈菇 10 g，猫爪草 30 g，白残花 20 g，全蝎 5 g，生薏苡仁 30 g，莲子肉 30 g，芡实 30 g，麸炒山药 30 g，乌梅肉 10 g。另服鸦胆子油软胶囊，每次 0.53 g，每日 2 次；华蟾素片，每次 0.3 g，每日 2 次。

十七诊： 2020 年 5 月 4 日。

患者有点口腔溃疡，有时大便不成形。舌苔薄腻，脉细滑。证属肺脾亏虚，癌毒内结，治宜补益肺脾，攻除癌毒。

方药： 麸炒白术 40 g，生白术 40 g，党参 30 g，藤梨根 30 g，冬凌草 30 g，通关藤 10 g，木馒头 10 g，山慈菇 10 g，猫爪草 30 g，白残花 20 g，全蝎 5 g，生薏苡仁 20 g，莲子肉 30 g，芡实 30 g，麸炒山药 30 g，乌梅肉 10 g。另服参丹散结胶囊，每次 0.3 g，每日 2 次。

十八诊： 2020 年 5 月 18 日。

患者药后好转，无明显不适，舌苔薄腻，脉细。证属肺脾亏虚，癌毒内结，治宜补益肺脾，攻除癌毒。

方药： 麸炒白术 40 g，生白术 40 g，党参 30 g，藤梨根 50 g，冬凌草 50 g，白残花 10 g，全蝎 10 g，生薏苡仁 20 g，莲子肉 30 g，芡实 30 g，麸炒山药 30 g，老鹳草 10 g，酒黄精 10 g，炙鸡内金 10 g。

按语： 本案右上肺腺癌术后化疗后复发，Ⅳb 期。胸膜、骨转移。中医药治疗 1 年半余，病情好转，病灶未见进展，患者带瘤生存，生活质量较好。在本案中医药治疗中，坚持补益肺脾，攻除癌毒，对促进病情好转起到良好作用。

医案 15

张某，男，69 岁。

初诊：2018 年 7 月 17 日。

患者支气管镜活检右肺上叶低分化神经内分泌癌（小细胞癌），右肺上叶中央型小细胞癌伴阻塞性炎症，纵隔及右肺门淋巴结转移，未手术。化疗 6 次，放疗 30 次。脂肪肝，甲状腺瘤。舌苔薄腻，脉细。

辨证：肺脾亏虚，癌毒内结。

治法：补益肺脾，攻除癌毒。

方药：麸炒白术 60 g，生白术 30 g，党参 30 g，山药 30 g，藤梨根 40 g，冬凌草 40 g，生薏苡仁 30 g，酒山萸肉 30 g，枸杞子 10 g，红曲 5 g。另服鸦胆子油软胶囊，每次 0.53 g，每日 2 次；华蟾素片，每次 0.3 g，每日 2 次；复方斑蝥胶囊，每次 0.5 g，每日 2 次；参丹散结胶囊，每次 0.3 g，每日 2 次；复方红豆杉胶囊，每次 0.3 g，每日 1 次。

二诊：2019 年 2 月 15 日。

患者胸闷，睡眠可，食欲可，大便可，血糖稍高，转氨酶稍高，血常规正常。舌苔薄腻，有裂，脉细。证属肺脾亏虚，癌毒内结，治宜补益肺脾，攻除癌毒。

方药：麸炒白术 60 g，生白术 30 g，党参 30 g，山药 30 g，藤梨根 40 g，冬凌草 40 g，生薏苡仁 30 g，酒山萸肉 30 g，枸杞子 10 g，红曲 5 g。另服鸦胆子油软胶囊，每次 0.53 g，每日 2 次；华蟾素片，每次 0.3 g，每日 2 次；复方斑蝥胶囊，每次 0.5 g，每日 2 次；参丹散结胶囊，每次 0.3 g，每日 2 次；复方红豆杉胶囊，每次 0.3 g，每日1次。

三诊：2019年3月12日。

患者脑梗死，轻度脑萎缩，左肾囊肿结石。嗳气，矢气，大便不成形，有时便稀，舌苔白腻，有裂，脉细。证属肺脾亏虚，癌毒内结，治宜补益肺脾，攻除癌毒。

方药：麸炒白术60 g，生白术30 g，党参30 g，生山药30 g，麸炒山药30 g，藤梨根10 g，冬凌草10 g，生薏苡仁30 g，酒山萸肉10 g，枸杞子10 g，红曲5 g，焦六神曲10 g，通关藤10 g，生麦芽15 g，焦山楂5 g。另服鸦胆子油软胶囊，每次0.53 g，每日2次；华蟾素片，每次0.3 g，每日2次；复方斑蝥胶囊，每次0.5 g，每日2次；参丹散结胶囊，每次0.3 g，每日2次；复方红豆杉胶囊，每次0.3 g，每日1次。

四诊：2019年4月8日。

患者腿酸胀，偶尔咳嗽吐痰带暗色。CEA稍高，细胞角蛋白19片段稍高，两肺数枚结节。食欲可，大便稀，舌苔白腻，舌偏红有裂，脉细。证属肺脾亏虚，癌毒内结，治宜补益肺脾，攻除癌毒。

方药：麸炒白术60 g，生白术30 g，党参30 g，生山药30 g，麸炒山药30 g，藤梨根10 g，冬凌草10 g，生薏苡仁30 g，酒山萸肉10 g，枸杞子10 g，芡实30 g，莲子20 g，通关藤10 g，生麦芽15 g，白茅根15 g，芦根15 g。另服鸦胆子油软胶囊，每次0.53 g，每日2次；华蟾素片，每次0.3 g，每日2次；复方斑蝥胶囊，每次0.5 g，每日2次；参丹散结胶囊，每次0.3 g，每日2次；复方红豆杉胶囊，每次0.3 g，每日1次。

五诊：2019年5月28日。

患者肺炎症减，血糖高，肾结石，咳嗽，疲劳，口干，腿无力，舌苔薄，脉细。证属肺脾亏虚，癌毒内结，治宜补益肺脾，攻除癌毒。

方药：麸炒白术 30 g，生白术 30 g，党参 30 g，生山药 30 g，猕猴桃根 60 g，冬凌草 60 g，酒山萸肉 60 g，玉竹 60 g，枸杞子 10 g，百合 30 g，芡实 30 g，红芪 30 g。另服华蟾素片，每次 0.3 g，每日 2 次；复方斑蝥胶囊，每次 0.5 g，每日 2 次。

六诊：2019 年 6 月 21 日。

患者药后咳嗽消，耳鸣，舌苔薄，脉细。证属肺脾亏虚，癌毒内结，治宜补益肺脾，攻除癌毒。

方药：麸炒白术 30 g，生白术 30 g，党参 30 g，生山药 30 g，猕猴桃根 60 g，冬凌草 60 g，酒山萸肉 60 g，玉竹 60 g，枸杞子 10 g，百合 30 g，芡实 30 g，红芪 30 g，酒黄精 30 g。另服华蟾素片，每次 0.3 g，每日 2 次。

七诊：2019 年 8 月 8 日。

患者自觉尚可，脂肪肝，肝囊肿，舌苔薄，脉细。证属肺脾亏虚，癌毒内结，治宜补益肺脾，攻除癌毒。

方药：麸炒白术 30 g，生白术 30 g，党参 30 g，生山药 30 g，猕猴桃根 60 g，冬凌草 60 g，酒山萸肉 60 g，玉竹 60 g，枸杞子 10 g，百合 10 g，芡实 30 g，红芪 30 g，酒黄精 30 g，全蝎 3 g，酒炒九香虫 3 g，生薏苡仁 10 g，通关藤 10 g，猫爪草 10 g。另服鸦胆子油软胶囊，每次 0.53 g，每日 2 次；华蟾素片，每次 0.3 g，每日 2 次；复方斑蝥胶囊，每次 0.5 g，每日 2 次；参丹散结胶囊，每次 0.3 g，每日 2 次；复方红豆杉胶囊，每次 0.3 g，每日 1 次。

八诊：2019 年 10 月 8 日。

患者复查病灶未见进展。疲劳无力，化疗后面色暗，食欲欠佳，大便可，有点腹泻，舌苔薄，脉细。证属肺脾亏虚，癌毒内结，治宜补益肺脾，攻除癌毒。

方药：麸炒白术 30 g，生白术 30 g，党参 30 g，生山药 30 g，猕猴桃根 10 g，冬凌草 10 g，山慈菇 10 g，半枝莲 15 g，木馒头 10 g，红芪 30 g，全蝎 20 g，生薏苡仁 10 g，通关藤 10 g，猫爪草 10 g，白花蛇舌草 15 g，天花粉 10 g。另服鸦胆子油软胶囊，每次 0.53 g，每日 2 次；华蟾素片，每次 0.3 g，每日 2 次；参丹散结胶囊，每次 0.3 g，每日 2 次；复方红豆杉胶囊，每次 0.3 g，每日 1 次。

九诊：2020 年 1 月 10 日。

患者化疗 6 次，放射性肺炎，右肺病灶缩小。右肺小细胞癌局限期放化疗后，白细胞减少，腿无力，手指麻，舌苔白腻，脉滑。证属肺脾亏虚，癌毒内结，治宜补益肺脾，攻除癌毒。

方药：麸炒白术 60 g，生白术 60 g，党参 30 g，当归 10 g，山慈菇 30 g，木馒头 30 g，红芪 30 g，猫爪草 30 g，全蝎 5 g，乌梅肉 5 g，净山楂 5 g。另服参丹散结胶囊，每次 0.3 g，每日 2 次。

十诊：2020 年 4 月 7 日。

患者化疗 12 次，手足麻，腿胀，无力，舌苔薄，脉细滑。证属肺脾亏虚，癌毒内结，治宜补益肺脾，攻除癌毒。

方药：麸炒白术 60 g，生白术 60 g，党参 30 g，当归 10 g，山慈菇 10 g，木馒头 10 g，红芪 20 g，猫爪草 10 g，全蝎 5 g，藤梨根 30 g，冬凌草 30 g，黄芪 20 g，酒黄精 10 g，玉竹 10 g。另服华蟾素片，每次 0.3 g，每日 2 次；复方斑蝥胶囊，每次 0.5 g，每日 2 次；参丹散结胶囊，每次 0.3 g，每日 2 次。

按语：本案支气管镜活检示右肺上叶低分化神经内分泌癌（小细胞癌），右肺上叶中央型小细胞癌伴阻塞性炎症，纵隔及右肺门淋巴结转移，未手术。中医药治疗 1 年半余，病情好转，病灶有好转，患者带瘤生存，生活质量较好。在本案中医药治疗中，扶正重视培土生金，注重补脾健脾，在此基础上攻毒散结，临床症候得到较好改善。

二、乳腺癌

医案 1

顾某，女，58 岁。

初诊：2019 年 4 月 18 日。

患者近期被诊断为右乳腺癌，伴右侧腋窝下淋巴结转移，未手术。化疗 1 次。现咳嗽，痰少，食欲可，大便可，舌苔薄，脉细滑数。

辨证：气阴亏虚，癌毒内结。

治法：补养气阴，攻除癌毒。

方药：山药 30 g，党参 30 g，冬凌草 20 g，百合 20 g，青蒿 10 g，石斛 20 g，芦根 15 g，薏苡仁 30 g，猕猴桃根 20 g，生白术 30 g，麦冬 20 g，玉竹 20 g，芡实 30 g。另服华蟾素片，每次 0.3 g，每日 2 次；鸦胆子油软胶囊，每次 0.53 g，每日 2 次。

二诊：2019 年 5 月 21 日。

患者化疗 3 次，咳嗽，食欲欠佳，大便偏干，失眠，舌苔白腻，脉细。证属气阴亏虚，癌毒内结，治宜补养气阴，攻除癌毒。

方药：党参 60 g，冬凌草 30 g，百合 30 g，石斛 30 g，猕猴桃根 30 g，生白术 30 g，麦冬 30 g，玉竹 60 g。另服华蟾素片，每次

0.3 g，每日 2 次；鸦胆子油软胶囊，每次 0.53 g，每日 2 次。

三诊：2019 年 6 月 4 日。

患者药后咳嗽好转，食欲有增，白细胞低，舌苔薄，舌有紫气，脉细滑。证属气阴亏虚，癌毒内结，治宜补养气阴，攻除癌毒。

方药：党参 60 g，冬凌草 30 g，百合 30 g，生薏苡仁 20 g，石韦 15 g，石斛 30 g，猕猴桃根 30 g，生白术 30 g，麦冬 30 g，玉竹 60 g，芡实 20 g，醋莪术 10 g。另服华蟾素片，每次 0.3 g，每日 2 次；鸦胆子油软胶囊，每次 0.53 g，每日 2 次。

四诊：2019 年 7 月 6 日。

患者复查右乳病灶范围较前缩小，右腋窝、右侧内乳区肿大淋巴结较前缩小。药后已不咳嗽，靶向治疗，胸痛，白细胞低，失眠，咽干，眼睛红，大便干。舌苔薄，脉细滑。证属气阴亏虚，癌毒内结，治宜补养气阴，攻除癌毒。

方药：党参 30 g，冬凌草 60 g，石韦 30 g，酒黄精 30 g，猕猴桃根 60 g，生白术 60 g，麦冬 30 g，玉竹 60 g，甘草 6 g，全蝎 10 g，酒炒九香虫 5 g。

六诊：2019 年 9 月 23 日。

患者咳嗽，吐黄痰，余可。舌苔薄，脉细。证属气阴亏虚，癌毒内结，治宜补养气阴，攻除癌毒。

方药：党参 30 g，冬凌草 30 g，石韦 30 g，酒黄精 30 g，猕猴桃根 60 g，生白术 30 g，麦冬 30 g，玉竹 30 g，石斛 30 g，芡实 30 g，百合 30 g，山慈菇 10 g，蜜百部 10 g，红枣 10 g，全蝎 10 g。

九诊：2019 年 10 月 31 日。

患者失眠，余无不适。舌苔薄，脉细。证属气阴亏虚，癌毒内结，治宜补养气阴，攻除癌毒。

方药：冬凌草 10 g，猕猴桃根 10 g，生白术 70 g，玉竹 30 g，猫爪草 10 g，天麻 10 g，通关藤 10 g，木馒头 10 g，天花粉 10 g，龙眼肉 10 g，芡实 30 g，山慈菇 10 g，红枣 10 g，全蝎 10 g。

十诊：2019 年 11 月 15 日。

患者失眠少许，有时腹不适，背不适。复查右乳病灶较前缩小，右侧腋窝淋巴结较前缩小。两肺散在磨玻璃结节影较前相仿。舌苔薄，脉细。证属气阴亏虚，癌毒内结，治宜补养气阴，攻除癌毒。

方药：生白术 50 g，玉竹 30 g，猫爪草 10 g，天麻 10 g，木馒头 10 g，天花粉 10 g，龙眼肉 6 g，芡实 30 g，山慈菇 10 g，红枣 10 g，全蝎 10 g，麸炒白术 30 g，马勃 10 g，合欢皮 15 g，甘草 6 g。另服华蟾素片，每次 0.3 g，每日 2 次；鸦胆子油软胶囊，每次 0.53 g，每日 2 次；云芝胞内糖肽胶囊，每次 0.5 g，每日 2 次。

十一诊：2019 年 12 月 14 日。

患者咽不适。靶向治疗，白细胞低，CA724 稍高。舌苔薄，脉细。证属气阴亏虚，癌毒内结，治宜补养气阴，攻除癌毒。

方药：生白术 40 g，猕猴桃根 15 g，玉竹 30 g，天麻 10 g，木馒头 10 g，芡实 30 g，红枣 10 g，全蝎 10 g，麸炒白术 30 g，石韦 30 g，合欢皮 15 g，甘草 6 g。

十二诊：2019 年 12 月 28 日。

患者失眠，白细胞低，胃纳差，嗳气，咽痛，大便可。放疗结束，靶向治疗中。舌苔薄，脉细滑。证属气阴亏虚，癌毒内结，治宜补养气阴，攻除癌毒。

方药：猕猴桃根 30 g，玉竹 60 g，天麻 10 g，芡实 30 g，红枣 10 g，全蝎 5 g，石韦 30 g，合欢皮 15 g，甘草 6 g，首乌藤 15 g，炒酸枣仁 30 g，石斛 10 g，酒黄精 30 g，麦冬 10 g，党参 20 g。

十三诊：2020 年 1 月 13 日。

患者睡眠好转，咽不适，鼻上火，体重减，背凉。舌苔薄，脉细。证属气阴亏虚，癌毒内结，治宜补养气阴，攻除癌毒。

方药：猕猴桃根 30 g，玉竹 60 g，天麻 10 g，芡实 10 g，全蝎 5 g，石韦 30 g，木馒头 30 g，猫爪草 30 g，合欢皮 15 g，首乌藤 15 g，炒酸枣仁 30 g，石斛 10 g，酒黄精 30 g，麦冬 10 g，生白术 30 g。

十四诊：2020 年 2 月 25 日。

患者复查颈部淋巴结较前缩小。咽喉易红肿痛，鼻涕多，气短。舌苔薄，脉细。证属气阴亏虚，癌毒内结，治宜补养气阴，攻除癌毒。

方药：猕猴桃根 30 g，玉竹 30 g，玄参 30 g，百合 30 g，党参 30 g，芦根 30 g，木馒头 30 g，石斛 30 g，酒黄精 30 g，麦冬 10 g，生白术 30 g，山慈菇 30 g。

十五诊：2020 年 3 月 7 日。

患者咳嗽，咳痰黏稠有时色黄，鼻流清涕。舌苔薄，脉细。证属气阴亏虚，癌毒内结，治宜补养气阴，攻除癌毒。

方药：猕猴桃根 30 g，玉竹 30 g，百合 30 g，党参 30 g，芦根 15 g，木馒头 30 g，酒黄精 10 g，麦冬 10 g，山慈菇 30 g，莲子肉 30 g，冬凌草 30 g，猫爪草 10 g，通关藤 10 g，芡实 30 g，全蝎 5 g，乌梅肉 10 g。

十六诊：2020 年 3 月 21 日。

患者咽红不适，咳嗽，咳痰减，右上肢酸胀，气短，大便可，矢气多。舌苔薄，舌偏红，脉细。证属气阴亏虚，癌毒内结，治宜补养气阴，攻除癌毒。

方药：猕猴桃根 30 g，玉竹 30 g，石斛 20 g，百合 30 g，党参

30 g，木馒头 10 g，酒黄精 30 g，麦冬 20 g，玄参 20 g，冬凌草 30 g，通关藤 10 g。

十七诊：2020 年 4 月 9 日。

患者失眠，大便散，余可。舌苔薄，舌偏红，脉细。证属气阴亏虚，癌毒内结，治宜补养气阴，攻除癌毒。

方药：猕猴桃根 30 g，玉竹 40 g，石斛 10 g，百合 30 g，党参 20 g，酒黄精 10 g，麦冬 10 g，玄参 10 g，冬凌草 30 g，通关藤 10 g，芡实 30 g，生白术 30 g，当归 10 g，天麻 10 g，莲子肉 30 g。

十八诊：2020 年 5 月 8 日。

患者药后好转，活动后有点气短气喘，矢气多，偶尔喷嚏。复查病灶未见进展。舌苔薄，舌偏红，脉细。证属气阴亏虚，癌毒内结，治宜补养气阴，攻除癌毒。

方药：猕猴桃根 40 g，石斛 10 g，百合 30 g，酒黄精 30 g，玄参 10 g，冬凌草 40 g，芡实 30 g，天麻 10 g，莲子肉 30 g，南沙参 30 g，生山药 30 g，首乌藤 15 g，甘草 6 g。

按语：本案右乳腺癌，伴右侧腋窝下淋巴结转移，未手术。中医药治疗 1 年余，病情平稳，病灶未见进展，生活质量尚好。在本案中医药辨证治疗中，着重注意调补肝脾，尽量选用有补益作用的平和之品，尽量避免过分苦寒和辛燥的调气化瘀药物，以免损伤和耗伤患者的脾胃和气血，保证各种抗癌治疗的顺利进行。

医案 2

张某，女，71 岁。

初诊：2013 年 8 月 16 日。

患者发现左乳腺肿瘤，未手术，左乳头流少量黏黄色液体，有时刺痛，双乳腺密度影。烦躁，口苦，舌苔薄，舌红有小裂，脉细。

辨证：气阴亏虚，瘀毒内结。

治法：补养气阴，化瘀解毒。

方药：天冬 60 g，党参 30 g，太子参 30 g，炒白术 30 g，莪术 20 g，红豆杉 10 g，石斛 10 g，蟾皮 1 g，雷公藤 5 g（先煎），藤梨根 30 g，龙衣 10 g，肿节风 30 g，灵芝 30 g，山慈菇 30 g，龟板 20 g，老鹳草 30 g，天龙 10 g，全蝎 10 g，石榴皮 10 g，天花粉 10 g，蒲公英 15 g，生麦芽 15 g。

十一诊：2014 年 6 月 16 日。

患者有点头胀痛，检查头颅未见病灶，余无不适，舌苔薄，脉细。证属气阴亏虚，瘀毒内结，治宜补养气阴，化瘀解毒。

方药：天冬 20 g，党参 20 g，莪术 10 g，红豆杉 10 g，石斛 20 g，蟾皮 1 g，白花蛇舌草 15 g，藤梨根 10 g，灵芝 10 g，山慈菇 10 g，龟板 10 g，天龙 2 g，全蝎 2 g，蒲公英 30 g，黄精 20 g，制何首乌 15 g，枸杞子 10 g，熟地黄 10 g，玉竹 20 g，雷公藤 5 g（先煎），通关藤 10 g，甘草 6 g。

十六诊：2015 年 3 月 17 日。

患者病情稳定，无明显不适，舌苔薄，脉细。证属气阴亏虚，瘀毒内结，治宜补养气阴，化瘀解毒。

方药：天冬 10 g，党参 20 g，莪术 20 g，红豆杉 10 g，石斛 20 g，白花蛇舌草 15 g，藤梨根 30 g，灵芝 20 g，山慈菇 10 g，天龙 3 g，枸杞子 10 g，熟地黄 10 g，玉竹 10 g，黄精 30 g，炒白术 10 g，木馒头 10 g，黄芪 10 g。另服鸦胆子油软胶囊 0.53 g，每日 2 次。

二十诊：2016 年 4 月 12 日。

患者乳头及乳房有点不舒服，上身热，下身冷，手指麻，耳鸣，舌苔薄，脉细。证属气阴亏虚，瘀毒内结，治宜补养气阴，化瘀解毒。

方药：天冬 10 g，党参 20 g，莪术 10 g，红豆杉 10 g，石斛 30 g，白花蛇舌草 15 g，蟾皮 1 g，藤梨根 30 g，枸杞子 20 g，黄精 20 g，生白术 20 g，黄芪 20 g，蒲公英 15 g，垂盆草 15 g，麦冬 20 g，老鹳草 15 g，石榴皮 10 g，百合 20 g。另服鸦胆子油软胶囊 0.53 g，每日 2 次。

二十七诊：2017 年 8 月 1 日。

患者食欲欠佳，腿无力，大便不干，手麻，汗黏。舌苔薄，脉细。证属脾胃亏虚，瘀毒内结，治宜补养脾胃，化瘀解毒。

方药：党参 40 g，莪术 15 g，红豆杉 10 g，石斛 20 g，白花蛇舌草 30 g，蟾皮 2 g，藤梨根 40 g，黄精 60 g，炒白术 30 g，老鹳草 15 g，百合 30 g，三棱 10 g，山慈菇 10 g，重楼 10 g，肿节风 10 g，太子参 20 g，补骨脂 20 g，通关藤 10 g。另服鸦胆子油软胶囊 1.06 g，每日 2 次。

二十八诊：2017 年 9 月 21 日。

患者手麻，耳鸣，病灶部有不适感，近感冒，腹泻，有点腹痛，有点口干，手凉。舌苔薄，脉细濡。证属脾胃亏虚，瘀毒内结，治宜补养脾胃，化瘀解毒。

方药：党参 40 g，莪术 15 g，红豆杉 10 g，石斛 20 g，白花蛇舌草 15 g，藤梨根 30 g，黄精 30 g，炒白术 30 g，老鹳草 15 g，百合 30 g，三棱 10 g，山慈菇 10 g，重楼 10 g，肿节风 10 g，太子参 20 g，补骨脂 20 g，通关藤 10 g。另服鸦胆子油软胶囊，每次 1.06 g，每日 2 次。

二十九诊：2017 年 11 月 7 日。

患者手麻，耳鸣，腹泻，食纳差，食量少，有时肠鸣，晨起口干，下肢无力，舌淡苔薄，脉细。证属脾胃亏虚，瘀毒内结，治宜补养脾胃，化瘀解毒。

方药：党参 40 g，莪术 15 g，红豆杉 10 g，芡实 20 g，白花蛇舌草 15 g，藤梨根 30 g，黄精 30 g，炒白术 50 g，百合 30 g，三棱 10 g，山慈菇 10 g，肿节风 10 g，太子参 20 g，补骨脂 10 g，通关藤 10 g。另服鸦胆子油软胶囊，每次 1.06 g，每日 2 次。

三十诊：2018 年 3 月 15 日。

患者手麻，耳鸣，口干，烦躁，左乳腺肿块有增大，疲劳无力，舌淡苔薄，脉细。证属脾胃亏虚，瘀毒内结，治宜补养脾胃，化瘀解毒。

方药：红芪 30 g，党参 60 g，醋莪术 15 g，芡实 30 g，白花蛇舌草 15 g，藤梨根 30 g，冬凌草 30 g，炒白术 60 g，通关藤 30 g，玉竹 30 g，红枣 10 g，龙眼肉 6 g，阿胶珠 5 g，木馒头 20 g，莲子 10 g，焦山楂 6 g，全蝎 2 g。

三十一诊：2018 年 9 月 18 日。

患者手麻，耳鸣，肠鸣，乳腺有刺胀感，舌苔薄，舌有小裂，脉细。证属脾胃亏虚，瘀毒内结，治宜补养脾胃，化瘀解毒。

方药：红芪 30 g，党参 60 g，醋莪术 15 g，芡实 30 g，藤梨根 30 g，冬凌草 30 g，炒白术 60 g，通关藤 30 g，玉竹 30 g，红枣 10 g，龙眼肉 6 g，阿胶珠 5 g，木馒头 20 g，莲子 10 g。

三十二诊：2018 年 12 月 25 日。

患者胸有点刺痛，手麻，易上火牙痛，精神好转，黎明时出汗，舌苔薄，舌有小裂，脉细。证属脾胃亏虚，瘀毒内结，治宜补养脾胃，化瘀解毒。

方药：红芪 30 g，党参 60 g，醋莪术 15 g，芡实 30 g，白花蛇舌草 15 g，藤梨根 30 g，冬凌草 30 g，炒白术 60 g，通关藤 30 g，玉竹 30 g，红枣 10 g，龙眼肉 6 g，阿胶珠 5 g，木馒头 20 g，莲子 10 g，焦山楂 6 g，全蝎 2 g。

三十五诊：2019 年 3 月 23 日。

患者血压高，口干苦，余无不适，舌苔薄，脉细。证属脾胃亏虚，癌毒内结，治宜补养脾胃，攻除癌毒。

方药：黄芪 30 g，党参 60 g，醋莪术 15 g，芡实 30 g，麸炒山药 30 g，白花蛇舌草 15 g，猕猴桃根 30 g，冬凌草 10 g，麸炒白术 60 g，通关藤 30 g，玉竹 30 g，太子参 10 g，酒山萸肉 60 g，鬼针草 30 g，莲子 10 g，桑叶 30 g，焦山楂 10 g，全蝎 3 g。

三十六诊：2019 年 5 月 25 日。

患者腿脚轻飘，血压稍高，血糖高，食欲欠佳，舌苔薄，脉细。证属脾胃亏虚，癌毒内结，治宜补养脾胃，攻除癌毒。

方药：党参 30 g，芡实 30 g，麸炒山药 30 g，猕猴桃根 30 g，冬凌草 10 g，麸炒白术 60 g，玉竹 30 g，生白术 30 g，石斛 30 g。

三十七诊：2019 年 9 月 3 日。

患者乳房有点胀，小中风，口有点歪，腿抖，血糖有点高，舌苔薄，脉细。证属脾胃亏虚，癌毒内结，治宜补养脾胃，攻除癌毒。

方药：芡实 10 g，生山药 10 g，猕猴桃根 10 g，冬凌草 10 g，玉竹 30 g，生白术 70 g，石斛 10 g，生薏苡仁 10 g，木馒头 10 g，麦冬 10 g，猫爪草 10 g，通关藤 10 g，山慈菇 10 g，炒槐米 5 g。

三十九诊：2020 年 5 月 18 日。

患者心烦，左乳房肿块硬，眼睛热感，肠鸣，腿软，血糖高，舌苔薄，脉细。证属脾胃亏虚，癌毒内结，治宜补养脾胃，攻除癌毒。

方药：芡实 30 g，猕猴桃根 50 g，冬凌草 50 g，玉竹 40 g，生白术 60 g，生薏苡仁 30 g，酒黄精 20 g，全蝎 5 g，焦六神曲 10 g。

按语：本案左乳腺肿瘤，未手术，经中医药调治，病情稳定 6 年多，病灶未见明显增大和转移，基本达到带瘤生存的目的。本案治疗仍遵"全力扶正、尽力攻毒"的抗癌基本原则，重视以扶正健脾为基础的根本治疗，同时重视解毒散结疗法，使患者带瘤生存，生存质量尚好。

三、结直肠癌

张某，女，52 岁。

初诊：2017 年 10 月 27 日。

患者结肠癌术后腹腔多发转移，腺癌，Ⅳ期。化疗 1 次。腹痛，面色萎黄，舌苔薄，脉细。

辨证：脾胃虚亏，癌毒内结。

治法：补益脾胃，攻除癌毒。

方药：党参 60 g，炙黄芪 30 g，红芪 40 g，龙眼肉 10 g，白花蛇舌草 15 g，红枣 10 g，麸炒白术 60 g，生薏苡仁 30 g，芡实 30 g，猕猴桃根 60 g，麸炒山药 30 g，全蝎 10 g。

二诊：2017 年 11 月 17 日。

患者药后好转，腹痛大减，舌苔薄，脉细。证属脾胃虚亏，癌毒内结，治宜补益脾胃，攻除癌毒。

方药：党参 60 g，炙黄芪 30 g，红芪 40 g，龙眼肉 10 g，白花

蛇舌草 15 g，红枣 10 g，麸炒白术 60 g，生薏苡仁 30 g，芡实 30 g，猕猴桃根 60 g，麸炒山药 30 g，全蝎 10 g，老鹳草 15 g。

七诊：2018 年 3 月 30 日。

患者药后下腹不适好转，睡眠欠佳，舌苔薄，脉细。证属脾胃虚亏，癌毒内结，治宜补益脾胃，攻除癌毒。

方药：党参 60 g，炙黄芪 30 g，红芪 40 g，龙眼肉 10 g，白花蛇舌草 15 g，红枣 10 g，麸炒白术 60 g，生薏苡仁 30 g，芡实 30 g，猕猴桃根 60 g，麸炒山药 30 g，全蝎 10 g，老鹳草 15 g，天麻 10 g。

八诊：2018 年 5 月 4 日。

患者复查有转移灶缩小，有新增。面色萎黄，舌苔薄，脉细。证属脾胃虚亏，癌毒内结，治宜补益脾胃，攻除癌毒。

方药：党参 60 g，炙黄芪 30 g，红芪 40 g，龙眼肉 10 g，白花蛇舌草 15 g，红枣 10 g，麸炒白术 60 g，生薏苡仁 30 g，芡实 30 g，猕猴桃根 60 g，麸炒山药 30 g，全蝎 10 g，老鹳草 15 g，当归 10 g，山慈菇 10 g。

九诊：2018 年 5 月 15 日。

患者右锁骨上肿瘤穿刺病理恶性肿瘤细胞，倾向小细胞癌。两胸膜增厚，肿瘤标志物正常，尿酸高，脑腔隙梗死可能。舌苔薄，脉细。证属脾胃虚亏，癌毒内结，治宜补益脾胃，攻除癌毒。

方药：党参 60 g，炙黄芪 30 g，红芪 40 g，龙眼肉 10 g，白花蛇舌草 15 g，红枣 10 g，麸炒白术 60 g，生薏苡仁 40 g，芡实 30 g，猕猴桃根 60 g，麸炒山药 30 g，全蝎 10 g，老鹳草 15 g，当归 10 g，山慈菇 10 g。

十一诊：2018 年 6 月 2 日。

患者药后感觉较好，舌苔薄，舌有小齿印，脉细滑。证属脾胃虚亏，癌毒内结，治宜补益脾胃，攻除癌毒。

方药： 党参60 g，炙黄芪30 g，红芪40 g，龙眼肉10 g，白花蛇舌草15 g，红枣10 g，麸炒白术60 g，生薏苡仁40 g，芡实30 g，猕猴桃根60 g，麸炒山药30 g，全蝎10 g，老鹳草15 g，当归10 g，山慈菇10 g。

十五诊： 2018年10月13日。

患者复查腹盆腔多发转移灶增大，肿瘤标志物高。舌苔薄，脉细滑。证属脾胃虚亏，癌毒内结，治宜补益脾胃，攻除癌毒。

方药： 党参60 g，炙黄芪30 g，红芪40 g，龙眼肉10 g，白花蛇舌草15 g，红枣10 g，麸炒白术60 g，生薏苡仁40 g，芡实30 g，猕猴桃根60 g，麸炒山药30 g，三七粉5 g（冲服）。另服华蟾素片，每次0.3 g，每日2次；参丹散结胶囊，每次0.3 g，每日2次；鸦胆子油软胶囊，每次0.53 g，每日2次；复方红豆杉胶囊，每次0.3 g，每日1次；复方斑蝥胶囊，每次0.5 g，每日2次。

十六诊： 2018年11月17日。

患者左下腹痛，火热痛感。舌苔薄，脉细。证属脾虚湿热，癌毒内结，治宜补脾清热，攻除癌毒。

方药： 党参80 g，生白术40 g，白花蛇舌草15 g，麸炒白术80 g，猕猴桃根30 g，通关藤30 g，山慈菇30 g，昆布10 g，盐补骨脂10 g，冬凌草40 g，木馒头10 g，半枝莲30 g，灵芝30 g，醋三棱10 g，醋莪术10 g，醋乌梅10 g，红豆杉5 g。另服华蟾素片，每次0.3 g，每日2次；参丹散结胶囊，每次0.3 g，每日2次；复方斑蝥胶囊，每次0.5 g，每日2次。

十八诊： 2019年1月12日。

患者血常规白细胞计数高，肝肾功能正常。舌苔薄，脉细。证属脾虚湿热，癌毒内结，治宜补脾清热，攻除癌毒。

方药：党参 80 g，生白术 40 g，白花蛇舌草 15 g，麸炒白术 80 g，猕猴桃根 60 g，通关藤 10 g，山慈菇 10 g，昆布 10 g，盐补骨脂 10 g，冬凌草 40 g，木馒头 10 g，半枝莲 15 g，灵芝 10 g，醋三棱 10 g，醋莪术 10 g，醋乌梅 10 g，猫爪草 10 g，龙眼肉 20 g，红枣 10 g，全蝎 5 g。另服华蟾素片，每次 0.3 g，每日 2 次；参丹散结胶囊，每次 0.3 g，每日 2 次；复方斑蝥胶囊，每次 0.5 g，每日 2 次；鸦胆子油软胶囊，每次 0.53 g，每日 2 次。

十九诊：2019 年 2 月 16 日。

患者病情稳定。舌苔薄，脉细。证属脾胃亏虚，癌毒内结，治宜补益脾胃，攻除癌毒。

方药：党参 80 g，生白术 60 g，白花蛇舌草 60 g，麸炒白术 80 g，猕猴桃根 70 g，冬凌草 70 g，山药 20 g，昆布 10 g，芡实 30 g，红枣 10 g，全蝎 5 g，甘草 6 g。另服华蟾素片，每次 0.3 g，每日 2 次；参丹散结胶囊，每次 0.3 g，每日 2 次；复方斑蝥胶囊，每次 0.5 g，每日 2 次；鸦胆子油软胶囊，每次 0.53 g，每日 2 次。

二十一诊：2019 年 4 月 13 日。

患者右下腹痛。舌苔薄，脉细。证属脾胃亏虚，癌毒内结，治宜补益脾胃，攻除癌毒。

方药：党参 80 g，麸炒白术 80 g，白花蛇舌草 30 g，猕猴桃根 30 g，半枝莲 15 g，冬凌草 20 g，全蝎 10 g，景天三七 30 g，醋莪术 20 g，山慈菇 20 g，通关藤 10 g，黄芪 30 g，红芪 30 g。另服华蟾素片，每次 0.3 g，每日 2 次；参丹散结胶囊，每次 0.3 g，每日 2 次；复方斑蝥胶囊，每次 0.5 g，每日 2 次；鸦胆子油软胶囊，每次 0.53 g，每日 2 次。

二十三诊：2019 年 6 月 15 日。

患者药后右下腹痛减。舌苔薄，脉细。证属脾胃亏虚，癌毒内结，治宜补益脾胃，攻除癌毒。

方药：党参 80 g，麸炒白术 80 g，生白术 80 g，白花蛇舌草 15 g，猕猴桃根 60 g，半枝莲 15 g，冬凌草 60 g，全蝎 12 g，盐补骨脂 20 g，昆布 20 g，红芪 30 g，黄芪 30 g，炙黄芪 30 g。另服华蟾素片，每次 0.3 g，每日 2 次；参丹散结胶囊，每次 0.3 g，每日 2 次；鸦胆子油软胶囊，每次 0.53 g，每日 2 次。

二十六诊：2019 年 9 月 7 日。

患者复查肿瘤标志物增高，腹腔多发转移有进展。面色少华，舌苔薄，脉细。证属脾胃亏虚，癌毒内结，治宜补益脾胃，攻除癌毒。

方药：党参 30 g，生白术 90 g，白花蛇舌草 15 g，猕猴桃根 10 g，半枝莲 15 g，冬凌草 10 g，全蝎 20 g，通关藤 10 g，木馒头 10 g，醋莪术 30 g，醋三棱 30 g，重楼 10 g，山慈菇 10 g，猫爪草 10 g，焦山楂 10 g，玉竹 30 g。另服华蟾素片，每次 0.3 g，每日 2 次；参丹散结胶囊，每次 0.3 g，每日 2 次；复方红豆杉胶囊，每次 0.3 g，每日 1 次；鸦胆子油软胶囊，每次 0.53 g，每日 2 次；复方斑蝥胶囊，每次 0.25 g，每日 2 次。

二十八诊：2019 年 11 月 9 日。

患者食欲欠佳，胃腹痛，舌苔薄，脉细。证属脾胃亏虚，癌毒内结，治宜补益脾胃，攻除癌毒。

方药：党参 30 g，生白术 90 g，麸炒白术 60 g，猕猴桃根 10 g，冬凌草 10 g，全蝎 20 g，通关藤 10 g，木馒头 10 g，山慈菇 10 g，猫爪草 10 g，焦山楂 10 g，玉竹 30 g，刀豆壳 10 g，皂角刺 10 g，

天花粉 10 g，红枣 10 g，生麦芽 15 g，醋穿山甲 5 g。另服华蟾素片，每次 0.3 g，每日 2 次；参丹散结胶囊，每次 0.3 g，每日 2 次；复方斑蝥胶囊，每次 0.25 g，每日 2 次。

三十诊： 2020 年 1 月 4 日。

患者饮食不香，有时腹泻，胃有痉挛感，舌苔薄，脉细。证属脾胃亏虚，癌毒内结，治宜补益脾胃，攻除癌毒。

方药： 党参 60 g，生白术 60 g，麸炒白术 60 g，猕猴桃根 30 g，冬凌草 30 g，全蝎 20 g，通关藤 10 g，木馒头 10 g，山慈菇 10 g，猫爪草 10 g，净山楂 10 g，醋香附 5 g，乌药 5 g，乌梅肉 5 g，炮穿山甲 5 g。另服华蟾素片，每次 0.3 g，每日 2 次；云芝胞内糖肽胶囊，每次 0.5 g，每日 2 次。

三十一诊： 2020 年 3 月 7 日。

患者右上腹痛，饮食不香，咳嗽，痰少，舌苔薄，脉细。证属脾胃亏虚，癌毒内结，治宜补益脾胃，攻除癌毒。

方药： 党参 30 g，猕猴桃根 30 g，冬凌草 30 g，全蝎 5 g，通关藤 10 g，木馒头 30 g，山慈菇 30 g，猫爪草 30 g，玉竹 30 g，百合 30 g，莲子肉 30 g，乌梅肉 5 g。另服华蟾素片，每次 0.3 g，每日 2 次；云芝胞内糖肽胶囊，每次 0.5 g，每日 2 次；参丹散结胶囊，每次 0.3 g，每日 2 次；复方斑蝥胶囊，每次 0.25 g，每日 2 次；鸦胆子油软胶囊，每次 0.53 g，每日 2 次。

三十二诊： 2020 年 4 月 6 日。

患者胃不舒服，饮食不香，咳嗽，大便难解，舌苔薄，脉细。证属脾胃亏虚，癌毒内结，治宜补益脾胃，攻除癌毒。

方药： 党参 60 g，猕猴桃根 40 g，冬凌草 40 g，全蝎 5 g，生白术 90 g，生山药 g，黄精 30 g，生麦芽 15 g。另服华蟾素片，每次

0.3 g，每日 2 次；云芝胞内糖肽胶囊，每次 0.5 g，每日 2 次；复方斑蝥胶囊，每次 0.25 g，每日 2 次；鸦胆子油软胶囊，每次 0.53 g，每日 2 次。

按语：本案结肠癌术后腹腔多发转移，腺癌，Ⅳ 期。中医药治疗 2 年半余，延缓了患者的病情发展，使患者能带瘤生存。在本案结肠癌的中医药治疗中，扶正重点是补脾养胃，祛邪的重点是解毒祛湿散结。

四、食管癌

医案 1

陆某，男，68 岁。

初诊：2018 年 10 月 12 日。

患者食管癌，未手术，右肺门及纵隔转移。放化疗后，咳嗽，声哑，舌苔少，脉细。

辨证：脾虚阴伤，癌毒内结。

治法：补脾养阴，攻除癌毒。

方药：麸炒白术 20 g，石斛 30 g，枸杞子 10 g，红芪 20 g，党参 30 g，酒黄精 20 g，红枣 10 g，山药 30 g，玉竹 20 g，猕猴桃根 30 g，冬凌草 30 g，麦冬 20 g，龙眼肉 10 g，玄参 20 g。另服华蟾素片，每次 0.3 g，每日 2 次；参丹散结胶囊，每次 0.3 g，每日 2 次；复方斑蝥胶囊，每次 0.5 g，每日 2 次；复方红豆杉胶囊，每次 0.3 g，每日 1 次；鸦胆子油软胶囊，每次 0.53 g，每日 2 次。

二诊：2018 年 11 月 16 日。

患者药后好转，复查中上段食管壁增厚减轻，纵隔内、隆突下、右肺门肿大淋巴结减小，右肺上叶前段小结节转移灶减小。咳嗽，白痰，舌苔薄腻，舌暗胖，脉细滑。证属气阴亏虚，癌毒内结，治宜补养气阴，攻除癌毒。

方药：麸炒白术 60 g，石斛 10 g，枸杞子 10 g，红芪 20 g，党参 60 g，酒黄精 20 g，红枣 10 g，生薏苡仁 30 g，山药 30 g，玉竹 20 g，猕猴桃根 60 g，冬凌草 40 g，麦冬 20 g，龙眼肉 10 g，玄参 20 g。另服华蟾素片，每次 0.3 g，每日 2 次；参丹散结胶囊，每次 0.3 g，每日 2 次；复方斑蝥胶囊，每次 0.5 g，每日 2 次；复方红豆杉胶囊，每次 0.3 g，每日 1 次。

三诊：2018 年 12 月 17 日。

患者咳嗽有点痰，咽痒咳嗽，舌苔少，脉细。证属气阴亏虚，癌毒内结，治宜补养气阴，攻除癌毒。

方药：麸炒白术 60 g，石斛 40 g，枸杞子 10 g，白花蛇舌草 15 g，红芪 30 g，党参 60 g，酒黄精 20 g，红枣 10 g，百合 30 g，通关藤 10 g，玉竹 20 g，猕猴桃根 40 g，冬凌草 40 g，麦冬 20 g，龙眼肉 10 g，玄参 20 g，半枝莲 15 g。另服华蟾素片，每次 0.3 g，每日 2 次；参丹散结胶囊，每次 0.3 g，每日 2 次；复方斑蝥胶囊，每次 0.5 g，每日 2 次；复方红豆杉胶囊，每次 0.3 g，每日 1 次；鸦胆子油软胶囊，每次 0.53 g，每日 2 次。

四诊：2019 年 1 月 19 日。

患者药后好转，咽干，复查中上段食管壁增厚减轻，食管旁淋巴结缩小。咳嗽，咽痒，面色黄，舌苔薄，脉细滑。证属气阴亏虚，癌毒内结，治宜补养气阴，攻除癌毒。

方药：麸炒白术 60 g，石斛 40 g，枸杞子 10 g，白花蛇舌草

15 g，红芪 30 g，党参 60 g，酒黄精 20 g，通关藤 20 g，玉竹 40 g，猕猴桃根 60 g，冬凌草 40 g，麦冬 30 g，龙眼肉 10 g，玄参 30 g，半枝莲 15 g，百合 40 g，全当归 10 g，苦杏仁 10 g。另服华蟾素片，每次 0.3 g，每日 2 次；复方斑蝥胶囊，每次 0.5 g，每日 2 次。

五诊：2019 年 2 月 16 日。

患者咳嗽好转，咽有痰，鼻涕带血丝，舌苔薄，脉细滑。证属气阴亏虚，癌毒内结，治宜补养气阴，攻除癌毒。

方药：麸炒白术 80 g，石斛 40 g，枸杞子 10 g，白花蛇舌草 15 g，党参 60 g，酒黄精 20 g，红芪 30 g，麸炒山药 30 g，通关藤 20 g，玉竹 40 g，猕猴桃根 60 g，冬凌草 40 g，麦冬 30 g，龙眼肉 10 g，玄参 30 g，半枝莲 15 g，百合 40 g，苦杏仁 10 g。另服华蟾素片，每次 0.3 g，每日 2 次；复方斑蝥胶囊，每次 0.5 g，每日 2 次。

六诊：2019 年 3 月 23 日。

患者能食干饭，有点咳嗽，睡眠欠佳，舌苔薄，脉细滑。证属气阴亏虚，癌毒内结，治宜补养气阴，攻除癌毒。

方药：麸炒白术 80 g，石斛 40 g，枸杞子 10 g，白花蛇舌草 15 g，党参 80 g，酒黄精 20 g，红芪 30 g，麸炒山药 30 g，红枣 20 g，通关藤 20 g，玉竹 40 g，猕猴桃根 60 g，冬凌草 40 g，麦冬 30 g，龙眼肉 10 g，玄参 30 g，半枝莲 15 g，百合 40 g，苦杏仁 10 g，天麻 6 g。另服华蟾素片，每次 0.3 g，每日 2 次；复方斑蝥胶囊，每次 0.5 g，每日 2 次。

七诊：2019 年 4 月 26 日。

患者复查结果与前相仿，病灶未见进展。睡眠欠佳，舌苔薄，脉细。证属气阴亏虚，癌毒内结，治宜补养气阴，攻除癌毒。

方药：麸炒白术 80 g，石斛 40 g，枸杞子 10 g，白花蛇舌草 15 g，党参 80 g，酒黄精 20 g，红芪 30 g，麸炒山药 30 g，红枣 20 g，生白术 10 g，通关藤 20 g，玉竹 40 g，猕猴桃根 60 g，冬凌草 60 g，麦冬 30 g，龙眼肉 20 g，玄参 30 g，半枝莲 15 g，百合 40 g，苦杏仁 10 g，天麻 10 g。另服华蟾素片，每次 0.3 g，每日 2 次；参丹散结胶囊，每次 0.3 g，每日 2 次；复方斑蝥胶囊，每次 0.5 g，每日 2 次；鸦胆子油软胶囊，每次 0.53 g，每日 2 次；云芝胞内糖肽胶囊，每次 0.5 g，每日 2 次。

八诊：2019 年 6 月 3 日。

患者药后咽不适好转，有点咳嗽痰白，夜间咳重，有时鼻衄，舌苔薄，脉细。证属气阴亏虚，癌毒内结，治宜补养气阴，攻除癌毒。

方药：麸炒白术 60 g，石斛 40 g，党参 60 g，酒黄精 30 g，玉竹 40 g，猕猴桃根 60 g，冬凌草 60 g，麦冬 30 g，蜜百合 40 g，白茅根 15 g，太子参 10 g，芦根 15 g。另服华蟾素片，每次 0.3 g，每日 2 次；云芝胞内糖肽胶囊，每次 0.5 g，每日 2 次。

九诊：2019 年 7 月 12 日。

患者食欲欠佳，咳嗽，声音嘶哑，足底脱皮，腹胀腹泻，舌苔薄，脉细。证属肺脾虚弱，癌毒内结，治宜补益肺脾，攻除癌毒。

方药：麸炒白术 60 g，生白术 80 g，猕猴桃根 60 g，冬凌草 60 g，芡实 30 g，山慈菇 10 g，通关藤 10 g，猫爪草 10 g，木馒头 10 g，白茅根 15 g。另服华蟾素片，每次 0.3 g，每日 2 次；云芝胞内糖肽胶囊，每次 0.5 g，每日 2 次。

十诊：2019 年 8 月 23 日。

患者复查病情稳定，病灶未见进展。药后好转，食欲好转，失眠，舌苔薄，脉细。证属肺脾虚弱，癌毒内结，治宜补益肺脾，攻除癌毒。

方药：麸炒白术60 g，生白术80 g，猕猴桃根60 g，冬凌草60 g，芡实30 g，山慈菇10 g，通关藤10 g，猫爪草10 g，木馒头10 g，白茅根15 g，天麻6 g。另服华蟾素片，每次0.3 g，每日2次；云芝胞内糖肽胶囊，每次0.5 g，每日2次。

十一诊：2019年10月10日。

患者有点咽哑，矢气多，有点咳嗽，舌苔薄，脉细。证属气阴亏虚，癌毒内结，治宜补养气阴，攻除癌毒。

方药：麸炒白术80 g，生白术80 g，石斛20 g，芡实40 g，山慈菇10 g，玉竹40 g，猕猴桃根60 g，冬凌草60 g，通关藤10 g，猫爪草10 g，木馒头10 g，天花粉10 g，莲子肉40 g，白茅根15 g，天麻6 g。另服华蟾素片，每次0.3 g，每日2次；参丹散结胶囊，每次0.3 g，每日2次；复方斑蝥胶囊，每次0.5 g，每日2次；鸦胆子油软胶囊，每次0.53 g，每日2次；云芝胞内糖肽胶囊，每次0.5 g，每日2次。

十二诊：2019年11月22日。

患者咳嗽，失眠，舌苔薄，脉细。证属脾气虚弱，癌毒内结，治宜补益脾气，攻除癌毒。

方药：麸炒白术80 g，生白术80 g，芡实40 g，猕猴桃根60 g，冬凌草60 g，猫爪草10 g，天花粉10 g，半枝莲15 g，全蝎10 g，炙百部10 g。另服华蟾素片，每次0.3 g，每日2次；参丹散结胶囊，每次0.3 g，每日2次；鸦胆子油软胶囊，每次0.53 g，每日2次；云芝胞内糖肽胶囊，每次0.5 g，每日2次。

十三诊：2020年5月5日。

患者早上咳嗽，痰少，食欲可，大便可，舌苔薄，脉细。证属脾气虚弱，癌毒内结，治宜补益脾气，攻除癌毒。

方药： 麸炒白术 80 g，生白术 80 g，猕猴桃根 30 g，冬凌草 60 g，猫爪草 10 g，天花粉 10 g，山慈菇 10 g，通关藤 10 g，木馒头 10 g，百合 30 g，全蝎 5 g，蜜百部 10 g。另服华蟾素片，每次 0.3 g，每日 2 次；参丹散结胶囊，每次 0.3 g，每日 2 次；复方斑蝥胶囊，每次 0.5 g，每日 2 次；鸦胆子油软胶囊，每次 0.53 g，每日 2 次；云芝胞内糖肽胶囊，每次 0.5 g，每日 2 次。

按语： 本案食管癌，未手术，右肺门及纵隔转移。中医药治疗 1 年半余，病情稳定，病灶未见进展，饮食如常，带瘤生存质量较好。在本案中医药治疗中，长期大剂量使用炒白术、生白术等补脾健脾，大剂量使用猕猴桃根、冬凌草等解毒抗癌，可能是本案取得临床疗效的原因之一。

医案 2

侯某，男，60 岁。

初诊： 2018 年 8 月 9 日。

患者食管癌，伴有肝脏、纵隔、肝门部淋巴结转移，未手术。活检病理中上段食管低分化癌。姑息性化疗。进食梗阻不畅，舌苔薄，舌有裂，脉细。

辨证： 脾胃虚亏，癌毒内结。

治法： 补养脾胃，攻除癌毒。

方药： 麸炒白术 40 g，生薏苡仁 30 g，党参 30 g，冬凌草 40 g，焦山楂 10 g，白花蛇舌草 15 g，生白术 20 g，红芪 30 g，石斛 30 g，猕猴桃根 40 g，壁虎粉 3 g 冲服，红枣 10 g，龙眼肉 10 g，通关藤

30 g，太子参 10 g，黄芪 30 g。另化服参丹散结胶囊，每次 0.3 g，每日 2 次；复方斑蝥胶囊，每次 0.5 g，每日 2 次。把抗癌中成药胶囊剥开取药粉，用温开水冲服。

二诊：2018 年 9 月 11 日。

患者药后进食梗阻不畅改善明显，舌苔薄，舌有裂，脉细。证属脾胃虚亏，癌毒内结，治宜补养脾胃，攻除癌毒。

方药：麸炒白术 40 g，生薏苡仁 30 g，党参 30 g，冬凌草 40 g，焦山楂 10 g，白花蛇舌草 15 g，生白术 20 g，红芪 30 g，石斛 30 g，猕猴桃根 40 g，壁虎粉 3 g（冲服），红枣 10 g，龙眼肉 10 g，通关藤 30 g，太子参 10 g，黄芪 30 g。另服参丹散结胶囊，每次 0.3 g，每日 2 次；复方斑蝥胶囊，每次 0.5 g，每日 2 次。

三诊：2018 年 10 月 15 日。

患者病情稳定，食欲尚好，舌苔白腻，脉细滑。证属脾胃虚亏，癌毒内结，治宜补养脾胃，攻除癌毒。

方药：麸炒白术 40 g，生薏苡仁 30 g，党参 30 g，冬凌草 40 g，焦山楂 10 g，白花蛇舌草 15 g，生白术 20 g，红芪 30 g，石斛 30 g，猕猴桃根 40 g，壁虎粉 3 g（冲服），红枣 10 g，龙眼肉 10 g，通关藤 30 g，太子参 10 g，黄芪 30 g。另服参丹散结胶囊，每次 0.3 g，每日 2 次；复方斑蝥胶囊，每次 0.5 g，每日 2 次。

四诊：2018 年 11 月 19 日。

患者进食可，无明显不适，舌苔少，舌稍红有裂，脉细。证属脾胃虚亏，癌毒内结，治宜补养脾胃，攻除癌毒。

方药：麸炒白术 60 g，生薏苡仁 30 g，党参 40 g，冬凌草 40 g，焦山楂 10 g，白花蛇舌草 15 g，生白术 20 g，红芪 30 g，石斛 40 g，猕猴桃根 40 g，壁虎粉 3 g（冲服），红枣 10 g，龙眼肉 10 g，通关藤 30 g，太子参 10 g，黄芪 30 g。另服参丹散结胶囊，每次 0.3 g，每日 2 次；复方斑蝥胶囊，每次 0.5 g，每日 2 次。

五诊：2018 年 12 月 25 日。

患者化疗 6 次，有点口干，舌苔薄白，舌有小裂，脉细。证属脾胃虚亏，癌毒内结，治宜补养脾胃，攻除癌毒。

方药：麸炒白术 60 g，生薏苡仁 30 g，党参 40 g，冬凌草 40 g，焦山楂 10 g，白花蛇舌草 15 g，生白术 20 g，红芪 30 g，石斛 40 g，猕猴桃根 40 g，壁虎粉 3 g（冲服），红枣 10 g，龙眼肉 10 g，通关藤 30 g，太子参 10 g，黄芪 30 g，玉竹 30 g，木馒头 10 g。另服参丹散结胶囊，每次 0.3 g，每日 2 次；复方斑蝥胶囊，每次 0.5 g，每日 2 次。

六诊：2019 年 1 月 24 日。

患者自觉良好，无明显不适，舌苔薄白，脉细。证属脾胃虚亏，癌毒内结，治宜补养脾胃，攻除癌毒。

方药：麸炒白术 70 g，生薏苡仁 10 g，党参 70 g，冬凌草 50 g，焦山楂 10 g，生白术 20 g，红芪 30 g，石斛 10 g，猕猴桃根 50 g，壁虎粉 3 g（冲服），红枣 10 g，龙眼肉 10 g，黄芪 30 g，玉竹 10 g。另服参丹散结胶囊，每次 0.3 g，每日 2 次；复方斑蝥胶囊，每次 0.5 g，每日 2 次。

七诊：2019 年 2 月 23 日。

患者饮食如常，口干，舌苔少，舌红有裂，脉细。证属气阴虚亏，癌毒内结，治宜补养气阴，攻除癌毒。

方药：麸炒白术 70 g，生薏苡仁 10 g，党参 70 g，冬凌草 60 g，焦山楂 10 g，生白术 20 g，红芪 30 g，石斛 30 g，猕猴桃根 50 g，壁虎粉 3 g（冲服），红枣 10 g，龙眼肉 10 g，黄芪 30 g，玉竹 60 g。

另服参丹散结胶囊，每次 0.3 g，每日 2 次；复方斑蝥胶囊，每次 0.5 g，每日 2 次。

八诊：2019 年 3 月 18 日。

患者药后好转，口干好转，胡须由白转黑，舌苔薄白，舌有裂，脉细。证属气阴虚亏，癌毒内结，治宜补养气阴，攻除癌毒。

方药：麸炒白术 70 g，党参 70 g，冬凌草 60 g，焦山楂 10 g，生白术 20 g，红芪 30 g，石斛 10 g，猕猴桃根 50 g，壁虎粉 3 g（冲服），红枣 10 g，龙眼肉 10 g，黄芪 30 g，玉竹 60 g，焦六神曲 10 g。另服参丹散结胶囊，每次 0.3 g，每日 2 次；复方斑蝥胶囊，每次 0.5 g，每日 2 次。

九诊：2019 年 4 月 27 日。

患者病情稳定，进食可，有点腰痛，舌苔薄白，舌有裂，脉细。证属气阴虚亏，癌毒内结，治宜补养气阴，攻除癌毒。

方药：麸炒白术 70 g，党参 70 g，冬凌草 60 g，焦山楂 10 g，生白术 20 g，红芪 30 g，石斛 10 g，猕猴桃根 50 g，壁虎粉 3 g（冲服），红枣 10 g，龙眼肉 10 g，黄芪 30 g，玉竹 60 g，山药 30 g，焦六神曲 10 g。另服参丹散结胶囊，每次 0.3 g，每日 2 次；复方斑蝥胶囊，每次 0.5 g，每日 2 次。

十一诊：2019 年 7 月 16 日。

患者复查骨转移，化疗效果欠佳，不良反应大。腰痛，舌苔薄白，舌有裂，脉细。证属气阴虚亏，癌毒内结，治宜补养气阴，攻除癌毒。

方药：麸炒白术 70 g，党参 30 g，冬凌草 30 g，生白术 70 g，猕猴桃根 30 g，白花蛇舌草 15 g，半枝莲 15 g，猫爪草 10 g，通关藤 10 g，全蝎 5 g，红豆杉 5 g。另服参丹散结胶囊，每次 0.3 g，每日 2 次；复方斑蝥胶囊，每次 0.5 g，每日 2 次；华蟾素片，每次 0.3 g，每日 2 次；鸦胆子油软胶囊，每次 0.53 g，每日 2 次。

十二诊：2019 年 8 月 1 日。

患者服红豆杉及冷的水煎药胃不适，患者有时抗拒水药，有呕吐、泛酸，牙痛，舌痛，腮腺痛，舌苔薄白，舌有裂，脉细。证属脾气虚亏，癌毒内结，治宜补益脾气，攻除癌毒。

方药：麸炒白术 70 g，党参 30 g，冬凌草 10 g，生白术 70 g，猫爪草 10 g，通关藤 10 g，全蝎 5 g。复方斑蝥胶囊，每次 0.5 g，每日 2 次；华蟾素片，每次 0.3 g，每日 2 次；参丹散结胶囊，每次 0.3 g，每日 2 次；鸦胆子油软胶囊，每次 0.53 g，每日 2 次；云芝胞内糖肽胶囊，每次 0.5 g，每日 2 次。

十三诊：2019 年 11 月 5 日。

患者病情稳定，胃肠不适，易腹泻，口干，手掌红，舌苔薄白，舌有裂，脉细。证属脾气虚亏，癌毒内结，治宜补益脾气，攻除癌毒。

方药：麸炒白术 70 g，生白术 90 g，麸炒山药 30 g，莲子肉 30 g，全蝎 5 g。

十四诊：2019 年 11 月 28 日。

患者近查发现有新病灶，肝转移灶增大，食管癌伴肝、骨、纵隔及腹腔淋巴结多发转移，椎体继发性肿瘤，癌性疼痛，肝损害。舌苔薄白，脉细。证属脾气虚亏，癌毒内结，治宜补益脾气，攻除癌毒。

方药：麸炒白术 70 g，生白术 90 g，党参 30 g，白花蛇舌草 15 g，半枝莲 15 g，黄芪 30 g，猕猴桃根 30 g，冬凌草 60 g，芡实 30 g，猫爪草 10 g，通关藤 15 g，全蝎 5 g。另服华蟾素片，每次 0.3 g，每日 2 次；云芝胞内糖肽胶囊，每次 0.5 g，每日 2 次。

十五诊：2019 年 12 月 27 日。

患者食欲可，腹泻，舌苔薄白，脉细。证属脾气虚亏，癌毒内结，治宜补益脾气，攻除癌毒。

方药：麸炒白术 70 g，生白术 90 g，党参 30 g，白花蛇舌草 15 g，黄芪 30 g，猕猴桃根 30 g，冬凌草 60 g，全蝎 5 g。另服复方斑蝥胶囊，每次 0.5 g，每日 2 次；参丹散结胶囊，每次 0.3 g，每日 2 次；鸦胆子油软胶囊，每次 0.53 g，每日 2 次；云芝胞内糖肽胶囊，每次 0.5 g，每日 2 次。

十六诊：2020 年 3 月 28 日。

患者食欲缺乏，鼻上火，心里热，出汗，尿黄，舌苔薄白，舌有裂，脉细。证属气阴虚亏，癌毒内结，治宜补养气阴，攻除癌毒。

方药：生白术 60 g，党参 30 g，猕猴桃根 50 g，冬凌草 60 g，全蝎 5 g，通关藤 10 g，玉竹 60 g，乌梅肉 5 g。另服复方斑蝥胶囊，每次 0.5 g，每日 2 次；鸦胆子油软胶囊，每次 0.53 g，每日 2 次；华蟾素片，每次 0.3 g，每日 2 次。

按语：本案食管癌，伴有肝脏、骨、纵隔及腹腔多发淋巴结转移，活检病理中上段食管低分化癌，未手术。中医药治疗 1 年半余，延缓了病情发展，使患者能带瘤生存，进食梗阻等症状得到改善。

五、贲门癌

徐某，男，62 岁。

初诊：2017 年 7 月 31 日。

患者活检病理贲门低分化癌，贲门－贲门下恶性肿瘤，Ⅳ期，未手术。放化疗后。慢性胃炎，食欲一般，大便可，血糖不高，舌苔白腻，脉细滑。

辨证：脾胃气虚，癌毒内结。

治法：补益脾胃，攻除癌毒。

方药：麸炒白术 30 g，猕猴桃根 30 g，芡实 30 g，生山药 30 g，党参 30 g，莲子肉 30 g，茯苓 30 g，生薏苡仁 30 g，石斛 10 g，阿胶珠 10 g，冬凌草 30 g。

二诊：2017 年 9 月 27 日。

患者下腹皮肤瘙痒，大便时干时稀，睡眠欠佳，胆红素高。舌苔白腻，脉细滑。证属脾胃气虚，癌毒内结，治宜补益脾胃，攻除癌毒。

方药：麸炒白术 30 g，猕猴桃根 30 g，芡实 30 g，炒山药 30 g，党参 30 g，莲子肉 30 g，茯苓 30 g，生薏苡仁 30 g，石斛 10 g，阿胶珠 10 g，冬凌草 30 g，天麻 6 g，黄精 10 g，垂盆草 15 g。

三诊：2017 年 11 月 27 日。

患者左锁骨上见淋巴结肿大，考虑转移可能。胃小网膜囊及腹膜后多发肿大淋巴结，考虑转移性淋巴结。腹腔淋巴结较大，且不排除颈部淋巴结转移。化疗后皮肤痒，胆红素高，血小板低，血红蛋白低。舌苔白腻，脉细滑。证属脾胃气虚，癌毒内结，治宜补益脾胃，攻除癌毒。

方药：麸炒白术 30 g，猕猴桃根 30 g，芡实 30 g，炒山药 30 g，党参 30 g，莲子肉 30 g，茯苓 30 g，生薏苡仁 30 g，石斛 20 g，阿胶珠 10 g，冬凌草 30 g，天麻 6 g，黄精 10 g，垂盆草 15 g，天龙 3 g。

六诊：2018 年 7 月 19 日。

患者皮肤痒。舌苔白腻，脉细滑。证属脾胃气虚，癌毒内结，治宜补益脾胃，攻除癌毒。

方药：麸炒白术 30 g，猕猴桃根 30 g，芡实 30 g，炒山药 30 g，党参 30 g，莲子肉 30 g，茯苓 30 g，生薏苡仁 30 g，石斛 20 g，阿胶珠 10 g，冬凌草 30 g，天麻 6 g，黄精 10 g，垂盆草 15 g，玉竹 10 g。

九诊：2019 年 4 月 12 日。

患者肿瘤标志物正常，血红细胞稍低，血小板稍低。舌苔白腻，脉细滑。证属脾胃气虚，癌毒内结，治宜补益脾胃，攻除癌毒。

方药：麸炒白术 20 g，猕猴桃根 20 g，芡实 20 g，炒山药 20 g，党参 20 g，莲子 20 g，茯苓 10 g，石斛 10 g，阿胶珠 5 g，冬凌草 10 g。

十诊：2019 年 7 月 6 日。

患者食欲尚好，大便解不畅。舌苔薄，脉细滑。证属脾胃气虚，癌毒内结，治宜补益脾胃，攻除癌毒。

方药：麸炒白术 60 g，猕猴桃根 40 g，芡实 20 g，生山药 20 g，党参 20 g，茯苓 10 g，石斛 10 g，阿胶珠 10 g，冬凌草 40 g，生白术 60 g。另服华蟾素片，每次 0.3 g，每日 2 次；复方斑蝥胶囊，每次 0.25 g，每日 2 次；参丹散结胶囊，每次 0.3 g，每日 2 次；鸦胆子油软胶囊，每次 0.53 g，每日 2 次。

十三诊：2020 年 4 月 30 日。

患者复查贲门肿块较前缩小，两肺多发磨玻璃结节。大便次数多，皮肤瘙痒。舌苔薄，脉细滑。证属气阴亏虚，癌毒内结，治宜补养气阴，攻除癌毒。

方药：生白术 60 g，猕猴桃根 30 g，芡实 20 g，生山药 20 g，党参 20 g，茯苓 10 g，石斛 10 g，酒黄精 40 g，冬凌草 30 g，玉竹 60 g。另服华蟾素片，每次 0.3 g，每日 2 次；参丹散结胶囊，每次

0.3 g，每日 2 次；云芝胞内糖肽胶囊，每次 0.5 g，每日 2 次。

按语：本案活检病理贲门低分化癌，贲门－贲门下恶性肿瘤，Ⅳ期，未手术。中医药治疗 2 年半余，病情不断好转，贲门肿块较前缩小，饮食如常，患者的生存质量较好。本案的中医药治疗特色是重用补脾气药和重用解毒药，适当选用小剂量的虫类药，尽量避免伤脾胃药物。

六、胃癌

医案 1

李某，男，82 岁。

初诊：2019 年 6 月 1 日。

患者体检发现肝占位，胃镜检查活检胃底体癌，病理小细胞神经内分泌癌，胃癌肝转移，未手术。胃底体交界低分化癌，肝内多发性实性占位。慢性非萎缩性胃炎，胆囊结石伴慢性胆囊炎。左肺癌术后，右肺多发性实性及磨玻璃结节。双肾囊肿，前列腺增生伴钙化，血糖偏高。食欲一般，失眠，舌苔薄，脉细。

辨证：脾胃亏虚，癌毒内结。

治法：补养脾胃，攻除癌毒。

方药：麸炒白术 80 g，生白术 30 g，猕猴桃根 60 g，党参 80 g，石斛 30 g，冬凌草 60 g，盐补骨脂 10 g，醋三棱 10 g，醋莪术 10 g，半枝莲 15 g，麸炒僵蚕 10 g，全蝎 2 g，酒炒九香虫 3 g。另服参莲胶囊，每次 3 g，每日 2 次。

二诊：2019 年 6 月 28 日。

患者食欲一般，舌苔薄，脉细。证属脾胃亏虚，癌毒内结，治宜补脾胃，攻除癌毒。

方药：麸炒白术 80 g，生白术 30 g，猕猴桃根 60 g，党参 80 g，石斛 30 g，冬凌草 60 g，盐补骨脂 10 g，醋三棱 10 g，醋莪术 10 g，半枝莲 15 g，麸炒僵蚕 10 g，全蝎 2 g，酒炒九香虫 3 g。另服参莲胶囊，每次 3 g，每日 2 次。

三诊：2019 年 8 月 2 日。

患者第 3 次化疗，脱发，睡眠一般，食欲可，大便可，舌苔少，舌偏红，脉细。证属脾胃气虚，癌毒内结，治宜补益脾胃，攻除癌毒。

方药：麸炒白术 80 g，生白术 60 g，阿胶珠 5 g，猕猴桃根 60 g，党参 80 g，冬凌草 60 g，盐补骨脂 10 g，醋三棱 10 g，醋莪术 10 g，半枝莲 15 g，麸炒僵蚕 10 g，全蝎 2 g，酒炒九香虫 3 g。另服参莲胶囊，每次 3 g，每日 2 次；参丹散结胶囊，每次 0.3 g，每日 2 次；鸦胆子油软胶囊，每次 0.53 g，每日 2 次。

四诊：2019 年 8 月 26 日。

患者第 4 次化疗结束。稍贫血，膝无力，舌苔薄，舌偏红，脉细。证属气血亏虚，癌毒内结，治宜补养气血，攻除癌毒。

方药：麸炒白术 60 g，生白术 70 g，黄芪 30 g，阿胶珠 10 g，猕猴桃根 30 g，党参 30 g，冬凌草 60 g，通关藤 10 g，盐补骨脂 10 g，醋三棱 10 g，醋莪术 10 g，半枝莲 15 g，白花蛇舌草 15 g，全蝎 2 g，酒炒九香虫 3 g。另服参莲胶囊，每次 3 g，每日 2 次；参丹散结胶囊，每次 0.3 g，每日 2 次；华蟾素片，每次 0.3 g，每日 2 次。

五诊：2019 年 9 月 7 日。

患者白细胞低，贫血，腿无力，舌苔薄，脉细。证属气血亏虚，癌毒内结，治宜补养气血，攻除癌毒。

方药：麸炒白术 60 g，生白术 80 g，黄芪 30 g，阿胶珠 10 g，猕猴桃根 30 g，党参 30 g，冬凌草 30 g，通关藤 10 g，绞股蓝 10 g，盐补骨脂 10 g，醋三棱 10 g，醋莪术 10 g，半枝莲 15 g，白花蛇舌草 15 g，姜半夏 10 g，全蝎 3 g，酒炒九香虫 5 g。另服参莲胶囊，每次 3 g，每日 2 次；参丹散结胶囊，每次 0.3 g，每日 2 次；华蟾素片，每次 0.3 g，每日 2 次。

六诊：2019 年 10 月 8 日。

患者第 5 次化疗，反应不大。胃低高级别神经内分泌癌，小细胞神经内分泌癌，未手术。有点贫血，便秘，疲劳无力，舌苔薄，脉细。证属气血亏虚，癌毒内结，治宜补养气血，攻除癌毒。

方药：麸炒白术 60 g，生白术 80 g，黄芪 30 g，阿胶珠 10 g，猕猴桃根 30 g，党参 30 g，冬凌草 30 g，通关藤 10 g，绞股蓝 10 g，盐补骨脂 10 g，醋三棱 10 g，醋莪术 10 g，半枝莲 15 g，白花蛇舌草 15 g，姜半夏 10 g，当归 10 g，制何首乌 10 g，全蝎 3 g，酒炒九香虫 5 g。另服参莲胶囊，每次 3 g，每日 2 次；参丹散结胶囊，每次 0.3 g，每日 2 次；复方斑蝥胶囊，每次 0.5 g，每日 2 次；鸦胆子油软胶囊，每次 0.53 g，每日 2 次；华蟾素片，每次 0.3 g，每日 2 次。

七诊：2019 年 11 月 9 日。

患者化疗 6 次，化疗结束，舌苔薄，舌稍红胖，脉细濡。证属气血亏虚，癌毒内结，治宜补养气血，攻除癌毒。

方药：麸炒白术 60 g，生白术 80 g，黄芪 30 g，阿胶珠 10 g，猕猴桃根 30 g，党参 30 g，冬凌草 30 g，通关藤 10 g，当归 10 g，皂角刺 10 g，全蝎 10 g。另服参莲胶囊，每次 3 g，每日 2 次；参丹散结胶囊，每次 0.3 g，每日 2 次；复方斑蝥胶囊，每次 0.5 g，每日 2 次；鸦胆子油软胶囊，每次 0.53 g，每日 2 次；华蟾素片，每次 0.3 g，每日 2 次。

八诊：2019 年 11 月 30 日。

患者两肋紧，疲劳，走路无力。舌苔少，脉细。证属气血亏虚，癌毒内结，治宜补养气血，攻除癌毒。

方药：麸炒白术 60 g，生白术 80 g，黄芪 30 g，红芪 30 g，阿胶珠 10 g，猕猴桃根 50 g，党参 30 g，猫爪草 10 g，当归 10 g，芡实 30 g，全蝎 10 g，莲子肉 20 g。

九诊：2019 年 12 月 14 日。

患者两肋紧，食欲可。舌苔薄少，舌偏红，脉细。证属气血亏虚，癌毒内结，治宜补养气血，攻除癌毒。

方药：麸炒白术 70 g，生白术 80 g，黄芪 30 g，红芪 30 g，阿胶珠 5 g，猕猴桃根 50 g，党参 30 g，猫爪草 10 g，当归 10 g，芡实 30 g，全蝎 10 g，莲子肉 20 g，炒白芍 10 g，酒黄精 10 g，甘草 6 g。另服参丹散结胶囊，每次 0.3 g，每日 2 次；鸦胆子油软胶囊，每次 0.53 g，每日 2 次；华蟾素片，每次 0.3 g，每日 2 次；云芝胞内糖肽胶囊，每次 0.5 g，每日 2 次。

十诊：2019 年 12 月 28 日。

患者走路累，怕凉，余可。舌苔薄少，舌稍红，脉细滑。证属气血亏虚，癌毒内结，治宜补养气血，攻除癌毒。

方药：麸炒白术 60 g，生白术 70 g，黄芪 30 g，红芪 30 g，阿胶珠 5 g，猕猴桃根 50 g，党参 30 g，猫爪草 10 g，当归 10 g，芡实 10 g，全蝎 5 g，莲子肉 10 g，炒白芍 10 g，酒黄精 10 g，甘草 6 g。

十一诊：2020 年 1 月 14 日。

患者腿无力，心悸，余可。舌苔薄少，舌稍红胖，脉细小数。证属气血亏虚，癌毒内结，治宜补养气血，攻除癌毒。

方药：麸炒白术 60 g，生白术 70 g，黄芪 30 g，红芪 50 g，阿胶珠 5 g，猕猴桃根 50 g，党参 30 g，猫爪草 10 g，当归 10 g，芡实 10 g，全蝎 5 g，酒黄精 10 g。另服参丹散结胶囊，每次 0.3 g，每日 2 次；鸦胆子油软胶囊，每次 0.53 g，每日 2 次；华蟾素片，每次 0.3 g，每日 2 次；复方斑蝥胶囊，每次 0.5 g，每日 2 次；云芝胞内糖肽胶囊，每次 0.5 g，每日 2 次。

十二诊：2020 年 3 月 14 日。

患者食欲可，睡眠可，腿无力。舌苔薄少，脉稍细弦。证属气血亏虚，癌毒内结，治宜补养气血，攻除癌毒。

方药：麸炒白术 60 g，生白术 70 g，黄芪 30 g，红芪 50 g，阿胶珠 5 g，猕猴桃根 50 g，党参 30 g，猫爪草 10 g，当归 10 g，芡实 10 g，全蝎 5 g，酒黄精 10 g，冬凌草 10 g，山慈菇 10 g，通关藤 10 g，木馒头 10 g，乌梅肉 5 g。另服参丹散结胶囊，每次 0.3 g，每日 2 次；鸦胆子油软胶囊，每次 0.53 g，每日 2 次；华蟾素片，每次 0.3 g，每日 2 次；复方斑蝥胶囊，每次 0.5 g，每日 2 次；云芝胞内糖肽胶囊，每次 0.5 g，每日 2 次。

十三诊：2020 年 3 月 28 日。

患者复查病灶未见进展。耳鸣，食欲可，睡眠一般，大便可。舌苔少，舌偏红，脉细滑。证属气血亏虚，癌毒内结，治宜补养气血，攻除癌毒。

方药：麸炒白术 30 g，生白术 30 g，黄芪 30 g，阿胶珠 5 g，猕猴桃根 50 g，党参 30 g，猫爪草 10 g，当归 10 g，芡实 30 g，全蝎 5 g，酒黄精 30 g，冬凌草 30 g，通关藤 10 g，乌梅肉 5 g。

十四诊：2020 年 4 月 24 日。

患者自觉尚可，无明显不适。舌苔少，舌偏红，脉细滑。证属气血亏虚，癌毒内结，治宜补养气血，攻除癌毒。

方药：麸炒白术 30 g，生白术 30 g，黄芪 30 g，阿胶珠 5 g，猕猴桃根 50 g，党参 30 g，猫爪草 10 g，当归 10 g，芡实 30 g，全蝎 5 g，酒黄精 30 g，玉竹 20 g，冬凌草 30 g，通关藤 10 g，乌梅肉 5 g。另服参丹散结胶囊，每次 0.3 g，每日 2 次；鸦胆子油软胶囊，每次 0.53 g，每日 2 次；华蟾素片，每次 0.3 g，每日 2 次；复方斑蝥胶囊，每次 0.5 g，每日 2 次；云芝胞内糖肽胶囊，每次 0.5 g，每日 2 次。

按语：本案体检发现肝占位，胃镜检查活检胃底体癌，病理小细胞神经内分泌癌，胃癌肝转移，未手术。胃底体交界低分化癌。肝内多发性实性占位。中医药治疗近 1 年，病灶未见进展，病情良好，带瘤生存质量较佳。在本案的中医药治疗中，坚持补养脾胃气血、解毒散结，使用大剂量白术、参、芪、藤梨根（猕猴桃根）等中药，对缓解病情、控制癌瘤进展起到有益作用。

医案 2

王某，女，50 岁。

初诊：2018 年 4 月 24 日。

患者胃癌术后病理胃低分化腺癌，部分胃印戒细胞癌，弥漫型，小弯及大弯淋巴结可见癌转移 18 枚，Ⅲb 期。化疗 6 次，服替吉奥及复方红豆杉后头晕，食欲欠佳，舌苔薄，脉细。

辨证：脾胃亏虚，癌毒内结。

治法：补益脾胃，攻除癌毒。

方药：麸炒白术 80 g，生白术 30 g，山药 30 g，薏苡仁 30 g，

猕猴桃根 60 g，冬凌草 30 g，通关藤 10 g，党参 80 g，红芪 30 g，黄芪 40 g，芡实 30 g，龙眼肉 10 g，石韦 30 g。另服参丹散结胶囊，每次 0.3 g，每日 2 次；华蟾素片，每次 0.3 g，每日 2 次；复方斑蝥胶囊，每次 0.5 g，每日 2 次。

二诊：2018 年 11 月 27 日。

患者白细胞低，食欲欠佳，易腹泻，嗳气，舌苔薄，脉细滑。证属脾胃亏虚，癌毒内结，治宜补益脾胃，攻除癌毒。

方药：麸炒白术 80 g，生白术 30 g，山药 40 g，薏苡仁 30 g，猕猴桃根 30 g，冬凌草 30 g，党参 80 g，红芪 30 g，黄芪 40 g，芡实 30 g，龙眼肉 10 g，石韦 30 g。另服参丹散结胶囊，每次 0.3 g，每日 2 次；华蟾素片，每次 0.3 g，每日 2 次；复方斑蝥胶囊，每次 0.5 g，每日 2 次。

三诊：2018 年 12 月 25 日。

患者药后食欲好转，大便好转，舌苔薄，脉细。证属脾胃亏虚，癌毒内结，治宜补益脾胃，攻除癌毒。

方药：麸炒白术 80 g，生白术 30 g，山药 40 g，薏苡仁 30 g，猕猴桃根 30 g，冬凌草 30 g，党参 80 g，红芪 30 g，黄芪 40 g，芡实 30 g，龙眼肉 10 g，石韦 30 g。另服参丹散结胶囊，每次 0.3 g，每日 2 次；华蟾素片，每次 0.3 g，每日 2 次；复方斑蝥胶囊，每次 0.5 g，每日 2 次。

四诊：2019 年 2 月 2 日。

患者胃稍有不适。复查右肺中叶及左肺下叶小结节，未见明显复发征象。舌苔薄，脉细。证属脾胃亏虚，癌毒内结，治宜补益脾胃，攻除癌毒。

方药：麸炒白术 80 g，生白术 30 g，山药 40 g，薏苡仁 30 g，

猕猴桃根 30 g，冬凌草 30 g，党参 80 g，红芪 30 g，黄芪 40 g，芡实 30 g，龙眼肉 10 g，石韦 30 g。另服参丹散结胶囊，每次 0.3 g，每日 2 次；华蟾素片，每次 0.3 g，每日 2 次；复方斑蝥胶囊，每次 0.5 g，每日 2 次。

五诊：2019 年 3 月 4 日。

患者无明显不适。舌苔薄，脉细。证属脾胃亏虚，癌毒内结，治宜补益脾胃，攻除癌毒。

方药：麸炒白术 80 g，生白术 30 g，山药 30 g，薏苡仁 30 g，猕猴桃根 60 g，冬凌草 30 g，通关藤 10 g，党参 80 g，红芪 30 g，黄芪 40 g，芡实 30 g，龙眼肉 10 g，石韦 30 g，红曲 5 g，焦六神曲 10 g。另服参丹散结胶囊，每次 0.3 g，每日 2 次；华蟾素片，每次 0.3 g，每日 2 次；复方斑蝥胶囊，每次 0.5 g，每日 2 次。

六诊：2019 年 4 月 29 日。

患者复查肿瘤标志物正常，血常规正常。舌苔薄，脉细。证属脾胃亏虚，癌毒内结，治宜补益脾胃，攻除癌毒。

方药：麸炒白术 80 g，生白术 30 g，山药 30 g，薏苡仁 30 g，猕猴桃根 60 g，冬凌草 30 g，通关藤 10 g，党参 80 g，红芪 30 g，黄芪 40 g，芡实 30 g，龙眼肉 10 g，石韦 30 g，红曲 5 g，焦六神曲 10 g。另服参丹散结胶囊，每次 0.3 g，每日 2 次；华蟾素片，每次 0.3 g，每日 2 次；复方斑蝥胶囊，每次 0.5 g，每日 2 次。

七诊：2019 年 6 月 25 日。

患者有时胃痛，余可。舌苔薄，脉细。证属脾胃亏虚，癌毒内结，治宜补益脾胃，攻除癌毒。

方药：麸炒白术 80 g，生白术 40 g，生山药 30 g，薏苡仁 20 g，猕猴桃根 30 g，冬凌草 30 g，通关藤 10 g，党参 80 g，红芪 60 g，

黄芪 40 g，芡实 30 g，甘草 6 g。另服华蟾素片，每次 0.3 g，每日 2次；云芝胞内糖肽胶囊，每次 0.5 g，每日 2 次。

八诊：2019 年 8 月 15 日。

患者近查胃局部未见明显复发征象。胃痛消失，有时头晕，舌苔薄，脉细。证属脾胃亏虚，癌毒内结，治宜补益脾胃，攻除癌毒。

方药：麸炒白术 80 g，生白术 60 g，生山药 10 g，薏苡仁 10 g，猕猴桃根 30 g，冬凌草 30 g，通关藤 10 g，党参 30 g，红芪 30 g，黄芪 30 g，芡实 10 g，当归 10 g，山慈菇 10 g，木馒头 10 g。另服参丹散结胶囊，每次 0.3 g，每日 2 次；华蟾素片，每次 0.3 g，每日 2 次；复方斑蝥胶囊，每次 0.5 g，每日 2 次；云芝胞内糖肽胶囊，每次 0.5 g，每日 2 次。

九诊：2020 年 1 月 21 日。

患者复查未发现病灶，肿瘤标志物正常，虚汗，舌苔薄，脉细。证属脾胃亏虚，癌毒内结，治宜补益脾胃，攻除癌毒。

方药：麸炒白术 80 g，生白术 60 g，生山药 20 g，薏苡仁 10 g，猕猴桃根 30 g，冬凌草 10 g，通关藤 10 g，党参 30 g，红芪 30 g，黄芪 30 g，芡实 10 g，当归 10 g，山慈菇 10 g，木馒头 10 g，玉竹 20 g。另服参丹散结胶囊，每次 0.3 g，每日 2 次；华蟾素片，每次 0.3 g，每日 2 次；复方斑蝥胶囊，每次 0.5 g，每日 2 次；云芝胞内糖肽胶囊，每次 0.5 g，每日 2 次。

十诊：2020 年 4 月 11 日。

患者药后好转，虚汗好转，有点白带，余无明显不适，舌苔薄，脉细。证属脾胃亏虚，癌毒内结，治宜补益脾胃，攻除癌毒。

方药：麸炒白术 80 g，生白术 60 g，生山药 20 g，薏苡仁 20 g，猕猴桃根 30 g，冬凌草 10 g，通关藤 10 g，党参 30 g，红芪 30 g，

黄芪 40 g，芡实 10 g，当归 10 g，山慈菇 10 g，木馒头 10 g，玉竹 20 g。另服参丹散结胶囊，每次 0.3 g，每日 2 次；华蟾素片，每次 0.3 g，每日 2 次；复方斑蝥胶囊，每次 0.5 g，每日 2 次；云芝胞内糖肽胶囊，每次 0.5 g，每日 2 次。

按语：本案胃癌术后病理胃低分化腺癌，部分胃印戒细胞癌，弥漫型，小弯及大弯淋巴结可见癌转移 18 枚，Ⅲb 期。中医药治疗 2 年，未发现任何复发转移征象，生存质量较好。在本案中医药治疗中，以补气健脾和解毒散结为重点，以不伤脾胃为用药底线，调整免疫，对预防复发转移起到良好作用。

七、肝癌

医案 1

马某，男，62 岁。

初诊：2018 年 8 月 6 日。

患者原发性肝癌，未手术，肝内多发实质性占位。介入治疗后，甲胎蛋白（AFP）指标高。胆囊炎，耳鸣，舌苔少，脉细。

辨证：脾虚阴伤，癌毒内结。

治法：补脾养阴，攻除癌毒。

方药：麸炒白术 50 g，枸杞子 10 g，猕猴桃根 40 g，黄精 10 g，龙眼肉 10 g，焦六神曲 10 g，薏苡仁 30 g，醋莪术 10 g，红枣 10 g，石斛 20 g，党参 50 g，冬凌草 40 g，玉竹 20 g，白花蛇舌草 15 g，壁虎粉 3 g（冲服），生山楂 10 g，通关藤 20 g。另服华蟾素片，每次 0.3 g，每日 2 次；参丹散结胶囊，每次 0.3 g，每日 2 次；复方斑蝥胶囊，每次 0.25 g，每日 2 次。

二诊：2018 年 9 月 6 日。

患者药后尚好，舌苔薄白腻，脉细。证属脾虚阴伤，癌毒内结，治宜补脾养阴，攻除癌毒。

方药：麸炒白术 50 g，枸杞子 10 g，猕猴桃根 40 g，黄精 10 g，龙眼肉 10 g，焦六神曲 10 g，薏苡仁 30 g，醋莪术 10 g，红枣 10 g，石斛 20 g，党参 50 g，冬凌草 40 g，玉竹 20 g，白花蛇舌草 15 g，壁虎粉 3 g（冲服），生山楂 10 g，通关藤 20 g。另服华蟾素片，每次 0.3 g，每日 2 次；参丹散结胶囊，每次 0.3 g，每日 2 次；复方斑蝥胶囊，每次 0.25 g，每日 2 次。

三诊：2018 年 10 月 23 日。

患者食欲可，腹肠鸣，矢气多，口干，舌苔薄白腻，脉细。证属脾虚阴伤，癌毒内结，治宜补脾养阴，攻除癌毒。

方药：麸炒白术 40 g，枸杞子 10 g，猕猴桃根 40 g，酒黄精 10 g，龙眼肉 10 g，焦山楂 10 g，生薏苡仁 30 g，石斛 30 g，党参 40 g，冬凌草 40 g，玉竹 30 g，白花蛇舌草 15 g，壁虎粉 3 g（冲服），茯苓 20 g。另服华蟾素片，每次 0.3 g，每日 2 次；复方斑蝥胶囊，每次 0.25 g，每日 2 次。

四诊：2018 年 12 月 4 日。

患者睡眠梦多，余可，舌苔薄白腻，脉细。证属脾虚阴伤，癌毒内结，治宜补脾养阴，攻除癌毒。

方药：麸炒白术 50 g，枸杞子 10 g，猕猴桃根 40 g，黄精 10 g，龙眼肉 10 g，焦六神曲 10 g，薏苡仁 30 g，醋莪术 10 g，红枣 10 g，石斛 20 g，党参 50 g，冬凌草 40 g，玉竹 20 g，白花蛇舌草 15 g，壁虎粉 3 g（冲服），生山楂 10 g，通关藤 20 g。另服华蟾素片，每次 0.3 g，每日 2 次；参丹散结胶囊，每次 0.3 g，每日 2 次；复方斑蝥胶囊，每次 0.25 g，每日 2 次。

五诊： 2019 年 1 月 7 日。

患者有疲劳，腹泻，舌苔少，脉细滑。证属脾胃亏虚，癌毒内结，治宜补养脾胃，攻除癌毒。

方药： 麸炒白术 80 g，枸杞子 10 g，猕猴桃根 50 g，龙眼肉 10 g，焦六神曲 10 g，薏苡仁 30 g，醋莪术 10 g，红枣 10 g，党参 60 g，冬凌草 40 g，白花蛇舌草 15 g，通关藤 10 g，麸炒山药 30 g，红芪 30 g，莲子 20 g，芡实 30 g。另服华蟾素片，每次 0.3 g，每日 2 次；参丹散结胶囊，每次 0.3 g，每日 2 次；复方斑蝥胶囊，每次 0.25 g，每日 2 次。

六诊： 2019 年 2 月 1 日。

患者药后自觉良好，面色转佳，舌苔少，脉细滑。证属脾胃亏虚，癌毒内结，治宜补养脾胃，攻除癌毒。

方药： 麸炒白术 80 g，枸杞子 10 g，猕猴桃根 50 g，龙眼肉 10 g，焦六神曲 10 g，醋莪术 10 g，红枣 10 g，党参 70 g，冬凌草 40 g，白花蛇舌草 15 g，通关藤 10 g，麸炒山药 30 g，红芪 30 g，莲子 20 g，芡实 30 g，炙黄芪 30 g。另服华蟾素片，每次 0.3 g，每日 2 次；参丹散结胶囊，每次 0.3 g，每日 2 次；复方斑蝥胶囊，每次 0.25 g，每日 2 次。

七诊： 2019 年 3 月 18 日。

患者第 6 次介入治疗后，脱发，面色偏暗，舌苔薄，脉细。证属脾胃亏虚，癌毒内结，治宜补养脾胃，攻除癌毒。

方药： 麸炒白术 80 g，枸杞子 10 g，猕猴桃根 50 g，龙眼肉 10 g，焦六神曲 10 g，醋莪术 10 g，红枣 10 g，党参 70 g，冬凌草 10 g，白花蛇舌草 15 g，麸炒山药 30 g，红芪 30 g，莲子 20 g，芡实 30 g，炙黄芪 30 g。另服华蟾素片，每次 0.3 g，每日 2 次；参丹散结胶囊，每次 0.3 g，每日 2 次；复方斑蝥胶囊，每次 0.25 g，每日 2 次。

九诊：2019 年 6 月 3 日。

患者病情稳定，肝功能好转，食欲可，大便不太通畅，舌苔薄，脉细。证属脾胃亏虚，癌毒内结，治宜补养脾胃，攻除癌毒。

方药：麸炒白术 80 g，猕猴桃根 60 g，党参 60 g，冬凌草 30 g，白花蛇舌草 15 g，生白术 60 g，红芪 30 g，酒黄精 10 g，枸杞子 10 g，炙黄芪 30 g，肿节风 30 g，酒萸肉 10 g，石斛 30 g，醋莪术 15 g。另服华蟾素片，每次 0.3 g，每日 2 次；参丹散结胶囊，每次 0.3 g，每日 2 次；复方斑蝥胶囊，每次 0.25 g，每日 2 次。

十诊：2019 年 7 月 23 日。

患者大便不成形，食欲可，舌苔薄，脉细。证属脾胃亏虚，癌毒内结，治宜补养脾胃，攻除癌毒。

方药：麸炒白术 80 g，猕猴桃根 60 g，党参 60 g，冬凌草 30 g，白花蛇舌草 15 g，生白术 80 g，红芪 30 g，酒黄精 10 g，枸杞子 10 g，炙黄芪 30 g，肿节风 30 g，酒萸肉 10 g，石斛 10 g，醋莪术 15 g，通关藤 10 g，芡实 30 g。另服华蟾素片，每次 0.3 g，每日 2 次；参丹散结胶囊，每次 0.3 g，每日 2 次；复方斑蝥胶囊，每次 0.25 g，每日 2 次。

十一诊：2019 年 9 月 23 日。

患者有时腹胀腹泻，汗多，口干，舌苔薄，脉细。证属脾胃亏虚，癌毒内结，治宜补养脾胃，攻除癌毒。

方药：麸炒白术 80 g，猕猴桃根 30 g，党参 60 g，冬凌草 10 g，白花蛇舌草 15 g，生白术 80 g，红芪 30 g，酒黄精 10 g，枸杞子 10 g，炙黄芪 30 g，肿节风 10 g，酒萸肉 10 g，石斛 10 g，醋莪术 15 g，通关藤 10 g，芡实 60 g，全蝎 3 g。另服华蟾素片，每次 0.3 g，每日 2 次；复方斑蝥胶囊，每次 0.25 g，每日 2 次。

十二诊：2019 年 12 月 6 日。

患者药后诸症好转，口干，手足凉，舌苔薄，脉细。证属脾胃亏虚，癌毒内结，治宜补养脾胃，攻除癌毒。

方药：麸炒白术 30 g，猕猴桃根 30 g，党参 30 g，白花蛇舌草 15 g，生白术 30 g，红芪 30 g，黄芪 30 g，石斛 10 g，醋莪术 10 g，芡实 30 g，全蝎 10 g，莲子肉 20 g，玉竹 30 g，仙灵脾 10 g。另服华蟾素片，每次 0.3 g，每日 2 次；复方斑蝥胶囊，每次 0.25 g，每日 2 次。

十三诊：2020 年 2 月 29 日。

患者复查病灶未见进展，无明显不适，舌苔薄，脉细。证属脾胃亏虚，癌毒内结，治宜补养脾胃，攻除癌毒。

方药：麸炒白术 30 g，猕猴桃根 30 g，党参 30 g，生白术 60 g，红芪 30 g，石斛 10 g，醋莪术 10 g，芡实 30 g，全蝎 10 g，莲子肉 30 g，玉竹 20 g，山慈菇 30 g。另服华蟾素片，每次 0.3 g，每日 2 次；复方斑蝥胶囊，每次 0.25 g，每日 2 次。

十四诊：2020 年 4 月 14 日。

患者自觉可，肝功能正常，肾上腺肿大，血糖偏高，舌苔薄，脉细。证属脾胃亏虚，癌毒内结，治宜补养脾胃，攻除癌毒。

方药：麸炒白术 30 g，猕猴桃根 30 g，冬凌草 30 g，党参 30 g，生白术 60 g，红芪 30 g，黄芪 30 g，石斛 10 g，醋莪术 10 g，芡实 30 g，全蝎 10 g，莲子肉 30 g，玉竹 10 g，山慈菇 10 g，当归 10 g。另服华蟾素片，每次 0.3 g，每日 2 次；鸦胆子油软胶囊，每次 0.53 g，每日 2 次。

按语：本案原发性肝癌，未手术，肝内多发实质性占位。中医药治疗 1 年半余，病情稳定，病灶未见进展，带瘤生存质量较好。本案的中医药治疗重点是持续补脾健脾治疗，健运好脾胃是治疗肝癌的前提和根本所在，在此基础上再进行解毒软坚治疗才能取得较为理想的治疗效果。

医案 2

董某，女，47 岁。

初诊：2015 年 7 月 22 日。

患者原发性肝癌，行介入治疗 3 次。肝硬化腹水，胆囊息肉。白细胞低，血小板低。乙肝病史。胸闷，干咳嗽，上腹觉硬，大便干，舌苔薄，脉细。

辨证：气阴亏虚，湿毒内结。

治法：补养气阴，祛湿解毒。

方药：黄芪 60 g，党参 30 g，炒白术 20 g，黄精 50 g，玉竹 20 g，阿胶珠 10 g，石斛 30 g，枸杞子 20 g，路路通 20 g，南沙参 20 g，麦冬 20 g，楮实子 20 g，马料豆 20 g，百合 20 g，绞股蓝 20 g。另服鸦胆子油软胶囊，每次 0.53 g，每日 2 次；参丹散结胶囊，每次 0.4 g，每日 2 次。

六诊：2016 年 1 月 8 日。

患者复查甲胎正常，食后腹胀，食欲好转，大便干，舌苔薄，脉细。证属脾胃亏虚，湿毒内结，治宜补脾益胃，祛湿解毒。

方药：黄芪 30 g，太子参 30 g，生白术 30 g，黄精 30 g，阿胶珠 10 g，石斛 30 g，枸杞子 20 g，陈皮 10 g，木蝴蝶 10 g，生薏苡仁

20 g，佛手柑 10 g，生麦芽 15 g，茯苓 20 g，甘草 6 g，大腹皮 10 g。另服鸦胆子油软胶囊 0.53 g，每日 2 次；参丹散结胶囊 0.4 g，每日 2 次；华蟾素片 0.3 g，每日 2 次。

十一诊：2016 年 12 月 9 日。

患者腹胀消，大便干难解，坐时间长腰痛，食欲可，口干，舌苔薄白，脉细。证属脾胃亏虚，湿毒内结，治宜补脾益胃，祛湿解毒。

方药：黄芪 20 g，炒白术 30 g，黄精 30 g，阿胶珠 10 g，石斛 30 g，枸杞子 10 g，生薏苡仁 10 g，藤梨根 10 g，白花蛇舌草 15 g，天龙 3 g，山药 30 g，全蝎 3 g，灵芝 20 g，芡实 10 g。另服鸦胆子油软胶囊 0.53 g，每日 2 次；参丹散结胶囊 0.4 g，每日 2 次；华蟾素片 0.3 g，每日 2 次。

十六诊：2017 年 8 月 25 日。

患者病情稳定，食欲可，舌苔薄白，脉细。证属脾胃亏虚，湿毒内结，治宜补脾益胃，祛湿解毒。

方药：黄芪 20 g，炒白术 40 g，黄精 30 g，石斛 30 g，枸杞子 20 g，藤梨根 30 g，山药 30 g，灵芝 20 g，炒僵蚕 20 g，太子参 20 g，当归 10 g，石韦 30 g，山萸肉 30 g，补骨脂 10 g。另服鸦胆子油软胶囊，每次 0.53 g，每日 2 次；参丹散结胶囊，每次 0.4 g，每日 2 次；华蟾素片，每次 0.3 g，每日 2 次。

十七诊：2017 年 10 月 9 日。

患者病情稳定，无明显不适，舌苔薄白，脉细。证属脾胃亏虚，湿毒内结，治宜补脾益胃，祛湿解毒。

方药：黄芪 20 g，炒白术 40 g，黄精 30 g，石斛 30 g，枸杞子 20 g，藤梨根 30 g，山药 30 g，灵芝 20 g，炒僵蚕 20 g，太子参

20 g，当归 10 g，石韦 30 g，山萸肉 30 g，补骨脂 10 g。另服鸦胆子油软胶囊，每次 0.53 g，每日 2 次；参丹散结胶囊，每次 0.4 g，每日 2 次；华蟾素片，每次 0.3 g，每日 2 次。

十八诊：2018 年 1 月 3 日。

患者夜间食后胀，口干苦，血糖偏高，舌苔薄，脉细。证属脾胃亏虚，湿毒内结，治宜补脾益胃，祛湿解毒。

方药：黄芪 20 g，炒白术 40 g，黄精 30 g，石斛 30 g，枸杞子 20 g，藤梨根 30 g，山药 30 g，灵芝 20 g，炒僵蚕 20 g，太子参 20 g，当归 10 g，石韦 30 g，山萸肉 30 g，玉竹 30 g。另服鸦胆子油软胶囊，每次 0.53 g，每日 2 次；参丹散结胶囊，每次 0.4 g，每日 2 次；华蟾素片，每次 0.3 g，每日 2 次。

十九诊：2018 年 4 月 9 日。

患者复查未见复发征象，食欲一般，胃有点不适，舌苔薄，脉细。证属脾胃亏虚，湿毒内结，治宜补脾益胃，祛湿解毒。

方药：黄芪 20 g，炒白术 60 g，黄精 30 g，石斛 30 g，枸杞子 10 g，藤梨根 30 g，山药 30 g，灵芝 20 g，炒僵蚕 20 g，太子参 20 g，当归 10 g，石韦 30 g，山萸肉 30 g，玉竹 30 g。另服鸦胆子油软胶囊，每次 0.53 g，每日 2 次；参丹散结胶囊，每次 0.4 g，每日 2 次；华蟾素片，每次 0.3 g，每日 2 次。

二十一诊：2018 年 12 月 3 日。

患者食欲可，无明显不适，舌苔薄，脉细。证属脾胃亏虚，湿毒内结，治宜补脾益胃，祛湿解毒。

方药：黄芪 20 g，炒白术 60 g，黄精 30 g，石斛 30 g，枸杞子 10 g，藤梨根 30 g，山药 30 g，灵芝 20 g，炒僵蚕 20 g，太子参 20 g，当归 10 g，石韦 30 g，山萸肉 30 g，玉竹 30 g。另服鸦胆子油软胶囊，每次 0.53 g，每日 2 次；参丹散结胶囊，每次 0.4 g，每日 2 次；华蟾素片，每次 0.3 g，每日 2 次。

二十二诊：2019 年 4 月 8 日。

患者复查未见病灶进展，胆囊底部增厚，左肾小结节，血小板低，失眠，夜间口干，食欲可，大便可，舌苔薄，舌稍红，脉细。证属气阴亏虚，癌毒内结，治宜补养气阴，攻除癌毒。

方药：黄芪 30 g，党参 30 g，麸炒白术 60 g，酒黄精 20 g，石斛 30 g，枸杞子 10 g，藤梨根 40 g，冬凌草 30 g，山药 30 g，玉竹 40 g，白花蛇舌草 15 g，肿节风 10 g，麦冬 10 g，通关藤 20 g，景天三七 10 g，生麦芽 15 g，焦六神曲 15 g，炙鸡内金 10 g。另服复方斑蝥胶囊，每次 0.25 g，每日 2 次；参丹散结胶囊，每次 0.4 g，每日 2 次；华蟾素片，每次 0.3 g，每日 2 次。

二十三诊：2019 年 6 月 13 日。

患者无明显不适，舌苔薄，舌稍红，脉细。证属气阴亏虚，癌毒内结，治宜补养气阴，攻除癌毒。

方药：黄芪 30 g，党参 60 g，麸炒白术 70 g，酒黄精 20 g，石斛 30 g，枸杞子 10 g，藤梨根 40 g，冬凌草 30 g，生山药 30 g，玉竹 40 g，白花蛇舌草 15 g，肿节风 10 g，麦冬 10 g，通关藤 20 g，景天三七 10 g，生麦芽 15 g，焦六神曲 15 g，炙鸡内金 10 g。另服复方斑蝥胶囊，每次 0.25 g，每日 2 次；参丹散结胶囊，每次 0.4 g，每日 2 次；华蟾素片，每次 0.3 g，每日 2 次。

二十四诊：2019 年 9 月 5 日。

患者自觉尚好，舌苔薄，脉细。证属气阴亏虚，癌毒内结，治宜补养气阴，攻除癌毒。

方药：黄芪 30 g，党参 60 g，麸炒白术 70 g，生白术 20 g，酒

黄精 20 g，石斛 30 g，枸杞子 10 g，藤梨根 40 g，冬凌草 30 g，生山药 30 g，玉竹 40 g，白花蛇舌草 15 g，肿节风 10 g，麦冬 10 g，通关藤 20 g，景天三七 10 g，生麦芽 15 g，焦六神曲 15 g，炙鸡内金 10 g。另服复方斑蝥胶囊，每次 0.25 g，每日 2 次；参丹散结胶囊，每次 0.4 g，每日 2 次；华蟾素片，每次 0.3 g，每日 2 次。

二十五诊：2019 年 12 月 13 日。

患者复查未见病灶进展，胆囊底部增厚，血糖偏高，胆红素高，甲胎蛋白（AFP）正常，舌苔薄，脉细。证属脾胃亏虚，癌毒内结，治宜补养脾胃，攻除癌毒。

方药：黄芪 30 g，党参 30 g，麸炒白术 60 g，生白术 60 g，藤梨根 40 g，芡实 30 g，生山药 30 g，玉竹 30 g，白花蛇舌草 15 g，全蝎 5 g。另服鸦胆子油软胶囊，每次 0.53 g，每日 2 次；参丹散结胶囊，每次 0.4 g，每日 2 次；华蟾素片，每次 0.3 g，每日 2 次；云芝胞内糖肽胶囊，每次 0.5 g，每日 2 次。

二十六诊：2020 年 4 月 11 日。

患者自觉尚可，食欲可，大便可，舌苔薄，脉细。证属脾胃亏虚，癌毒内结，治宜补养脾胃，攻除癌毒。

方药：黄芪 30 g，党参 30 g，麸炒白术 60 g，生白术 70 g，藤梨根 40 g，芡实 30 g，生山药 30 g，玉竹 30 g，白花蛇舌草 15 g，全蝎 5 g，通关藤 10 g，枸杞子 10 g。另服鸦胆子油软胶囊，每次 0.53 g，每日 2 次；参丹散结胶囊，每次 0.4 g，每日 2 次；华蟾素片，每次 0.3 g，每日 2 次；云芝胞内糖肽胶囊，每次 0.5 g，每日 2 次。

按语：本案原发性肝癌，行介入治疗 3 次，肝硬化腹水。中医药治疗 4 年余，病情平稳，未见病灶进展，临床症状改善，生存质量较好。治疗肝癌健脾十分重要，本案在重点健脾的基础上加用养阴解毒散结药物，对缓解病情起到较好作用。

八、脑肿瘤

医案1

郝某，女，31岁。

初诊： 2018年5月28日。

患者脑肿瘤术后复发，左小脑半球髓母细胞瘤，Ⅳ期。舌苔少，脉细。

辨证： 气阴虚亏，癌毒内结。

治法： 补养气阴，攻除癌毒。

方药： 麸炒白术30 g，党参30 g，薏苡仁30 g，红芪30 g，白花蛇舌草15 g，红枣10 g，猕猴桃根40 g，玉竹20 g，酒黄精10 g，石斛10 g，冬凌草30 g，醋莪术10 g，焦六神曲10 g，龙眼肉10 g，全当归10 g。另服复方斑蝥胶囊，每次0.5 g，每日2次；鸦胆子油软胶囊，每次0.53 g，每日2次；华蟾素片，每次0.3 g，每日2次；参丹散结胶囊，每次0.3 g，每日2次。

二诊： 2018年12月4日。

患者夜尿多。舌苔少，脉细。证属气阴虚亏，癌毒内结，治宜补养气阴，攻除癌毒。

方药： 麸炒白术30 g，党参30 g，薏苡仁30 g，红芪30 g，白花蛇舌草15 g，红枣10 g，猕猴桃根40 g，玉竹20 g，酒黄精10 g，石斛10 g，冬凌草30 g，醋莪术10 g，焦六神曲10 g，龙眼肉10 g，全当归 10 g，菟丝子 10 g。另服复方斑蝥胶囊，每次 0.5 g，每日 2 次；鸦胆子油软胶囊，每次 0.53 g，每日 2 次；华蟾素片，每次 0.3 g，每日 2 次；参丹散结胶囊，每次 0.3 g，每日 2 次。

三诊：2019 年 1 月 7 日。

患者头痛，经前胸痛。舌苔少，脉细。证属气阴虚亏，癌毒内结，治宜补养气阴，攻除癌毒。

方药：麸炒白术 30 g，党参 30 g，薏苡仁 30 g，红芪 30 g，白花蛇舌草 15 g，红枣 10 g，猕猴桃根 40 g，玉竹 20 g，酒黄精 10 g，石斛 10 g，冬凌草 30 g，醋莪术 10 g，焦六神曲 10 g，龙眼肉 10 g，全当归 10 g。另服复方斑蝥胶囊，每次 0.5 g，每日 2 次；鸦胆子油软胶囊，每次 0.53 g，每日 2 次；华蟾素片，每次 0.3 g，每日 2 次；参丹散结胶囊，每次 0.3 g，每日 2 次。

四诊：2019 年 2 月 25 日。

患者劳累后头昏痛，耳朵后痛，舌苔薄，脉细。证属气阴虚亏，癌毒内结，治宜补养气阴，攻除癌毒。

方药：麸炒白术 30 g，党参 30 g，薏苡仁 10 g，红芪 30 g，石斛 10 g，猕猴桃根 60 g，玉竹 20 g，冬凌草 30 g，醋莪术 10 g，焦六神曲 10 g，焦山楂 10 g，全当归 10 g，甘草 3 g。另服复方斑蝥胶囊，每次 0.5 g，每日 2 次；鸦胆子油软胶囊，每次 0.53 g，每日 2 次；华蟾素片，每次 0.3 g，每日 2 次；参丹散结胶囊，每次 0.3 g，每日 2 次；云芝胞内糖肽胶囊，每次 0.5 g，每日 2 次。

五诊：2019 年 5 月 21 日。

患者复查未见明显病灶。失眠后有点头痛，月经量少，舌苔薄，脉细。证属气血虚亏，癌毒内结，治宜补养气血，攻除癌毒。

方药：麸炒白术 60 g，党参 60 g，薏苡仁 10 g，红芪 30 g，石

斛 10 g，猕猴桃根 60 g，玉竹 20 g，冬凌草 30 g，醋莪术 10 g，阿胶珠 10 g，焦山楂 10 g，全当归 10 g，芡实 20 g。另服复方斑蝥胶囊，每次 0.5 g，每日 2 次；华蟾素片，每次 0.3 g，每日 2 次；云芝胞内糖肽胶囊，每次 0.5 g，每日 2 次。

六诊：2019 年 7 月 30 日。

患者药后好转，左乳痛，盆腔炎，月经量少，食欲可，大便可，舌苔少，舌偏红，脉细。证属气血虚亏，癌毒内结，治宜补养气血，攻除癌毒。

方药：麸炒白术 30 g，党参 60 g，薏苡仁 10 g，红芪 10 g，石斛 10 g，猕猴桃根 10 g，玉竹 10 g，冬凌草 10 g，醋莪术 10 g，阿胶珠 10 g，焦山楂 10 g，当归 10 g，芡实 10 g，通关藤 10 g。另服华蟾素片，每次 0.3 g，每日 2 次。

七诊：2019 年 10 月 10 日。

患者两乳痛，月经量少，头痛减，舌苔少，舌偏红，脉细。证属气血虚亏，癌毒内结，治宜补养气血，攻除癌毒。

方药：麸炒白术 30 g，党参 30 g，薏苡仁 10 g，红芪 10 g，石斛 10 g，猕猴桃根 10 g，玉竹 10 g，冬凌草 10 g，醋莪术 10 g，阿胶珠 10 g，焦山楂 10 g，当归 10 g，芡实 10 g，通关藤 10 g，猫爪草 10 g。另服复方斑蝥胶囊，每次 0.5 g，每日 2 次；鸦胆子油软胶囊，每次 0.53 g，每日 2 次；华蟾素片，每次 0.3 g，每日 2 次；参丹散结胶囊，每次 0.3 g，每日 2 次；云芝胞内糖肽胶囊，每次 0.5 g，每日 2 次。

八诊：2019 年 12 月 23 日。

患者复查未见明显病灶，见盆腔炎，月经量少，梦多，舌苔薄，脉细。证属气血虚亏，癌毒内结，治宜补养气血，攻除癌毒。

方药：麸炒白术 30 g，生白术 30 g，全蝎 5 g，党参 30 g，酒黄精 30 g，猕猴桃根 30 g，玉竹 30 g，冬凌草 30 g，阿胶珠 5 g，天麻 10 g。另服鸦胆子油软胶囊，每次 0.53 g，每日 2 次；华蟾素片，每次 0.3 g，每日 2 次；参丹散结胶囊，每次 0.3 g，每日 2 次；云芝胞内糖肽胶囊，每次 0.5 g，每日 2 次。

九诊：2020 年 3 月 31 日。

患者两乳结节，口臭，腹胀，泛酸，舌苔薄，脉细。证属脾胃虚亏，癌毒内结，治宜补养脾胃，攻除癌毒。

方药：生白术 30 g，全蝎 3 g，党参 20 g，山慈菇 10 g，百合 10 g，猕猴桃根 30 g，冬凌草 30 g，天花粉 10 g，莲子肉 20 g，生麦芽 15 g。另服鸦胆子油软胶囊，每次 0.53 g，每日 2 次；华蟾素片，每次 0.3 g，每日 2 次。

十诊：2020 年 4 月 23 日。

患者药后嗳气，尿多，大便不成形，舌苔薄，脉细。证属脾胃虚亏，癌毒内结，治宜补养脾胃，攻除癌毒。

方药：生白术 60 g，麸炒白术 30 g，全蝎 5 g，山慈菇 10 g，芡实 30 g，冬凌草 30 g，通关藤 10 g，莲子肉 30 g，生麦芽 15 g。另服鸦胆子油软胶囊，每次 0.53 g，每日 2 次；华蟾素片，每次 0.3 g，每日 2 次；参丹散结胶囊，每次 0.3 g，每日 2 次；云芝胞内糖肽胶囊，每次 0.5 g，每日 2 次。

按语：本案脑肿瘤术后复发，左小脑半球髓母细胞瘤，Ⅳ 期。中医药治疗近 2 年，病情稳定，未见明显病灶，生存质量尚好。在本案治疗中注重"脾为后天之本"的中医理念，通过补脾以生精，从而达到补益脑髓的效果。祛邪方面着重解毒散结、通络散结，以达到控制肿瘤生长的疗效。

医案 2

马某，女，76 岁。

初诊：2019 年 1 月 18 日。

患者左额叶占位，考虑胶质瘤或肺癌脑转移瘤。左肺下叶后基底段占位。未手术。两肺多发小结节。胸椎退变，双侧上颌窦炎症。舌苔薄，脉细。

辨证：肺脾虚亏，癌毒内结。

治法：补益肺脾，攻除癌毒。

方药：麸炒白术 60 g，党参 60 g，薏苡仁 30 g，红芪 30 g，黄芪 30 g，猕猴桃根 50 g，冬凌草 50 g，猪苓 30 g，茯苓 30 g，焦六神曲 10 g，红曲 5 g。另服复方斑蝥胶囊，每次 0.5 g，每日 2 次；参丹散结胶囊，每次 0.3 g，每日 2 次。

二诊：2019 年 3 月 21 日。

患者头昏，食欲可，大便可，慢性胃炎。舌苔薄，脉细。证属肺脾虚亏，癌毒内结，治宜补益肺脾，攻除癌毒。

方药：麸炒白术 60 g，党参 60 g，薏苡仁 30 g，红芪 30 g，黄芪 30 g，猕猴桃根 50 g，冬凌草 50 g，猪苓 30 g，茯苓 30 g，焦六神曲 10 g，红曲 5 g。另服复方斑蝥胶囊，每次 0.5 g，每日 2 次；参丹散结胶囊，每次 0.3 g，每日 2 次。

三诊：2019 年 4 月 11 日。

患者药后头昏好转，口干，舌干，眼睛干，关节炎。舌苔薄，脉细小弦。证属气阴虚亏，癌毒内结，治宜补养气阴，攻除癌毒。

方药：麸炒白术 60 g，党参 60 g，薏苡仁 30 g，红芪 30 g，黄芪 30 g，玉竹 20 g，石斛 30 g，麦冬 20 g，猕猴桃根 50 g，冬凌草

50 g，猪苓 30 g，茯苓 30 g，天花粉 10 g，焦六神曲 10 g，红曲 5 g。另服复方斑蝥胶囊，每次 0.5 g，每日 2 次；参丹散结胶囊，每次 0.3 g，每日 2 次。

四诊：2019 年 4 月 25 日。

患者药后好转，有点头不适。舌苔薄，脉细小弦。证属气阴虚亏，癌毒内结，治宜补养气阴，攻除癌毒。

方药：麸炒白术 60 g，党参 60 g，薏苡仁 10 g，红芪 30 g，黄芪 30 g，玉竹 40 g，石斛 30 g，麦冬 20 g，猕猴桃根 50 g，冬凌草 50 g，猪苓 10 g，茯苓 10 g，天花粉 10 g，焦六神曲 10 g，红曲 5 g。另服复方斑蝥胶囊，每次 0.5 g，每日 2 次；参丹散结胶囊，每次 0.3 g，每日 2 次。

五诊：2019 年 5 月 24 日。

患者口干，关节痛，头晕昏，背热。舌苔薄，脉细。证属气阴虚亏，癌毒内结，治宜补养气阴，攻除癌毒。

方药：麸炒白术 30 g，党参 60 g，薏苡仁 10 g，红芪 20 g，黄芪 20 g，玉竹 60 g，石斛 60 g，麦冬 20 g，猕猴桃根 50 g，冬凌草 50 g，猪苓 10 g，茯苓 10 g，天花粉 10 g，焦六神曲 10 g，红曲 5 g。另服复方斑蝥胶囊，每次 0.5 g，每日 2 次；华蟾素片，每次 0.3 g，每日 2 次。

六诊：2019 年 6 月 21 日。

患者药后体重增加，消瘦好转，关节痛，口干，胃不适。舌苔薄，脉细。证属气阴虚亏，癌毒内结，治宜补养气阴，攻除癌毒。

方药：麸炒白术 40 g，生白术 40 g，党参 60 g，玉竹 60 g，麦冬 30 g，猕猴桃根 50 g，冬凌草 50 g，酒黄精 30 g，红曲 5 g，全蝎 2 g。另服云芝胞内糖肽胶囊，每次 0.5 g，每日 2 次；华蟾素片，每次 0.3 g，每日 2 次。

七诊：2019 年 8 月 27 日。

患者耳鸣，大便干，有时头昏，药后口干好转，汗出后舒服，舌苔薄，脉细。证属气阴虚亏，癌毒内结，治宜补养气阴，攻除癌毒。

方药：麸炒白术 30 g，生白术 70 g，党参 30 g，玉竹 20 g，麦冬 30 g，猕猴桃根 20 g，冬凌草 20 g，酒黄精 20 g，通关藤 10 g，芡实 10 g，猫爪草 10 g，半枝莲 15 g，木馒头 10 g，白花蛇舌草 15 g，石斛 20 g，山慈菇 10 g，麸炒山药 10 g，红曲 5 g，全蝎 3 g。另服云芝胞内糖肽胶囊，每次 0.5 g，每日 2 次；华蟾素片，每次 0.3 g，每日 2 次。

八诊：2019 年 10 月 26 日。

患者口干，食欲欠佳，气短，眼睛干，大便可，咳嗽，背热，舌苔薄，脉细。证属气阴虚亏，癌毒内结，治宜补养气阴，攻除癌毒。

方药：生白术 60 g，党参 30 g，玉竹 60 g，麦冬 20 g，猕猴桃根 20 g，冬凌草 20 g，酒黄精 20 g，通关藤 10 g，猫爪草 10 g，木馒头 10 g，石斛 20 g，山慈菇 10 g，天花粉 20 g，百合 10 g，全蝎 10 g。另服云芝胞内糖肽胶囊，每次 0.5 g，每日 2 次；华蟾素片，每次 0.3 g，每日 2 次。

九诊：2019 年 12 月 3 日。

患者复查病灶未见进展。怕冷，口干，胃不适，大便稀，食欲欠佳，舌苔白腻，脉细。证属脾胃虚亏，癌毒内结，治宜补健脾胃，攻除癌毒。

方药：生白术 60 g，麸炒白术 30 g，党参 30 g，黄芪 30 g，红

芪 30 g，玉竹 10 g，猕猴桃根 20 g，酒黄精 10 g，猫爪草 30 g，木馒头 10 g，芡实 30 g，莲子肉 30 g，全蝎 10 g。另服云芝胞内糖肽胶囊，每次 0.5 g，每日 2 次；华蟾素片，每次 0.3 g，每日 2 次；鸦胆子油软胶囊，每次 0.53 g，每日 2 次；参丹散结胶囊，每次 0.3 g，每日 2 次。

十诊：2020 年 1 月 9 日。

患者食欲欠佳，下肢酸痛，舌苔白腻，脉细。证属脾胃虚亏，癌毒内结，治宜补健脾胃，攻除癌毒。

方药：生白术 60 g，麸炒白术 60 g，党参 30 g，猫爪草 30 g，山慈菇 10 g，木馒头 30 g，芡实 30 g，生山药 30 g，莲子肉 30 g，全蝎 5 g。另服云芝胞内糖肽胶囊，每次 0.5 g，每日 2 次；华蟾素片，每次 0.3 g，每日 2 次；鸦胆子油软胶囊，每次 0.53 g，每日 2 次；参丹散结胶囊，每次 0.3 g，每日 2 次。

十一诊：2020 年 4 月 24 日。

患者食欲欠佳，足肿，胃不舒服，面色少华，舌苔薄，脉细。证属脾胃虚亏，癌毒内结，治宜补健脾胃，攻除癌毒。

方药：生白术 70 g，麸炒白术 70 g，党参 30 g，生薏苡仁 30 g，猫爪草 10 g，冬凌草 10 g，芡实 30 g，黄芪 30 g，莲子肉 30 g，藤梨根 30 g，通关藤 10 g，全蝎 10 g，当归 10 g。另服云芝胞内糖肽胶囊，每次 0.5 g，每日 2 次；华蟾素片，每次 0.3 g，每日 2 次；鸦胆子油软胶囊，每次 0.53 g，每日 2 次；复方斑蝥胶囊，每次 0.5 g，每日 2 次；参丹散结胶囊，每次 0.3 g，每日 2 次。

按语：本案左额叶占位，考虑胶质瘤或肺癌脑转移瘤，左肺下叶后基底段占位，未手术。中医药治疗 1 年余，病情稳定，病灶未见进展，患者带瘤生存，生存质量有所提高。在本案的中医治疗中，较多运用补健脾胃，结合攻除癌毒，长期治疗对控制癌瘤生长有作用。

医案 3

李某，女，47 岁。

初诊： 2019 年 5 月 2 日。

患者左颞叶胶质母细胞瘤，Ⅳ期。症状性局灶性癫痫。右肺实性小结节，双肺多发磨玻璃结节。有时头痛，食欲可，大便可，舌苔薄，脉细滑。

辨证： 气阴虚亏，癌毒内结。

治法： 补养气阴，攻除癌毒。

方药： 麸炒白术 60 g，党参 60 g，薏苡仁 30 g，猕猴桃根 60 g，玉竹 30 g，酒黄精 30 g，石斛 20 g，冬凌草 30 g，天麻 10 g，通关藤 10 g，全蝎 10 g，芡实 30 g。另服复方斑蝥胶囊，每次 0.5 g，每日 2 次；鸦胆子油软胶囊，每次 0.53 g，每日 2 次；华蟾素片，每次 0.3 g，每日 2 次；参丹散结胶囊，每次 0.3 g，每日 2 次；云芝胞内糖肽胶囊，每次 0.5 g，每日 2 次。

二诊： 2019 年 7 月 29 日。

患者子宫肌瘤，卵巢回声占位，咽有痰，有时上腹及右下腹痛，走路踝肿，舌苔薄，脉细滑。证属脾胃虚亏，癌毒内结，治宜补养脾胃，攻除癌毒。

方药： 麸炒白术 60 g，党参 60 g，薏苡仁 30 g，猕猴桃根 60 g，玉竹 30 g，石斛 10 g，冬凌草 30 g，天麻 10 g，通关藤 10 g，全蝎 10 g，芡实 30 g，生薏苡仁 30 g。另服复方斑蝥胶囊，每次 0.5 g，每日 2 次；鸦胆子油软胶囊，每次 0.53 g，每日 2 次；华蟾素片，每次 0.3 g，每日 2 次；参丹散结胶囊，每次 0.3 g，每日 2 次；云芝胞内糖肽胶囊，每次 0.5 g，每日 2 次。

三诊：2019 年 8 月 12 日。

患者上腹有时痛，耳鸣，口痰粉色，舌苔薄，舌偏红，脉细。证属脾胃虚亏，癌毒内结，治宜补养脾胃，攻除癌毒。

方药：麸炒白术 60 g，党参 60 g，薏苡仁 30 g，猕猴桃根 60 g，玉竹 30 g，石斛 10 g，冬凌草 30 g，天麻 10 g，通关藤 10 g，全蝎 5 g，芡实 30 g，生薏苡仁 30 g，白茅根 15 g。另服复方斑蝥胶囊，每次 0.5 g，每日 2 次；鸦胆子油软胶囊，每次 0.53 g，每日 2 次；华蟾素片，每次 0.3 g，每日 2 次。

四诊：2019 年 8 月 27 日。

患者有点感冒，咽不适，上腹两侧时痛，头紧感，口苦，舌苔少，舌偏红，脉细。证属脾胃虚亏，癌毒内结，治宜补养脾胃，攻除癌毒。

方药：麸炒白术 60 g，党参 60 g，薏苡仁 30 g，猕猴桃根 10 g，玉竹 30 g，石斛 10 g，冬凌草 10 g，天麻 10 g，通关藤 10 g，全蝎 5 g，芡实 30 g，生薏苡仁 30 g，白茅根 15 g。另服复方斑蝥胶囊，每次 0.5 g，每日 2 次；鸦胆子油软胶囊，每次 0.53 g，每日 2 次；华蟾素片，每次 0.3 g，每日 2 次。

五诊：2019 年 9 月 10 日。

患者有点头紧，视力有点模糊，两肺多发结节，两肺上叶及左肺下叶磨玻璃结节。中腹有点痛，胸部有点痛，咽有物阻感，舌苔薄，脉细。证属脾胃虚亏，癌毒内结，治宜补养脾胃，攻除癌毒。

方药：麸炒白术 60 g，党参 60 g，薏苡仁 30 g，猕猴桃根 10 g，玉竹 30 g，石斛 20 g，冬凌草 10 g，通关藤 10 g，全蝎 10 g，芡实

30 g，玄参 30 g，白茅根 15 g。另服复方斑蝥胶囊，每次 0.5 g，每日 2 次；鸦胆子油软胶囊，每次 0.53 g，每日 2 次；华蟾素片，每次 0.3 g，每日 2 次。

六诊：2019 年 9 月 24 日。

患者药后好转，牙痛，口角破，舌苔薄，脉细。证属气阴虚亏，癌毒内结，治宜补养气阴，攻除癌毒。

方药：麸炒白术 30 g，党参 30 g，猕猴桃根 10 g，玉竹 30 g，石斛 20 g，酒黄精 20 g，冬凌草 10 g，通关藤 10 g，全蝎 5 g，芡实 30 g，玄参 30 g，白茅根 15 g。另服复方斑蝥胶囊，每次 0.5 g，每日 2 次；鸦胆子油软胶囊，每次 0.53 g，每日 2 次；华蟾素片，每次 0.3 g，每日 2 次。

七诊：2019 年 10 月 8 日。

患者药后好转，后脑勺有痛，舌苔薄，脉细。证属气阴虚亏，癌毒内结，治宜补养气阴，攻除癌毒。

方药：麸炒白术 30 g，生白术 60 g，猕猴桃根 10 g，玉竹 50 g，石斛 10 g，酒黄精 10 g，冬凌草 10 g，通关藤 10 g，猫爪草 10 g，山慈菇 10 g，木馒头 10 g，白花蛇舌草 15 g，半枝莲 15 g，生薏苡仁 20 g，天花粉 10 g，全蝎 20 g，芡实 30 g，莲子肉 20 g，红枣 10 g。另服鸦胆子油软胶囊，每次 0.53 g，每日 2 次；华蟾素片，每次 0.3 g，每日 2 次；参丹散结胶囊，每次 0.3 g，每日 2 次；云芝胞内糖肽胶囊，每次 0.5 g，每日 2 次。

八诊：2019 年 10 月 22 日。

患者头紧感，胃不适，余可，舌苔薄，脉细。证属气阴虚亏，癌毒内结，治宜补养气阴，攻除癌毒。

方药：麸炒白术 40 g，生白术 60 g，猕猴桃根 10 g，玉竹 50 g，石斛 10 g，酒黄精 10 g，冬凌草 10 g，通关藤 10 g，猫爪草 10 g，山慈菇 10 g，木馒头 10 g，白花蛇舌草 15 g，半枝莲 15 g，生薏苡仁 20 g，天花粉 10 g，全蝎 20 g，芡实 30 g，莲子肉 20 g，红枣 10 g。另服鸦胆子油软胶囊，每次 0.53 g，每日 2 次；华蟾素片，每次 0.3 g，每日 2 次；参丹散结胶囊，每次 0.3 g，每日 2 次；云芝胞内糖肽胶囊，每次 0.5 g，每日 2 次。

九诊： 2019 年 11 月 4 日。

患者近感冒，咳嗽，头昏欲寐，有时胃不舒服，舌苔薄，脉细。证属气阴虚亏，癌毒内结，治宜补养气阴，攻除癌毒。

方药： 麸炒白术 30 g，生白术 60 g，党参 30 g，猕猴桃根 10 g，玉竹 40 g，石斛 10 g，酒黄精 10 g，冬凌草 10 g，生黄芪 10 g，全蝎 5 g，芡实 30 g，玄参 30 g，白茅根 15 g。另服复方斑蝥胶囊，每次 0.5 g，每日 2 次；鸦胆子油软胶囊，每次 0.53 g，每日 2 次；华蟾素片，每次 0.3 g，每日 2 次。

十诊： 2019 年 11 月 19 日。

患者有时头昏，视力模糊，右下腹有痛，舌苔薄，脉细。证属脾胃虚亏，癌毒内结，治宜补养脾胃，攻除癌毒。

方药： 麸炒白术 30 g，生白术 60 g，党参 30 g，猕猴桃根 10 g，石斛 20 g，冬凌草 10 g，生黄芪 10 g，红芪 10 g，当归 10 g，全蝎 5 g，芡实 30 g，白茅根 15 g。另服复方斑蝥胶囊，每次 0.5 g，每日 2 次；鸦胆子油软胶囊，每次 0.53 g，每日 2 次；华蟾素片，每次 0.3 g，每日 2 次。

十三诊： 2019 年 12 月 31 日。

患者左侧头部稍有不适，皮肤有疹，舌苔薄，小齿印，脉细。证属脾胃虚亏，癌毒内结，治宜补养脾胃，攻除癌毒。

方药：麸炒白术 60 g，生白术 60 g，党参 30 g，猕猴桃根 60 g，玉竹 20 g，冬凌草 40 g，生黄芪 30 g，当归 10 g，全蝎 5 g，芡实 30 g，白茅根 15 g，生薏苡仁 10 g，天麻 10 g，通关藤 10 g。另服复方斑蝥胶囊，每次 0.5 g，每日 2 次；鸦胆子油软胶囊，每次 0.53 g，每日 2 次；华蟾素片，每次 0.3 g，每日 2 次；参丹散结胶囊，每次 0.3 g，每日 2 次；云芝胞内糖肽胶囊，每次 0.5 g，每日 2 次。

十四诊：2020 年 1 月 14 日。

患者复查病灶未见进展，皮肤有疹痒，舌苔薄，小齿印，脉细。证属脾胃虚亏，癌毒内结，治宜补养脾胃，攻除癌毒。

方药：麸炒白术 60 g，生白术 60 g，党参 30 g，猕猴桃根 60 g，玉竹 20 g，冬凌草 40 g，生黄芪 30 g，当归 10 g，全蝎 5 g，芡实 30 g，白茅根 15 g，生薏苡仁 10 g，天麻 10 g，牡丹皮 10 g，通关藤 10 g。另服复方斑蝥胶囊，每次 0.5 g，每日 2 次；鸦胆子油软胶囊，每次 0.53 g，每日 2 次；华蟾素片，每次 0.3 g，每日 2 次；参丹散结胶囊，每次 0.3 g，每日 2 次；云芝胞内糖肽胶囊，每次 0.5 g，每日 2 次。

十五诊：2020 年 3 月 14 日。

患者嗳气，喜叹气，有时口腔有点血，有时头昏，大便次数多，舌苔薄，脉细。证属脾胃虚亏，癌毒内结，治宜补养脾胃，攻除癌毒。

方药：麸炒白术 60 g，生白术 60 g，党参 30 g，猕猴桃根 60 g，玉竹 20 g，冬凌草 40 g，生黄芪 30 g，当归 10 g，全蝎 5 g，芡实 30 g，白茅根 30 g，生薏苡仁 10 g，天麻 10 g，陈皮 10 g，通关藤 10 g。另服复方斑蝥胶囊，每次 0.5 g，每日 2 次；鸦胆子油软胶囊，每次 0.53 g，每日 2 次；华蟾素片，每次 0.3 g，每日 2 次；参丹散结胶囊，每次 0.3 g，每日 2 次；云芝胞内糖肽胶囊，每次 0.5 g，每日 2 次。

十六诊：2020 年 4 月 6 日。

患者口腔有点淡血，有时头昏，大便次数多，舌苔薄，脉细。证属脾胃虚亏，癌毒内结，治宜补养脾胃，攻除癌毒。

方药：麸炒白术 60 g，生白术 60 g，党参 30 g，猕猴桃根 60 g，玉竹 20 g，冬凌草 40 g，生黄芪 30 g，当归 10 g，全蝎 5 g，芡实 30 g，白茅根 15 g，生薏苡仁 10 g，天麻 10 g，通关藤 10 g。另服复方斑蝥胶囊，每次 0.5 g，每日 2 次；鸦胆子油软胶囊，每次 0.53 g，每日 2 次；华蟾素片，每次 0.3 g，每日 2 次；参丹散结胶囊，每次 0.3 g，每日 2 次；云芝胞内糖肽胶囊，每次 0.5 g，每日 2 次。

十七诊：2020 年 5 月 5 日。

患者咽觉有痰，夜间口苦明显，口干，舌苔薄，脉细。证属脾胃虚亏，癌毒内结，治宜补养脾胃，攻除癌毒。

方药：麸炒白术 60 g，生白术 60 g，猕猴桃根 60 g，玉竹 20 g，冬凌草 40 g，全蝎 5 g，芡实 30 g，白茅根 15 g，生薏苡仁 10 g，天麻 10 g，通关藤 10 g。另服鸦胆子油软胶囊，每次 0.53 g，每日 2 次；华蟾素片，每次 0.3 g，每日 2 次；参丹散结胶囊，每次 0.3 g，每日 2 次；云芝胞内糖肽胶囊，每次 0.5 g，每日 2 次。

按语：本案左颞叶胶质母细胞瘤，Ⅳ 期。症状性局灶性癫痫。中医药治疗 1 年余，病情得到初步控制，病灶未见进展，患者带瘤生存质量尚好。在本案的中医治疗中，在服用补健脾胃、解毒水药的同时，坚持多品种、少剂量服用攻毒抗癌中成药，对缓解病情起到有益作用。

九、胰腺癌

李某，男，73岁。

初诊：2019年5月13日。

患者胰腺恶性肿瘤，神经内分泌肿瘤，胰尾癌，未手术，肝多发转移瘤。肝介入治疗。舌苔少，脉细。

辨证：脾胃虚亏，癌毒内结。

治法：补益脾胃，攻除癌毒。

方药：生白术50 g，麸炒白术50 g，党参20 g，全蝎10 g，猫爪草10 g，红芪20 g，木馒头10 g，皂角刺10 g，山慈菇10 g，合欢皮30 g，鸡内金10 g。另服鸦胆子油软胶囊，每次0.53 g，每日2次；华蟾素片，每次0.3 g，每日2次；复方斑蝥胶囊，每次0.5 g，每日2次；参丹散结胶囊，每次0.3 g，每日2次；云芝胞内糖肽胶囊，每次0.5 g，每日2次。

三诊：2019年11月16日。

患者左腹痛，大便稀，手指关节痛，膝关节痒。舌苔薄，舌偏红，齿印，脉细。证属脾胃虚亏，癌毒内结，治宜补益脾胃，攻除癌毒。

方药：生白术50 g，麸炒白术50 g，党参20 g，全蝎10 g，猫爪草10 g，红芪20 g，木馒头10 g，皂角刺10 g，山慈菇10 g，合欢皮30 g。另服鸦胆子油软胶囊，每次0.53 g，每日2次；华蟾素片，每次0.3 g，每日2次；复方斑蝥胶囊，每次0.5 g，每日2次；参丹散结胶囊，每次0.3 g，每日2次；云芝胞内糖肽胶囊，每次

0.5 g，每日 2 次。

四诊：2019 年 11 月 28 日。

患者左腹痛，怕冷，大便不成形、次数多，食欲欠佳。舌苔薄，齿印，脉细。证属脾胃虚亏，癌毒内结，治宜补益脾胃，攻除癌毒。

方药：生白术 50 g，麸炒白术 90 g，党参 20 g，猫爪草 15 g，黄芪 30 g，红芪 30 g，木馒头 15 g，全蝎 5 g。另服云芝胞内糖肽胶囊，每次 0.5 g，每日 2 次。

五诊：2019 年 12 月 14 日。

患者腹痛减，大便不成形，矢气多，食欲好转。舌苔薄，脉细。证属脾胃虚亏，癌毒内结，治宜补益脾胃，攻除癌毒。

方药：生白术 90 g，麸炒白术 90 g，党参 30 g，黄芪 30 g，红芪 30 g，莲子肉 30 g，全蝎 10 g。另服鸦胆子油软胶囊，每次 0.53 g，每日 2 次；华蟾素片，每次 0.3 g，每日 2 次；参丹散结胶囊，每次 0.3 g，每日 2 次；云芝胞内糖肽胶囊，每次 0.5 g，每日 2 次。

六诊：2019 年 12 月 27 日。

患者药后好转，大便日 3 次，食欲一般。舌苔薄，舌偏红，脉细。证属脾胃虚亏，癌毒内结，治宜补益脾胃，攻除癌毒。

方药：生白术 90 g，麸炒白术 90 g，党参 60 g，红芪 30 g，山慈菇 10 g，藤梨根 10 g，芡实 10 g，全蝎 10 g。

七诊：2020 年 1 月 10 日。

患者大便次数多，手指关节痛。舌苔少，齿印，脉细。证属脾胃虚亏，癌毒内结，治宜补益脾胃，攻除癌毒。

方药：生白术 60 g，麸炒白术 60 g，党参 30 g，红芪 30 g，山慈菇 30 g，乌梅肉 5 g，芡实 10 g，全蝎 5 g。另服鸦胆子油软胶囊，每次 0.53 g，每日 2 次；华蟾素片，每次 0.3 g，每日 2 次；参丹散结胶囊，每次 0.3 g，每日 2 次；云芝胞内糖肽胶囊，每次 0.5 g，每日 2 次。

八诊：2020 年 2 月 28 日。

患者有时腹痛，食欲一般。舌苔薄，齿印，脉细。证属脾胃虚亏，癌毒内结，治宜补益脾胃，攻除癌毒。

方药：生白术 60 g，麸炒白术 60 g，党参 30 g，藤梨根 30 g，猫爪草 30 g，山慈菇 30 g，莲子肉 30 g，木馒头 30 g，百合 30 g，红枣 10 g，净山楂 5 g，芡实 30 g，全蝎 5 g。另服鸦胆子油软胶囊，每次 0.53 g，每日 2 次；华蟾素片，每次 0.3 g，每日 2 次；参丹散结胶囊，每次 0.3 g，每日 2 次；复方斑蝥胶囊，每次 0.5 g，每日 2 次；云芝胞内糖肽胶囊，每次 0.5 g，每日 2 次。

九诊：2020 年 4 月 7 日。

患者胃有不适，大便次数多，食欲一般。舌苔薄，齿印，脉细。证属脾胃虚亏，癌毒内结，治宜补益脾胃，攻除癌毒。

方药：生白术 60 g，麸炒白术 60 g，党参 60 g，麸炒山药 30 g，藤梨根 40 g，冬凌草 40 g，莲子肉 10 g，生麦芽 15 g，芡实 30 g，全蝎 5 g。另服鸦胆子油软胶囊，每次 0.53 g，每日 2 次；复方斑蝥胶囊，每次 0.5 g，每日 2 次。

按语：本案胰腺恶性肿瘤，神经内分泌肿瘤，胰尾癌，未手术，肝多发转移瘤。胰腺癌恶性程度高，预后差。本案中医药治疗近 1 年，病情稳定，未见病灶进展，生存质量尚好。健脾解毒在胰腺癌的治疗中十分重要，也是取得临床疗效的原因之一。

十、卵巢癌

医案 1

刘某，女，65 岁。

初诊：2019 年 3 月 10 日。

患者卵巢浆液性砂粒体癌术后化疗后Ⅳ期。盆腔、直肠前、乙状结肠癌转移。疲劳，食欲差，厌油，舌苔白腻，舌暗，脉细滑。

辨证：脾胃虚亏，癌毒内结。

治法：补益脾胃，攻除癌毒。

方药：生白术 80 g，麸炒白术 60 g，党参 60 g，藤梨根 60 g，冬凌草 60 g，龙眼肉 10 g，炒鸡内金 20 g，茯苓 20 g，红枣 10 g，全蝎 5 g。另服鸦胆子油软胶囊，每次 0.53 g，每日 2 次；华蟾素片，每次 0.3 g，每日 2 次；参丹散结胶囊，每次 0.3 g，每日 2 次。

二诊：2019 年 6 月 18 日。

患者食欲欠佳，大便一般，失眠，白细胞低，舌苔白腻，舌暗，脉细滑。证属脾胃虚亏，癌毒内结，治宜补益脾胃，攻除癌毒。

方药：生白术 80 g，麸炒白术 60 g，党参 60 g，藤梨根 60 g，冬凌草 60 g，龙眼肉 10 g，炒鸡内金 20 g，茯苓 20 g，红枣 10 g，天麻 6 g。另服鸦胆子油软胶囊，每次 0.53 g，每日 2 次；华蟾素片，每次 0.3 g，每日 2 次；参丹散结胶囊，每次 0.3 g，每日 2 次。

三诊：2019 年 7 月 4 日。

患者食欲好转，有时腹不适，失眠，舌苔薄，舌边暗，脉细。证属脾胃虚亏，癌毒内结，治宜补益脾胃，攻除癌毒。

方药：生白术 80 g，麸炒白术 70 g，党参 60 g，藤梨根 60 g，冬凌草 60 g，炒鸡内金 20 g，全蝎 20 g，天麻 10 g。另服鸦胆子油软胶囊，每次 0.53 g，每日 2 次；华蟾素片，每次 0.3 g，每日 2 次；参丹散结胶囊，每次 0.3 g，每日 2 次。

四诊：2019 年 7 月 19 日。

患者药后好转，舌苔薄，脉细。证属脾胃虚亏，癌毒内结，治宜补益脾胃，攻除癌毒。

方药：生白术 80 g，麸炒白术 70 g，党参 60 g，藤梨根 60 g，冬凌草 60 g，炒鸡内金 20 g，全蝎 20 g，天麻 10 g，通关藤 10 g，半枝莲 15 g，麸炒山药 30 g，白花蛇舌草 15 g，芡实 20 g。另服华蟾素片，每次 0.3 g，每日 2 次。

五诊：2019 年 8 月 2 日。

患者食欲可，大便次数多，有时腹痛，头颈汗多，失眠，舌苔薄，脉细。证属脾胃虚亏，癌毒内结，治宜补益脾胃，攻除癌毒。

方药：生白术 80 g，麸炒白术 70 g，党参 30 g，藤梨根 30 g，冬凌草 30 g，全蝎 10 g，天麻 10 g，通关藤 10 g，半枝莲 15 g，白花蛇舌草 15 g，芡实 30 g，麸炒山药 30 g，莲子肉 10 g，猫爪草 10 g，酒炒九香虫 5 g。另服鸦胆子油软胶囊，每次 0.53 g，每日 2 次；华蟾素片，每次 0.3 g，每日 2 次；参丹散结胶囊，每次 0.3 g，每日 2 次。

七诊：2019 年 9 月 2 日。

患者有时腹痛，余可，舌苔薄，脉细。证属脾胃虚亏，癌毒内结，治宜补益脾胃，攻除癌毒。

方药：生白术 80 g，麸炒白术 90 g，全蝎 20 g，藤梨根 10 g，冬凌草 10 g，通关藤 10 g，猫爪草 10 g，山慈菇 10 g，木馒头 10 g，

芡实 60 g，炒薏苡仁 10 g。另服鸦胆子油软胶囊，每次 0.53 g，每日 2 次；华蟾素片，每次 0.3 g，每日 2 次；参丹散结胶囊，每次 0.3 g，每日 2 次；复方斑蝥胶囊，每次 0.5 g，每日 2 次。

八诊：2019 年 9 月 19 日。

患者复查病灶好转，已不腹痛，有时便溏，舌苔白腻，脉细。证属脾胃虚亏，癌毒内结，治宜补益脾胃，攻除癌毒。

方药：生白术 90 g，麸炒白术 90 g，全蝎 20 g，藤梨根 10 g，冬凌草 10 g，通关藤 10 g，猫爪草 10 g，山慈菇 10 g，木馒头 10 g，芡实 60 g，炒薏苡仁 10 g，党参 20 g，红芪 10 g。

九诊：2019 年 9 月 27 日。

患者药后好转，舌苔薄，脉细。证属脾胃虚亏，癌毒内结，治宜补益脾胃，攻除癌毒。

方药：生白术 90 g，麸炒白术 90 g，全蝎 20 g，藤梨根 10 g，冬凌草 10 g，通关藤 10 g，猫爪草 10 g，山慈菇 10 g，木馒头 10 g，芡实 60 g，炒薏苡仁 30 g，党参 30 g，麸炒山药 30 g。

十诊：2019 年 10 月 21 日。

患者虚汗多，有时腹痛便溏，舌苔薄，脉细。证属脾胃虚亏，癌毒内结，治宜补益脾胃，攻除癌毒。

方药：生白术 90 g，麸炒白术 90 g，全蝎 20 g，藤梨根 10 g，冬凌草 10 g，通关藤 10 g，猫爪草 10 g，山慈菇 10 g，木馒头 10 g，天花粉 10 g，芡实 30 g，炒薏苡仁 30 g，党参 30 g，麸炒山药 30 g，莲子肉 30 g。另服鸦胆子油软胶囊，每次 0.53 g，每日 2 次；华蟾素片，每次 0.3 g，每日 2 次；参丹散结胶囊，每次 0.3 g，每日 2 次；复方斑蝥胶囊，每次 0.5 g，每日 2 次；云芝胞内糖肽胶囊，每次 0.5 g，每日 2 次。

十一诊：2019 年 11 月 4 日。

患者食欲可，有时腹痛便溏，舌苔薄，脉细。证属脾胃虚亏，癌毒内结，治宜补益脾胃，攻除癌毒。

方药：生白术 90 g，麸炒白术 90 g，全蝎 20 g，藤梨根 10 g，冬凌草 10 g，通关藤 10 g，猫爪草 10 g，山慈菇 10 g，木馒头 10 g，天花粉 10 g，芡实 30 g，麸炒山药 30 g，莲子肉 30 g。另服鸦胆子油软胶囊，每次 0.53 g，每日 2 次；华蟾素片，每次 0.3 g，每日 2 次；参丹散结胶囊，每次 0.3 g，每日 2 次；复方斑蝥胶囊，每次 0.5 g，每日 2 次；云芝胞内糖肽胶囊，每次 0.5 g，每日 2 次。

十二诊：2019 年 11 月 18 日。

患者血糖偏高，口干，大便秘，脾气大，舌苔薄，脉细。证属脾胃虚亏，癌毒内结，治宜补益脾胃，攻除癌毒。

方药：生白术 60 g，麸炒白术 60 g，全蝎 20 g，藤梨根 50 g，猫爪草 10 g，山慈菇 10 g，木馒头 10 g，天花粉 10 g，芡实 30 g。

十三诊：2019 年 12 月 10 日。

患者药物反应血糖高已控制，口干，大便干，舌苔薄，脉稍细。证属气阴虚亏，癌毒内结，治宜补养气阴，攻除癌毒。

方药：生白术 60 g，麸炒白术 60 g，全蝎 10 g，藤梨根 50 g，猫爪草 10 g，山慈菇 10 g，木馒头 10 g，天花粉 10 g，芡实 30 g，酒黄精 10 g，玉竹 20 g。另服鸦胆子油软胶囊，每次 0.53 g，每日 2 次；华蟾素片，每次 0.3 g，每日 2 次。

十四诊：2019 年 12 月 24 日。

患者大便好转，舌苔薄，脉细。证属气阴虚亏，癌毒内结，治宜补养气阴，攻除癌毒。

方药：生白术 60 g，麸炒白术 60 g，全蝎 10 g，藤梨根 50 g，

猫爪草 10 g，山慈菇 10 g，木馒头 10 g，通关藤 10 g，天花粉 10 g，冬凌草 10 g，党参 10 g，红芪 10 g，芡实 30 g，酒黄精 10 g，玉竹 20 g。

十五诊：2020 年 1 月 9 日。

患者复查胆囊壁较前增厚，脂肪肝较前减轻，CA125、CEA 偏高，血糖偏高，尿酸偏高，大便偏干，舌苔薄，脉稍细。证属气阴虚亏，癌毒内结，治宜补养气阴，攻除癌毒。

方药：生白术 60 g，麸炒白术 30 g，全蝎 5 g，猫爪草 30 g，山慈菇 30 g，木馒头 30 g，生薏苡仁 30 g，党参 30 g，酒黄精 10 g，玉竹 30 g。

十六诊：2020 年 1 月 21 日。

患者病情稳定，胆囊炎，舌苔薄，脉细。证属气阴虚亏，癌毒内结，治宜补养气阴，攻除癌毒。

方药：生白术 60 g，麸炒白术 30 g，全蝎 5 g，猫爪草 30 g，生薏苡仁 30 g，藤梨根 30 g，山慈菇 30 g，木馒头 30 g，党参 30 g，酒黄精 10 g，玉竹 30 g，乌梅肉 5 g，净山楂 5 g。

十七诊：2020 年 2 月 25 日。

患者自觉情况良好，精力有好转，睡眠可，大便正常，舌苔薄，有小齿印，脉细。证属气阴虚亏，癌毒内结，治宜补养气阴，攻除癌毒。

方药：生白术 60 g，麸炒白术 30 g，全蝎 5 g，猫爪草 30 g，生薏苡仁 30 g，藤梨根 30 g，山慈菇 30 g，木馒头 30 g，党参 30 g，酒黄精 20 g，玉竹 30 g，莲子肉 10 g，乌梅肉 5 g，净山楂 5 g。

十八诊：2020 年 3 月 10 日。

患者肝周及右结肠旁沟淋巴结少许新增，慢性胆囊炎，胆囊萎缩伴囊壁增厚，恶变待排。舌苔薄，有小齿印，脉细。证属气阴虚亏，癌毒内结，治宜补养气阴，攻除癌毒。

方药：生白术 40 g，全蝎 5 g，猫爪草 30 g，生薏苡仁 30 g，藤梨根 30 g，冬凌草 30 g，山慈菇 30 g，木馒头 30 g，通关藤 10 g，党参 30 g，玉竹 30 g，百合 30 g，乌梅肉 5 g。另服鸦胆子油软胶囊，每次 0.53 g，每日 2 次；华蟾素片，每次 0.3 g，每日 2 次；复方斑蝥胶囊，每次 0.5 g，每日 2 次。

十九诊：2020 年 3 月 24 日。

患者 CA199 偏高，服化疗药物后胃不舒服，余可。舌苔薄，齿印，脉细小滑。证属脾胃虚亏，癌毒内结，治宜补养脾胃，攻除癌毒。

方药：生白术 60 g，麸炒白术 60 g，全蝎 5 g，猫爪草 10 g，生薏苡仁 10 g，藤梨根 30 g，冬凌草 30 g，山慈菇 10 g，木馒头 10 g，通关藤 10 g，党参 30 g，玉竹 10 g，百合 10 g，乌梅肉 10 g。

二十诊：2020 年 4 月 9 日。

患者复查肿瘤标志物下降，病灶未见进展。胃不适好转，食欲可，大便可，精神稍欠佳，睡眠可，舌苔薄，舌稍暗，有齿印，脉细。证属脾胃虚亏，癌毒内结，治宜补养脾胃，攻除癌毒。

方药：生白术 60 g，麸炒白术 60 g，全蝎 5 g，猫爪草 10 g，生薏苡仁 10 g，藤梨根 30 g，冬凌草 30 g，山慈菇 10 g，木馒头 10 g，通关藤 10 g，党参 30 g，玉竹 10 g，莲子肉 30 g，芡实 30 g。

二十一诊：2020 年 4 月 21 日。

患者有时胃腹游走痛，食欲一般，大便一般，舌苔薄，舌稍暗，有齿印，脉细。证属脾胃虚亏，癌毒内结，治宜补养脾胃，攻除癌毒。

方药：生白术 70 g，麸炒白术 70 g，全蝎 10 g，猫爪草 10 g，生薏苡仁 10 g，藤梨根 30 g，冬凌草 30 g，山慈菇 10 g，木馒头 10 g，通关藤 10 g，党参 30 g，玉竹 10 g，莲子肉 30 g，芡实 30 g，陈皮 10 g。

二十二诊：2020 年 5 月 5 日。

患者胃腹痛渐消，余可，舌苔薄，舌边稍暗，有齿印，脉细。证属脾胃虚亏，癌毒内结，治宜补养脾胃，攻除癌毒。

方药：生白术 70 g，麸炒白术 70 g，全蝎 10 g，猫爪草 10 g，生薏苡仁 10 g，藤梨根 30 g，冬凌草 30 g，山慈菇 10 g，木馒头 10 g，通关藤 10 g，党参 30 g，玉竹 10 g，莲子肉 30 g，芡实 30 g，陈皮 10 g，净山楂 5 g，乌梅肉 5 g。另服鸦胆子油软胶囊，每次 0.53 g，每日 2 次；华蟾素片，每次 0.3 g，每日 2 次；复方斑蝥胶囊，每次 0.5 g，每日 2 次。

二十三诊：2020 年 5 月 19 日。

患者有点腹胀，余无不适，舌苔薄，脉细。证属脾胃虚亏，癌毒内结，治宜补养脾胃，攻除癌毒。

方药：生白术 70 g，麸炒白术 70 g，全蝎 10 g，生薏苡仁 10 g，藤梨根 30 g，冬凌草 30 g，党参 30 g，玉竹 10 g，莲子肉 30 g，芡实 30 g，炒鸡内金 10 g，生麦芽 15 g。

按语：本案卵巢浆液性砂粒体癌术后化疗后Ⅳ期，盆腔、直肠前、乙状结肠癌转移。中医药治疗 1 年余，病情稳定，未见病灶进展，生存质量较好。对本案卵巢癌的中医治疗，重点是补健脾胃、解毒散结，尽量不使用对内分泌有影响的药物可能对对卵巢癌的治疗更有益。

医案 2

陈某，女，48 岁。

初诊：2019 年 1 月 7 日。

患者卵巢浆液性腺癌Ⅲc 期二次术后复发。化疗后骨髓抑制。失眠，舌苔少，脉细。

辨证：脾胃虚亏，癌毒内结。

治法：补益脾胃，攻除癌毒。

方药：麸炒白术 60 g，猕猴桃根 50 g，石斛 10 g，冬凌草 30 g，白花蛇舌草 15 g，党参 60 g，阿胶珠 6 g，山药 20 g，芡实 20 g，醋莪术 10 g，龙眼肉 10 g，红枣 10 g。另服鸦胆子油软胶囊，每次 0.53 g，每日 2 次；华蟾素片，每次 0.3 g，每日 2 次。

二诊：2019 年 3 月 8 日。

患者失眠，余可，舌苔薄，脉细。证属脾胃虚亏，癌毒内结，治宜补益脾胃，攻除癌毒。

方药：麸炒白术 60 g，猕猴桃根 30 g，石斛 10 g，冬凌草 10 g，白花蛇舌草 15 g，党参 60 g，阿胶珠 5 g，山药 20 g，芡实 20 g，醋莪术 10 g，龙眼肉 10 g，红枣 10 g，焦六神曲 5 g，醋乌梅 5 g，焦山楂 5 g，红曲 5 g，天麻 5 g。另服鸦胆子油软胶囊，每次 0.53 g，每日 2 次；华蟾素片，每次 0.3 g，每日 2 次。

三诊：2019 年 6 月 21 日。

患者近期查 CA125、CA199 偏高。舌苔薄，脉细。证属脾胃虚亏，癌毒内结，治宜补益脾胃，攻除癌毒。

方药：麸炒白术 80 g，生白术 80 g，猕猴桃根 60 g，冬凌草 60 g，白花蛇舌草 15 g，半枝莲 15 g，猫爪草 10 g，党参 60 g，通关藤 10 g。另服华蟾素片，每次 0.3 g，每日 2 次；云芝胞内糖肽胶囊，每次

0.5 g，每日 2 次。

四诊：2019 年 9 月 20 日。

患者药后腹泻，停药后肿瘤标志物增高。易感冒。舌苔薄，脉细。证属脾胃虚亏，癌毒内结，治宜补益脾胃，攻除癌毒。

方药：麸炒白术 70 g，生白术 70 g，猕猴桃根 30 g，冬凌草 30 g，白花蛇舌草 15 g，半枝莲 15 g，猫爪草 10 g，党参 30 g，通关藤 10 g，山慈菇 10 g，木馒头 10 g，芡实 30 g，麸炒山药 30 g，全蝎 5 g，天花粉 10 g，炒薏苡仁 30 g。另服华蟾素片，每次 0.3 g，每日 2 次；云芝胞内糖肽胶囊，每次 0.5 g，每日 2 次；复方斑蝥胶囊，每次 0.5 g，每日 2 次。

五诊：2019 年 10 月 31 日。

患者药后肿瘤标志物有降，腹泻有好转，失眠，疲劳无力，心情不定。舌苔薄，脉细。证属脾胃虚亏，癌毒内结，治宜补益脾胃，攻除癌毒。

方药：麸炒白术 70 g，生白术 90 g，猕猴桃根 10 g，冬凌草 10 g，猫爪草 10 g，通关藤 10 g，山慈菇 10 g，木馒头 10 g，芡实 30 g，莲子肉 30 g，全蝎 20 g，天花粉 10 g，炒薏苡仁 10 g，红枣 10 g，刀豆壳 10 g，焦山楂 10 g。

六诊：2019 年 12 月 16 日。

患者药后失眠好转，大便可。舌苔薄，小齿印，脉细。证属脾胃虚亏，癌毒内结，治宜补益脾胃，攻除癌毒。

方药：麸炒白术 70 g，生白术 90 g，猕猴桃根 30 g，冬凌草 30 g，猫爪草 30 g，芡实 30 g，莲子肉 30 g，全蝎 5 g。另服华蟾素片，每次 0.3 g，每日 2 次；鸦胆子油软胶囊，每次 0.53 g，每日 2 次；云芝胞内糖肽胶囊，每次 0.5 g，每日 2 次。

七诊：2020年2月29日。

患者自觉尚可，肿瘤标志物偏高。舌苔薄，小齿印，脉细。证属脾胃虚亏，癌毒内结，治宜补益脾胃，攻除癌毒。

方药：麸炒白术70 g，生白术90 g，猕猴桃根30 g，冬凌草30 g，猫爪草10 g，芡实30 g，莲子肉30 g，全蝎10 g，山慈菇30 g，通关藤10 g，木馒头30 g，天花粉10 g。另服华蟾素片，每次0.3 g，每日2次；鸦胆子油软胶囊，每次0.53 g，每日2次。

八诊：2020年5月4日。

患者食欲可，精神欠佳，手胀，视力下降，舌苔薄，脉细。证属脾胃虚亏，癌毒内结，治宜补益脾胃，攻除癌毒。

方药：麸炒白术70 g，生白术90 g，猕猴桃根30 g，猫爪草30 g，芡实30 g，全蝎10 g，山慈菇30 g，木馒头30 g，乌梅肉10 g，生薏苡仁10 g，醋莪术30 g，净山楂10 g，红豆杉5 g。另服华蟾素片，每次0.3 g，每日2次；鸦胆子油软胶囊，每次0.53 g，每日2次；复方斑蝥胶囊，每次0.5 g，每日2次。

按语：本案卵巢浆液性腺癌Ⅲc期二次术后复发。中医药治疗1年余，病情稳定，未见病灶进展，生存质量较好。在本案中医治疗中，采用大剂量白术、猕猴桃根、山慈菇等补脾解毒药物，可能对取得临床疗效大有裨益。

医案3

何某，女，50岁。

初诊：2017年4月7日。

患者卵巢癌术后化疗后复发，病理盆腔鳞状细胞（阴道残段），膀胱后方、直肠前方区域及左髂腰肌前方肿块，考虑复发转移，卵巢区软组织占位，肿瘤压迫大小便不易解，无法手术。阴道流黄色液体。近有出血史。右肺中叶结节。下腹痛，易腹泻，舌苔薄，脉细。

辨证：脾气虚亏，癌毒内结。

治法：补益脾气，攻除癌毒。

方药：麸炒白术60 g，生白术30 g，党参60 g，红芪30 g，炙黄芪60 g，山药30 g，茯苓30 g，生薏苡仁40 g，阿胶珠10 g，芡实30 g，莲子30 g，白茅根15 g。另服鸦胆子油软胶囊，每次0.53 g，每日2次；参丹散结胶囊，每次0.3 g，每日2次。

四诊：2017年7月12日。

患者复查肿瘤缩小。阴道炎，尿痛，舌苔薄，脉细。证属脾气虚亏，癌毒内结，治宜补益脾气，攻除癌毒。

方药：麸炒白术60 g，生白术30 g，党参60 g，红芪30 g，炙黄芪60 g，山药30 g，茯苓30 g，生薏苡仁40 g，阿胶珠10 g，芡实30 g，莲子30 g，白茅根15 g，蒲公英15 g。另服鸦胆子油软胶囊，每次0.53 g，每日2次；参丹散结胶囊，每次0.3 g，每日2次。

六诊：2018年1月21日。

患者复查卵巢区未见癌灶。两肺散在炎症，右肺中叶小结节，右肝叶多发小囊肿。结肠炎，有便血。舌苔薄，脉细。证属脾气虚亏，癌毒内结，治宜补益脾气，攻除癌毒。

方药：麸炒白术60 g，生白术30 g，党参60 g，红芪30 g，炙黄芪60 g，山药30 g，茯苓30 g，生薏苡仁40 g，阿胶珠10 g，芡实30 g，莲子30 g，白茅根15 g，旱莲草15 g，蒲公英15 g。另服鸦胆子油软胶囊，每次0.53 g，每日2次；参丹散结胶囊，每次0.3 g，每日 2 次。

八诊：2018 年 7 月 24 日。

患者复查左髂窝病灶稳定未见进展。盆腔积液。两肺小结节。放射性结肠炎，易腹泻。舌苔薄，脉细。证属脾气虚亏，癌毒内结，治宜补益脾气，攻除癌毒。

方药：麸炒白术 60 g，生白术 30 g，党参 60 g，红芪 30 g，炙黄芪 60 g，山药 30 g，茯苓 30 g，生薏苡仁 40 g，阿胶珠 10 g，芡实 30 g，莲子 30 g，白茅根 15 g，半边莲 15 g。另服鸦胆子油软胶囊，每次 0.53 g，每日 2 次；参丹散结胶囊，每次 0.3 g，每日 2 次。

九诊：2018 年 12 月 21 日。

患者盆壁软组织水肿减，肿瘤标志物正常。有时腹泻，舌苔薄，脉细。证属脾气虚亏，癌毒内结，治宜补益脾气，攻除癌毒。

方药：麸炒白术 60 g，生白术 30 g，党参 60 g，红芪 30 g，炙黄芪 60 g，山药 30 g，茯苓 30 g，生薏苡仁 40 g，阿胶珠 10 g，芡实 30 g，莲子 30 g，白茅根 15 g。另服鸦胆子油软胶囊，每次 0.53 g，每日 2 次；参丹散结胶囊，每次 0.3 g，每日 2 次。

十诊：2019 年 6 月 14 日。

患者复查病灶未见进展。食欲欠佳，大便不成形，有时便血，腹胀痛，舌苔薄，脉细。证属脾气虚亏，癌毒内结，治宜补益脾气，攻除癌毒。

方药：麸炒白术 30 g，生白术 30 g，党参 60 g，麸炒山药 30 g，芡实 30 g，仙鹤草 15 g，天麻 10 g，白茅根 30 g。另服鸦胆子油软胶囊，每次 0.53 g，每日 2 次；参丹散结胶囊，每次 0.3 g，每日 2 次。

十一诊：2019 年 12 月 6 日。

患者药后便血消失，腹胀痛消失，舌苔薄，脉细。证属脾气虚亏，癌毒内结，治宜补益脾气，攻除癌毒。

方药：麸炒白术 30 g，生白术 30 g，党参 60 g，麸炒山药 30 g，芡实 30 g，仙鹤草 15 g，天麻 10 g，白茅根 30 g。另服鸦胆子油软胶囊，每次 0.53 g，每日 2 次；参丹散结胶囊，每次 0.3 g，每日 2 次。

十二诊：2020 年 5 月 22 日。

患者复查肿瘤标志物正常，左髂窝病灶较前缩小，盆腔少许积液，髋关节腔少许积液，舌苔薄，脉细。证属脾气虚亏，癌毒内结，治宜补益脾气，攻除癌毒。

方药：麸炒白术 30 g，生白术 60 g，党参 60 g，生山药 30 g，藤梨根 30 g，冬凌草 10 g，木馒头 30 g，阿胶珠 10 g，芡实 30 g，莲子肉 10 g，仙鹤草 30 g，乌梅肉 5 g。另服鸦胆子油软胶囊，每次 0.53 g，每日 2 次；参丹散结胶囊，每次 0.3 g，每日 2 次。

按语：本案卵巢癌术后化疗后复发，病理盆腔鳞状细胞（阴道残段），膀胱后方、直肠前方区域及左髂腰肌前方肿块，考虑复发转移，卵巢区软组织占位，肿瘤压迫大小便不易解，无法手术。中医药治疗 3 年余，病情稳定，病灶好转，生存质量尚好。在本案中医治疗中，始终采用大补脾气、兼顾解毒疗法，对控制病情较为有益。

十一、胆囊癌

何某，男，72 岁。

初诊：2013 年 9 月 27 日。

患者胆囊癌不能手术，不能放化疗，体质差，肝门脉癌栓，胸腹水，右侧胁腹及背胀痛，血糖偏高。舌苔薄白，脉细弦数。

辨证：脾气亏虚，瘀毒内结。

治法：补气健脾，化瘀解毒。

方药：黄芪 30 g，炒白术 30 g，生薏苡仁 20 g，莪术 15 g，肿节风 10 g，灵芝 20 g，木馒头 10 g，藤梨根 10 g，太子参 30 g，枸杞子 10 g，白花蛇舌草 15 g，黄精 10 g，当归 10 g，芡实 20 g。另服鸦胆子油软胶囊，每次 0.53 g，每日 2 次；消癌平片，每次 2.56 g，每日 2 次；抗癌平丸，每次 0.5 g，每日 2 次。

十一诊：2014 年 5 月 23 日。

患者经过中医药调治，症状明显好转，胸腹水基本消失，胁腹背痛明显减轻。舌苔薄，脉细。证属脾气亏虚，瘀毒内结，治宜补气健脾，化瘀解毒。

方药：黄芪 50 g，炒白术 30 g，生薏苡仁 30 g，莪术 15 g，藤梨根 20 g，太子参 30 g，白花蛇舌草 15 g，灵芝 20 g，黄精 20 g，芡实 20 g，全蝎 10 g，老鹳草 15 g，山药 20 g，天龙 5 g，炮姜 10 g，茯苓 10 g，甘草 6 g。另服鸦胆子油软胶囊 0.53 g，每日 2 次；消癌平片 2.56 g，每日 2 次；抗癌平丸 0.5 g，每日 2 次。

二十一诊：2014 年 11 月 25 日。

患者腹胀，疲劳，无腹泻，舌苔薄，脉细。证属脾气亏虚，瘀毒内结，治宜补气健脾，化瘀解毒。

方药：黄芪 50 g，炒白术 50 g，生薏苡仁 50 g，莪术 20 g，藤梨根 50 g，太子参 30 g，白花蛇舌草 15 g，黄精 50 g，全蝎 3 g，茯苓 20 g，木蝴蝶 10 g，绿梅花 10 g，枳壳 10 g，陈皮 20 g。另服鸦

胆子油软胶囊 1.06 g，每日 2 次；消癌平片 2.56 g，每日 2 次；抗癌平丸 0.5 g，每日 2 次。

二十六诊：2015 年 7 月 31 日。

患者已不腹胀，耳鸣，手指有点僵，舌苔薄，脉细。证属脾气亏虚，瘀毒内结，治宜补气健脾，化瘀解毒。

方药：黄芪 40 g，炒白术 20 g，生薏苡仁 20 g，莪术 10 g，藤梨根 30 g，太子参 30 g，黄精 40 g，茯苓 10 g，陈皮 10 g，阿胶珠 10 g，当归 10 g，积雪草 10 g。另服鸦胆子油软胶囊 1.06 g，每日 2 次；消癌平片 1.28 g，每日 2 次；华蟾素片 0.3 g，每日 2 次。

三十诊：2016 年 1 月 20 日。

患者复查病灶未见进展，未见胸腹水，腹胀不明显，耳鸣，血小板低，舌苔薄，脉细小数。证属气阴亏虚，湿毒内结，治宜补气养阴，祛湿解毒。

方药：黄芪 20 g，炒白术 30 g，生薏苡仁 20 g，藤梨根 30 g，太子参 30 g，黄精 20 g，陈皮 10 g，阿胶珠 10 g，山药 20 g，枸杞子 20 g，石斛 30 g，芡实 30 g，蒲公英 15 g。另服鸦胆子油软胶囊 1.06 g，每日 2 次；消癌平片 1.28 g，每日 2 次。

三十五诊：2017 年 9 月 22 日。

患者大便不成形，腹背痛，舌苔薄，脉细滑。证属脾胃亏虚，湿毒内结，治宜补气健脾，祛湿解毒。

方药：炒白术 40 g，生薏苡仁 30 g，藤梨根 15 g，太子参 20 g，陈皮 10 g，山药 30 g，芡实 30 g，红芪 20 g，菟丝子 10 g，白花蛇舌草 15 g，茯苓 30 g，炮姜 10 g，炒谷芽 15 g。另服鸦胆子油软胶囊，每次 0.53 g，每日 1 次；消癌平片，每次 0.32 g，每日 2 次。

三十六诊：2017 年 11 月 15 日。

患者胆囊区隐痛，腹气多，胃有不适，舌苔薄，脉细滑。证属脾胃亏虚，湿毒内结，治宜补气健脾，祛湿解毒。

方药：炒白术 40 g，生薏苡仁 30 g，藤梨根 15 g，太子参 20 g，陈皮 10 g，山药 30 g，芡实 30 g，红芪 20 g，全蝎 5 g，白花蛇舌草 15 g，茯苓 30 g，炮姜 10 g，炒谷芽 15 g。另服鸦胆子油软胶囊，每次 0.53 g，每日 1 次；消癌平片，每次 0.32 g，每日 2 次。

三十七诊：2018 年 1 月 3 日。

患者药后好转，口腔火气大，舌苔薄，脉滑小数。证属脾胃亏虚，湿毒内结，治宜补气健脾，祛湿解毒。

方药：炒白术 40 g，生薏苡仁 30 g，藤梨根 15 g，太子参 20 g，陈皮 10 g，山药 30 g，芡实 30 g，玉竹 20 g，全蝎 5 g，白花蛇舌草 15 g，茯苓 30 g，蒲公英 15 g，炒谷芽 15 g。另服鸦胆子油软胶囊，每次 0.53 g，每日 1 次；消癌平片，每次 0.32 g，每日 2 次。

三十八诊：2018 年 3 月 23 日。

患者药后好转，口腔火气大，舌苔薄，脉细滑。证属脾胃亏虚，湿毒内结，治宜补气健脾，祛湿解毒。

方药：炒白术 40 g，生薏苡仁 30 g，藤梨根 15 g，太子参 20 g，陈皮 10 g，山药 30 g，芡实 30 g，玉竹 20 g，全蝎 5 g，白花蛇舌草 15 g，茯苓 30 g，蒲公英 15 g，炒谷芽 15 g。另服鸦胆子油软胶囊，每次 0.53 g，每日 2 次。

三十九诊：2018 年 5 月 10 日。

患者有时上腹胀，大便多，复查肝多发低密度灶，舌苔薄，脉细滑。证属脾胃亏虚，湿毒内结，治宜补气健脾，祛湿解毒。

方药：炒白术 60 g，生薏苡仁 30 g，藤梨根 15 g，太子参 20 g，陈皮 10 g，山药 30 g，芡实 30 g，玉竹 20 g，全蝎 5 g，白花蛇舌草

15 g，茯苓 30 g，蒲公英 15 g，炒谷芽 15 g。另服鸦胆子油软胶囊，每次 0.53 g，每日 2 次。

四十一诊：2018 年 9 月 8 日。

患者有时胆囊痛，胆囊区不适，腹胀，腿肿，大便次数多，舌苔薄，脉细滑。证属脾胃亏虚，湿毒内结，治宜补气健脾，祛湿解毒。

方药：炒白术 60 g，生薏苡仁 30 g，藤梨根 15 g，太子参 20 g，陈皮 10 g，山药 30 g，芡实 30 g，玉竹 20 g，全蝎 10 g，白花蛇舌草 15 g，茯苓 30 g，蒲公英 15 g，炒谷芽 15 g。另服鸦胆子油软胶囊，每次 0.53 g，每日 2 次。

四十二诊：2018 年 10 月 25 日。

患者腹胀，胃胀，胆囊区隐痛，大便不成形，舌苔薄，脉细滑。证属脾胃亏虚，湿毒内结，治宜补气健脾，祛湿解毒。

方药：炒白术 60 g，生白术 30 g，生薏苡仁 40 g，藤梨根 40 g，冬凌草 40 g，红芪 20 g，陈皮 10 g，党参 30 g，焦山楂 10 g，炙鸡内金 10 g，全当归 10 g，金钱草 15 g，木蝴蝶 10 g，麸炒山药 30 g，生麦芽 15 g。另服参丹散结胶囊，每次 0.4 g，每日 2 次。

四十三诊：2018 年 12 月 18 日。

患者有时胆囊区隐痛，余可，舌苔薄，脉细小数。证属脾胃亏虚，湿毒内结，治宜补气健脾，祛湿解毒。

方药：炒白术 60 g，生白术 40 g，生薏苡仁 40 g，藤梨根 40 g，冬凌草 40 g，红芪 30 g，陈皮 10 g，党参 40 g，焦山楂 10 g，炙鸡内金 10 g，全当归 10 g，金钱草 15 g，木蝴蝶 10 g，麸炒山药 30 g，生麦芽 15 g，芡实 30 g，猫爪草 10 g，木馒头 10 g。另服参丹散结胶囊，每次 0.4 g，每日 2 次；鸦胆子油软胶囊，每次 0.53 g，每日

2 次。

四十四诊：2019 年 4 月 22 日。

患者血小板低，疲劳，腹胀，腿有浮肿，舌苔薄，脉细。证属脾胃亏虚，湿毒内结，治宜补气健脾，祛湿解毒。

方药：炒白术 40 g，生白术 20 g，生薏苡仁 40 g，藤梨根 10 g，冬凌草 10 g，红芪 30 g，陈皮 10 g，党参 40 g，炙鸡内金 10 g，全当归 10 g，金钱草 15 g，木蝴蝶 10 g，麸炒山药 30 g，黄芪 20 g，玉竹 20 g。另服参丹散结胶囊，每次 0.4 g，每日 2 次。

四十五诊：2019 年 10 月 12 日。

患者心悸，手热，腿肿，腹胀，腹泻，舌苔薄，脉细滑。证属气阴亏虚，湿毒内结，治宜补气养阴，祛湿解毒。

方药：炒白术 40 g，生白术 60 g，生薏苡仁 30 g，藤梨根 10 g，冬凌草 10 g，红芪 30 g，党参 30 g，炙鸡内金 10 g，当归 10 g，金钱草 15 g，麦冬 30 g，玉竹 50 g，酒黄精 20 g，猫爪草 10 g，垂盆草 15 g。另服参丹散结胶囊，每次 0.4 g，每日 2 次。

四十六诊：2019 年 11 月 19 日。

患者腹气多，腹胀，大便不成形，大便次数多，舌苔薄，脉细。证属脾胃亏虚，湿毒内结，治宜补益脾胃，祛湿解毒。

方药：炒白术 80 g，生白术 80 g，生薏苡仁 10 g，藤梨根 10 g，红芪 20 g，党参 30 g，全蝎 10 g，炙鸡内金 10 g，木馒头 10 g，合欢皮 15 g，茯苓 10 g，猫爪草 10 g。另服参丹散结胶囊，每次 0.4 g，每日 2 次。

四十七诊：2020 年 4 月 7 日。

患者右腹股沟管内囊性肿块，局部痛，劳累后痛甚，舌苔少，舌偏红，脉细数。证属脾胃亏虚，湿毒内结，治宜补养脾胃，祛湿解毒。

方药：麸炒白术 30 g，生白术 60 g，藤梨根 30 g，党参 30 g，全蝎 5 g，玉竹 30 g，通关藤 10 g，冬凌草 30 g，生薏苡仁 30 g，酒黄精 10 g。另服参丹散结胶囊，每次 0.4 g，每日 2 次；鸦胆子油软胶囊，每次 0.53 g，每日 2 次。

四十八诊：2020 年 4 月 28 日。

患者劳累后右腹痛，腹胀，有时腿肿，舌苔薄，脉细滑。证属脾胃亏虚，湿毒内结，治宜补养脾胃，祛湿解毒。

方药：麸炒白术 50 g，生白术 50 g，藤梨根 30 g，党参 40 g，全蝎 10 g，玉竹 30 g，通关藤 10 g，冬凌草 30 g，生薏苡仁 20 g，酒黄精 10 g，黄芪 30 g，乌梅肉 5 g，生麦芽 15 g。另服鸦胆子油软胶囊，每次 0.53 g，每日 2 次。

按语：本案胆囊癌不能手术，不能放化疗，体质差，肝门脉癌栓，胸腹水，右侧胁腹及背胀痛。中医药治疗 6 年余，病情稳定，病灶未见明显增大和转移，临床症状得到改善，生存质量尚好，基本达到带瘤生存，延长生存期的目的。

十二、肉瘤

医案 1

石某，男，46 岁。

初诊：2016 年 7 月 22 日。

患者左股内侧滑膜肉瘤术后复发，再术后再复发，两肺多发转移病灶，咳嗽带血，左下肢局部僵硬疼痛。舌苔薄，脉细弦。

辨证：阴血虚亏，癌毒内结。

治法：补养阴血，攻除癌毒。

方药：醋鳖甲 10 g，石斛 20 g，藕节炭 60 g，白花蛇舌草 15 g，昆布 10 g，莲子 20 g，党参 30 g，酒黄精 20 g，阿胶珠 10 g，白茅根 60 g，熟地黄 10 g，茜草 30 g，通关藤 10 g，玉竹 20 g，仙鹤草 30 g。另服华蟾素片，每次 0.3 g，每日 2 次；鸦胆子油软胶囊，每次 0.53 g，每日 2 次。

二诊：2017 年 1 月 9 日。

患者药后好转，有点口干，有时食后恶心，大便可。舌苔少，舌偏红，脉细滑。证属阴血虚亏，癌毒内结，治宜补养阴血，攻除癌毒。

方药：醋鳖甲 10 g，石斛 20 g，藕节炭 60 g，白花蛇舌草 15 g，昆布 10 g，莲子 20 g，党参 30 g，酒黄精 20 g，阿胶珠 10 g，白茅根 60 g，熟地黄 10 g，茜草 30 g，通关藤 10 g，玉竹 20 g，仙鹤草 30 g，桑叶 10 g。另服华蟾素片，每次 0.3 g，每日 2 次；鸦胆子油软胶囊，每次 0.53 g，每日 2 次。

三诊：2017 年 3 月 29 日。

患者无明显症状，偶然吐紫色小血块。舌苔薄，脉细。证属阴血虚亏，癌毒内结，治宜补养阴血，攻除癌毒。

方药：醋鳖甲 10 g，石斛 20 g，藕节炭 60 g，白花蛇舌草 15 g，昆布 10 g，莲子 20 g，党参 30 g，酒黄精 20 g，阿胶珠 10 g，白茅根 60 g，熟地黄 10 g，茜草 30 g，通关藤 10 g，玉竹 20 g，仙鹤草 30 g，桑叶 10 g。另服华蟾素片，每次 0.3 g，每日 2 次；鸦胆子油软胶囊，每次 0.53 g，每日 2 次。

四诊：2017 年 10 月 16 日。

患者有点咯血。舌苔薄，舌有小裂，脉细。证属阴血虚亏，癌毒内结，治宜补养阴血，攻除癌毒。

方药：醋鳖甲 10 g，石斛 20 g，藕节炭 60 g，白花蛇舌草 15 g，昆布 10 g，莲子 20 g，党参 30 g，酒黄精 20 g，阿胶珠 10 g，白茅根 60 g，熟地黄 10 g，茜草 30 g，通关藤 10 g，玉竹 20 g，仙鹤草 30 g，百合 10 g，桑叶 10 g。另服华蟾素片，每次 0.3 g，每日 2 次；鸦胆子油软胶囊，每次 0.53 g，每日 2 次。

五诊：2018 年 5 月 24 日。

患者有咯血，食欲可。舌苔少，舌偏红、有裂，脉细。证属阴血虚亏，癌毒内结，治宜补养阴血，攻除癌毒。

方药：醋鳖甲 10 g，石斛 20 g，藕节炭 60 g，白花蛇舌草 15 g，昆布 10 g，莲子 20 g，党参 30 g，酒黄精 20 g，阿胶珠 10 g，白茅根 60 g，熟地黄 10 g，茜草 30 g，通关藤 10 g，玉竹 20 g，仙鹤草 30 g。另服华蟾素片，每次 0.3 g，每日 2 次；鸦胆子油软胶囊，每次 0.53 g，每日 2 次。

六诊：2018 年 9 月 8 日。

患者复查两肺多发转移瘤，部分病灶进展，较大者位于右下肺。舌苔少，舌偏红、有裂，脉细。证属阴血虚亏，癌毒内结，治宜补养阴血，攻除癌毒。

方药：醋鳖甲 10 g，石斛 20 g，藕节炭 60 g，白花蛇舌草 15 g，昆布 10 g，莲子 20 g，党参 30 g，酒黄精 20 g，阿胶珠 10 g，白茅根 60 g，熟地黄 10 g，猕猴桃根 30 g，冬凌草 30 g，玉竹 20 g，仙鹤草 30 g。另服华蟾素片，每次 0.3 g，每日 2 次；鸦胆子油软胶囊，每次 0.53 g，每日 2 次。

七诊：2018 年 11 月 19 日。

患者自觉可。舌苔少，舌偏红、有裂，脉细。证属阴血虚亏，癌毒内结，治宜补养阴血，攻除癌毒。

方药： 猕猴桃根 40 g，冬凌草 30 g，通关藤 30 g，山慈菇 10 g，参三七粉 5 g，焦六神曲 10 g。另服参丹散结胶囊，每次 0.3 g，每日 2 次；复方斑蝥胶囊，每次 0.5 g，每日 2 次。

八诊： 2019 年 6 月 27 日。

患者复查两肺多发转移瘤，右肺下叶肿块稍缩小。CA724 稍高。胸椎退变。失眠，有时痰中带血丝。舌苔薄，舌偏红、有裂，脉细。证属肺脾虚亏，癌毒内结，治宜补养肺脾，攻除癌毒。

方药： 猕猴桃根 50 g，冬凌草 50 g，通关藤 10 g，酒黄精 20 g，参三七粉 5 g，生白术 30 g，炒白术 30 g，红芪 20 g。另服华蟾素片，每次 0.3 g，每日 2 次；参丹散结胶囊，每次 0.3 g，每日 2 次；云芝胞内糖肽胶囊，每次 0.5 g，每日 2 次。

九诊： 2019 年 11 月 19 日。

患者右上腹痛，咳嗽，痰带血丝，尿频。膀胱结石可能，脂肪肝。舌苔薄，舌偏红、有裂，脉细。证属气血虚亏，癌毒内结，治宜补养气血，攻除癌毒。

方药： 猕猴桃根 60 g，冬凌草 30 g，生白术 60 g，炒白术 60 g，红芪 20 g，木馒头 10 g，全蝎 20 g，三七粉 5 g，猫爪草 10 g，阿胶珠 10 g。另服华蟾素片，每次 0.3 g，每日 2 次；复方斑蝥胶囊，每次 0.5 g，每日 2 次；云芝胞内糖肽胶囊，每次 0.5 g，每日 2 次。

十诊： 2020 年 1 月 6 日。

患者药后咳嗽减，咳血消失，有点痰，腹痛消失，余无不适，复查病灶未见进展。舌苔薄，脉细。证属气血虚亏，癌毒内结，治宜补养气血，攻除癌毒。

方药：猕猴桃根 60 g，冬凌草 30 g，生白术 60 g，炒白术 60 g，红芪 20 g，木馒头 30 g，全蝎 20 g，三七粉 5 g，猫爪草 30 g，阿胶珠 10 g，山慈菇 20 g。另服华蟾素片，每次 0.3 g，每日 2 次；鸦胆子油软胶囊，每次 0.53 g，每日 2 次；复方斑蝥胶囊，每次 0.5 g，每日 2 次；云芝胞内糖肽胶囊，每次 0.5 g，每日 2 次。

按语：本案左股内侧滑膜肉瘤术后复发，再术后再复发，两肺多发转移病灶。中医药治疗 3 年余，病情稳定，未见病灶进展，生存质量尚好。恶性肉瘤复发率高，采用大剂量猕猴桃根、冬凌草、全蝎等解毒攻毒中药，可能对控制患者的肉瘤生长、稳定病情有较好帮助。

医案 2

吴某，男，56 岁。

初诊：2018 年 11 月 2 日。

患者腹膜后肿块穿刺病理为平滑肌肉瘤，下腔静脉间叶源性恶性肿瘤伴左侧髂腰肌转移、肝转移，颈部淋巴结转移，双肺结节转移瘤不除外。肝功稍异常。舌苔薄，脉细小数。

辨证：脾胃虚亏，癌毒内结。

治法：补养脾胃，攻除癌毒。

方药：炒白术 60 g，红芪 30 g，石斛 20 g，山药 20 g，党参 60 g，枸杞子 10 g，生薏苡仁 30 g，猕猴桃根 60 g，木馒头 10 g，焦六神曲 10 g。另服华蟾素片，每次 0.3 g，每日 2 次；鸦胆子油软胶囊，每次 0.53 g，每日 2 次；参丹散结胶囊，每次 0.3 g，每日 2 次；复方斑蝥胶囊，每次 0.5 g，每日 2 次；复方红豆杉胶囊，每次 0.3 g，每日 1 次。

二诊： 2018 年 11 月 15 日。

患者胸口阻塞感，右上腹不适，食欲一般，大便少不干，有时气短。舌苔薄，脉细小数。证属脾胃虚亏，癌毒内结，治宜补养脾胃，攻除癌毒。

方药： 炒白术 60 g，红芪 30 g，石斛 20 g，山药 20 g，党参 60 g，枸杞子 10 g，生薏苡仁 30 g，猕猴桃根 60 g，木馒头 10 g，焦六神曲 10 g。另服华蟾素片，每次 0.3 g，每日 2 次；鸦胆子油软胶囊，每次 0.53 g，每日 2 次；参丹散结胶囊，每次 0.3 g，每日 2 次；复方斑蝥胶囊，每次 0.5 g，每日 2 次；复方红豆杉胶囊，每次 0.3 g，每日 1 次。

三诊： 2019 年 1 月 22 日。

患者皮肤红疹痒，腿酸胀，大便次数多量少。舌苔薄，脉细。证属气阴虚亏，癌毒内结，治宜补养气阴，攻除癌毒。

方药： 石斛 20 g，山药 30 g，党参 60 g，猕猴桃根 60 g，玄参 20 g，麦冬 20 g，玉竹 30 g，冬凌草 40 g，醋莪术 10 g。另服华蟾素片，每次 0.3 g，每日 2 次；鸦胆子油软胶囊，每次 0.53 g，每日 2 次；参丹散结胶囊，每次 0.3 g，每日 2 次；复方斑蝥胶囊，每次 0.5 g，每日 2 次。

四诊： 2019 年 2 月 26 日。

患者大便次数多，痛风，余可。舌苔薄，脉细。证属脾胃气虚，癌毒内结，治宜补益脾气，攻除癌毒。

方药： 麸炒白术 30 g，山药 30 g，党参 30 g，猕猴桃根 60 g，红芪 30 g，黄芪 30 g，冬凌草 30 g，红曲 5 g，焦六神曲 10 g，焦山楂 10 g，生麦芽 15 g，红枣 10 g，薏苡仁 10 g，红豆杉 5 g。另服华蟾素片，每次 0.3 g，每日 2 次；鸦胆子油软胶囊，每次 0.53 g，每日 2 次；参丹散结胶囊，每次 0.3 g，每日 2 次；复方斑蝥胶囊，每次 0.5 g，每日 2 次；云芝胞内糖肽胶囊，每次 0.5 g，每日 2 次。

五诊：2019 年 3 月 26 日。

患者自觉可，腿痛，痛风，舌苔薄，脉细。证属脾胃气虚，癌毒内结，治宜补益脾气，攻除癌毒。

方药：麸炒白术 40 g，山药 30 g，党参 40 g，猕猴桃根 60 g，红芪 30 g，黄芪 30 g，冬凌草 30 g，红曲 5 g，焦六神曲 10 g，焦山楂 10 g，生麦芽 15 g，红枣 10 g，薏苡仁 30 g，全蝎 2 g，红豆杉 5 g。另服华蟾素片，每次 0.3 g，每日 2 次；复方斑蝥胶囊，每次 0.5 g，每日 2 次；云芝胞内糖肽胶囊，每次 0.5 g，每日 2 次。

六诊：2019 年 4 月 25 日。

患者近感冒咳嗽，舌苔薄，脉细。证属脾胃气虚，癌毒内结，治宜补益脾气，攻除癌毒。

方药：麸炒白术 40 g，山药 30 g，党参 40 g，猕猴桃根 60 g，红芪 30 g，黄芪 30 g，冬凌草 30 g，焦六神曲 10 g，焦山楂 10 g，生麦芽 15 g，红枣 10 g，薏苡仁 30 g，全蝎 2 g，红豆杉 5 g，山慈菇 10 g，白花蛇舌草 15 g，芡实 30 g。另服华蟾素片，每次 0.3 g，每日 2 次；鸦胆子油软胶囊，每次 0.53 g，每日 2 次；参丹散结胶囊，每次 0.3 g，每日 2 次；复方斑蝥胶囊，每次 0.5 g，每日 2 次；云芝胞内糖肽胶囊，每次 0.5 g，每日 2 次。

七诊：2019 年 5 月 25 日。

患者无明显不适，舌苔薄，脉细。证属脾胃气虚，癌毒内结，治宜补益脾气，攻除癌毒。

方药：麸炒白术 60 g，党参 60 g，猕猴桃根 60 g，红芪 30 g，黄芪 30 g，冬凌草 30 g，红枣 10 g，石斛 30 g，薏苡仁 30 g，全蝎 2 g，

红豆杉 5 g，山慈菇 10 g，芡实 30 g。另服华蟾素片，每次 0.3 g，每日 2 次；参丹散结胶囊，每次 0.3 g，每日 2 次；复方斑蝥胶囊，每次 0.5 g，每日 2 次；云芝胞内糖肽胶囊，每次 0.5 g，每日 2 次。

八诊：2019 年 6 月 27 日。

患者有点腹痛，检查未见异常，食欲可，舌苔薄，脉细。证属脾胃气虚，癌毒内结，治宜补益脾气，攻除癌毒。

方药：麸炒白术 60 g，党参 30 g，麸炒山药 30 g，猕猴桃根 30 g，红芪 40 g，黄芪 30 g，冬凌草 30 g，生薏苡仁 10 g，全蝎 3 g，红豆杉 5 g，通关藤 10 g，芡实 30 g。另服华蟾素片，每次 0.3 g，每日 2 次；参丹散结胶囊，每次 0.3 g，每日 2 次；云芝胞内糖肽胶囊，每次 0.5 g，每日 2 次。

九诊：2019 年 7 月 25 日。

患者肠粘连腹痛，右腿痛僵硬麻，尿酸高，舌苔薄，脉细。证属脾胃气虚，癌毒内结，治宜补益脾气，攻除癌毒。

方药：麸炒白术 60 g，党参 30 g，麸炒山药 30 g，猕猴桃根 30 g，红芪 40 g，生白术 70 g，冬凌草 30 g，生薏苡仁 30 g，全蝎 3 g，红豆杉 5 g，通关藤 10 g，芡实 30 g，猫爪草 10 g，当归 10 g，炒白芍 10 g，酒炒九香虫 5 g。另服华蟾素片，每次 0.3 g，每日 2 次；云芝胞内糖肽胶囊，每次 0.5 g，每日 2 次。

十诊：2019 年 8 月 20 日。

患者有腹痛，口腔溃疡，食欲可，大便可，舌苔薄，脉细。证属脾胃气虚，癌毒内结，治宜补益脾气，攻除癌毒。

方药：白残花 10 g，党参 30 g，猕猴桃根 30 g，生白术 80 g，冬凌草 30 g，木馒头 10 g，山慈菇 10 g，生薏苡仁 30 g，全蝎 10 g，红豆杉 5 g，通关藤 10 g，芡实 30 g，猫爪草 10 g，当归 10 g，炒白芍 10 g，酒炒九香虫 5 g。另服华蟾素片，每次 0.3 g，每日 2 次；鸦胆子油软胶囊，每次 0.53 g，每日 2 次；参丹散结胶囊，每次 0.3 g，每日 2 次；复方斑蝥胶囊，每次 0.5 g，每日 2 次；云芝胞内糖肽胶囊，每次 0.5 g，每日 2 次。

十一诊：2019 年 9 月 23 日。

患者走路痛，余可，舌苔薄，脉细。证属脾胃气虚，癌毒内结，治宜补益脾气，攻除癌毒。

方药：白残花 10 g，党参 30 g，猕猴桃根 30 g，生白术 80 g，红芪 30 g，冬凌草 30 g，木馒头 10 g，山慈菇 10 g，生薏苡仁 30 g，全蝎 15 g，红豆杉 5 g，通关藤 10 g，芡实 30 g，猫爪草 10 g，当归 10 g，炒白芍 10 g，酒炒九香虫 5 g。另服华蟾素片，每次 0.3 g，每日 2 次；复方斑蝥胶囊，每次 0.5 g，每日 2 次；云芝胞内糖肽胶囊，每次 0.5 g，每日 2 次。

十二诊：2019 年 10 月 24 日。

患者腹膜后软组织肿瘤进展，腹痛明显，食欲稍减，舌苔薄，脉细。证属脾胃气虚，癌毒内结，治宜补益脾气，攻除癌毒。

方药：党参 30 g，猕猴桃根 30 g，生白术 90 g，麸炒白术 70 g，冬凌草 30 g，山慈菇 10 g，全蝎 26 g，红豆杉 5 g，通关藤 30 g，猫爪草 30 g，天花粉 10 g，木馒头 10 g。另服华蟾素片，每次 0.3 g，每日 2 次；复方斑蝥胶囊，每次 0.5 g，每日 2 次；云芝胞内糖肽胶囊，每次 0.5 g，每日 2 次。

十三诊：2019 年 11 月 28 日。

患者近又肿瘤术，食欲欠佳，舌苔薄，脉细。证属脾胃气虚，癌毒内结，治宜补益脾气，攻除癌毒。

方药：党参 30 g，生白术 90 g，麸炒白术 70 g，全蝎 5 g，红豆杉 5 g，猫爪草 15 g，木馒头 15 g，生山药 30 g，芡实 10 g，莲子肉 30 g，马勃 6 g。另服华蟾素片，每次 0.3 g，每日 2 次；云芝胞内糖肽胶囊，每次 0.5 g，每日 2 次。

十四诊：2019 年 12 月 20 日。

患者腹泻腹痛，食欲欠佳，舌苔薄，脉细。证属脾胃气虚，癌毒内结，治宜补益脾气，攻除癌毒。

方药：党参 30 g，生白术 90 g，麸炒白术 70 g，全蝎 10 g，焦山楂 10 g，生麦芽 10 g，醋莪术 10 g，生山药 30 g，芡实 20 g，莲子肉 20 g，生薏苡仁 10 g，红枣 10 g。

十五诊：2020 年 1 月 7 日。

患者药后腹泻好转，腹痛好转，食欲可，舌苔薄，脉细。证属脾胃气虚，癌毒内结，治宜补益脾气，攻除癌毒。

方药：党参 30 g，生白术 70 g，麸炒白术 70 g，全蝎 10 g，焦山楂 10 g，乌梅肉 10 g，醋莪术 10 g，生山药 10 g，芡实 10 g，生薏苡仁 10 g，红枣 10 g，山慈菇 30 g，猫爪草 30 g，木馒头 30 g，红豆杉 5 g。另服华蟾素片，每次 0.3 g，每日 2 次；鸦胆子油软胶囊，每次 0.53 g，每日 2 次；复方斑蝥胶囊，每次 0.5 g，每日 2 次；云芝胞内糖肽胶囊，每次 0.5 g，每日 2 次。

十六诊：2020 年 3 月 13 日。

患者颈部皮下长瘤，腹痛，舌苔薄，脉细。证属脾胃气虚，癌毒内结，治宜补益脾气，攻除癌毒。

方药：党参 30 g，生白术 40 g，麸炒白术 60 g，全蝎 5 g，乌梅肉 10 g，冬凌草 30 g，山慈菇 30 g，猫爪草 30 g，木馒头 30 g，红豆杉 5 g，藤梨根 30 g，通关藤 10 g，醋香附 10 g，乌药 5 g，干姜 5 g。另服华蟾素片，每次 0.3 g，每日 2 次；鸦胆子油软胶囊，每次 0.53 g，每日 2 次；参丹散结胶囊，每次 0.3 g，每日 2 次；复方斑蝥胶囊，每次 0.5 g，每日 2 次；云芝胞内糖肽胶囊，每次 0.5 g，每日 2 次。

十七诊：2020 年 4 月 17 日。

患者右颈肿块穿刺病理为平滑肌肉瘤。化疗后无力，腹痛，食欲一般，恶心，气短，大便时秘时泻，腿不适，面色少华，舌苔薄，脉细。证属脾胃气虚，癌毒内结，治宜补益脾气，攻除癌毒。

方药：党参 30 g，生白术 40 g，麸炒白术 60 g，全蝎 5 g，乌梅肉 10 g，冬凌草 30 g，山慈菇 30 g，猫爪草 30 g，木馒头 30 g，藤梨根 30 g，通关藤 10 g，醋香附 10 g，乌药 5 g，干姜 5 g。另服华蟾素片，每次 0.3 g，每日 2 次；鸦胆子油软胶囊，每次 0.53 g，每日 2 次；参丹散结胶囊，每次 0.3 g，每日 2 次；复方斑蝥胶囊，每次 0.5 g，每日 2 次；云芝胞内糖肽胶囊，每次 0.5 g，每日 2 次。

十八诊：2020 年 4 月 30 日。

患者背后觉有肿块，余可。舌苔薄，脉细。证属脾胃气虚，癌毒内结，治宜补益脾气，攻除癌毒。

方药：黄芪 30 g，红芪 30 g，党参 30 g，生白术 60 g，麸炒白术 60 g，全蝎 10 g，山慈菇 30 g，猫爪草 30 g，藤梨根 30 g，通关藤 10 g。

按语：本案腹膜后肿块穿刺病理为平滑肌肉瘤，下腔静脉间叶源性恶性肿瘤伴左侧髂腰肌转移、肝转移，颈部淋巴结转移，双肺结节转移瘤不除外。中医药治疗近 1 年半，延缓了病情发展，使患者能带瘤生存，临床症状有所改善。对本案的中医扶正治疗，重点是健脾补脾，通过健运脾胃，使痰湿易化，积块易消。

医案 3

李某，女，55 岁。

初诊：2019 年 1 月 17 日。

患者腹膜后间叶源性恶性肿瘤术后多发转移介入后。病理未分化多形性肉瘤。两肺转移，两肺多发结节影，有进展。左胸腔积液。慢性乙肝。咳嗽，咽不适，腰痛，疲劳无力，食欲欠佳，带状疱疹神经痛，口干，大便可，舌苔薄，脉细。

辨证：脾胃虚亏，癌毒内结。

治法：补养脾胃，攻除癌毒。

方药：麸炒白术 70 g，黄芪 40 g，红芪 40 g，党参 70 g，全蝎 10 g，冬凌草 40 g，藤梨根 60 g，通关藤 30 g，生薏苡仁 40 g。另服华蟾素片，每次 0.3 g，每日 2 次；复方斑蝥胶囊，每次 0.5 g，每日 2 次。

二诊：2019 年 1 月 26 日。

患者疲劳无力，燥热，虚汗，口干，有时干呕，夜尿多，心悸，舌苔薄，脉细。证属气阴虚亏，癌毒内结，治宜补养气阴，攻除癌毒。

方药：麸炒白术 70 g，炙黄芪 60 g，红芪 60 g，党参 70 g，玉竹 30 g，石斛 30 g，冬凌草 60 g，藤梨根 60 g，麦冬 30 g，太子参 20 g，菟丝子 10 g。

三诊：2019 年 2 月 21 日。

患者心悸，气喘，疲劳，口干，食欲一般，易醒，咽有黄痰，大便可，舌苔薄，脉细。证属气阴虚亏，癌毒内结，治宜补养气阴，攻除癌毒。

方药：麸炒白术 70 g，炙黄芪 60 g，红芪 60 g，党参 70 g，玉

竹 60 g，石斛 40 g，冬凌草 60 g，藤梨根 60 g，麦冬 30 g，太子参 20 g，玄参 20 g，芦根 20 g，甘草 6 g。

四诊：2019 年 3 月 19 日。

患者复查白蛋白低，脂蛋白高，血红蛋白低，血小板低。大便隐血弱阳性。尿红细胞和白细胞偏高。肿瘤标志物正常。乙肝表面抗原高。左侧颈淋巴结、肺结节、肝结节考虑多发转移可能。纵隔淋巴结转移可能。双胸腔积液，双侧胸膜增厚。胆囊结石。盗汗明显，心悸，痰黏白、多，咳嗽无力，食欲欠佳，大便可，耳鸣，舌苔薄腻，脉细数。证属气阴虚亏，癌毒内结，治宜补养气阴，攻除癌毒。

方药：麸炒白术 70 g，炙黄芪 40 g，红芪 40 g，党参 70 g，玉竹 60 g，石斛 40 g，冬凌草 60 g，藤梨根 60 g，麦冬 30 g，芦根 20 g，石韦 30 g，山药 30 g，阿胶珠 10 g，桑叶 20 g，甘草 6 g。另服云芝胞内糖肽胶囊，每次 0.5 g，每日 2 次。

五诊：2019 年 4 月 16 日。

患者盗汗，心悸，气短，不易入睡，口干明显，食欲可，大便可，舌苔薄，脉细。证属气阴虚亏，癌毒内结，治宜补养气阴，攻除癌毒。

方药：麸炒白术 80 g，黄芪 60 g，党参 80 g，石斛 30 g，冬凌草 60 g，藤梨根 60 g，麦冬 30 g，山药 30 g，全当归 10 g，山慈菇 10 g，白花蛇舌草 15 g，酒黄精 30 g，通关藤 10 g，半枝莲 15 g，炙鸡内金 10 g。

六诊：2019 年 5 月 27 日。

患者药后好转，气短，带状疱疹，舌苔薄，脉细。证属气阴虚亏，癌毒内结，治宜补养气阴，攻除癌毒。

方药：麸炒白术 80 g，黄芪 60 g，党参 80 g，石斛 30 g，冬凌草 60 g，藤梨根 60 g，麦冬 30 g，山药 30 g，全当归 10 g，山慈菇 10 g，白花蛇舌草 15 g，酒黄精 30 g，通关藤 10 g，半枝莲 15 g，炙鸡内金 10 g。

七诊：2019 年 6 月 22 日。

患者带状疱疹，神经痛影响生活，无力，食欲欠佳，白细胞低，贫血，舌苔薄，脉细。证属气血虚亏，癌毒内结，治宜补养气血，攻除癌毒。

方药：党参 60 g，石斛 30 g，冬凌草 60 g，藤梨根 60 g，麦冬 30 g，玉竹 80 g，当归 10 g，酒黄精 60 g，石韦 30 g，全蝎 2 g，天冬 10 g，甘草 6 g。

八诊：2019 年 7 月 20 日。

患者带状疱疹，胃有下坠感，气多，食欲可，大便可，神经痛好转，气短，舌苔薄，舌稍红，脉细滑。证属气血虚亏，癌毒内结，治宜补养气血，攻除癌毒。

方药：党参 60 g，石斛 30 g，冬凌草 30 g，藤梨根 30 g，麦冬 30 g，玉竹 80 g，当归 10 g，酒黄精 60 g，石韦 30 g，全蝎 3 g，天冬 10 g，白花蛇舌草 15 g，生白术 20 g，猫爪草 10 g，半枝莲 15 g，通关藤 10 g，甘草 8 g。

九诊：2019 年 9 月 28 日。

患者药后好转，早上白痰多，白细胞低，贫血，血小板低。肿瘤标志物正常。舌苔薄，脉细。证属气血虚亏，癌毒内结，治宜补养气血，攻除癌毒。

方药：党参 60 g，石斛 30 g，冬凌草 30 g，藤梨根 30 g，麦冬 30 g，玉竹 80 g，阿胶珠 10 g，当归 10 g，酒黄精 60 g，石韦 30 g，

全蝎 10 g，天冬 10 g，白花蛇舌草 15 g，生白术 30 g，猫爪草 10 g，半枝莲 15 g，通关藤 10 g，甘草 8 g。

十诊：2019 年 12 月 24 日。

患者胸闷，气短，心悸，早上口干。复查病灶未见进展，肿瘤标志物正常，血三系低。舌苔薄，脉细。证属气血虚亏，癌毒内结，治宜补养气血，攻除癌毒。

方药：党参 60 g，石斛 30 g，冬凌草 30 g，藤梨根 30 g，麦冬 30 g，玉竹 80 g，阿胶珠 10 g，当归 10 g，酒黄精 60 g，石韦 30 g，全蝎 10 g，天冬 10 g，白花蛇舌草 15 g，生白术 30 g，猫爪草 10 g，半枝莲 15 g，通关藤 10 g，甘草 8 g。

十一诊：2020 年 3 月 3 日。

患者口干，咽干，有痰，大便多，有时腹痛，矢气多，舌苔薄，脉细滑。证属气阴虚亏，癌毒内结，治宜补养气阴，攻除癌毒。

方药：党参 30 g，石斛 10 g，藤梨根 30 g，玉竹 30 g，酒黄精 10 g，全蝎 5 g，生白术 30 g，猫爪草 30 g，木馒头 30 g，山慈菇 30 g，芡实 30 g，麸炒白术 30 g，莲子肉 30 g，乌梅肉 5 g。

十二诊：2020 年 4 月 23 日。

患者白细胞低，胆囊结石，带状疱疹，受风头不舒服，大便干，咳白色痰，上下身有分开感，舌苔薄，脉细滑。证属气阴虚亏，癌毒内结，治宜补养气阴，攻除癌毒。

方药：党参 60 g，石斛 10 g，藤梨根 30 g，玉竹 50 g，酒黄精 30 g，全蝎 5 g，生白术 60 g，猫爪草 10 g，木馒头 10 g，山慈菇 10 g，黄芪 30 g，当归 10 g，乌梅肉 5 g，炙鸡内金 10 g。另服复方斑蝥胶囊，每次 0.5 g，每日 2 次。

按语：本案腹膜后间叶源性恶性肿瘤术后多发转移介入后，病理未分化多形性肉瘤，两肺转移。中医药治疗 1 年余，病情稳定，病灶未见明显增长，患者能带瘤生存，临床症状有所改善。在解毒散结抗癌治疗中，常用藤梨根、山慈菇、猫爪草、木馒头等中药，可能有一定效果。

十三、鼻咽癌

任某，男，46 岁。

初诊：2018 年 12 月 20 日。

患者鼻恶性肿瘤，活检低分化癌，鳞状细胞癌，未手术。双侧颈部淋巴结肿大，考虑淋巴结转移可能，支气管扩张，化疗 1 次。右颈结节，鼻衄，有时头痛，荨麻疹。舌苔薄，脉细。

辨证：气阴虚亏，癌毒内结。

治法：补养气阴，攻除癌毒。

方药：党参 30 g，玄参 20 g，玉竹 60 g，白茅根 15 g，藤梨根 10 g，冬凌草 10 g，猫爪草 10 g，通关藤 10 g，莲子肉 30 g。另服华蟾素片，每次 0.3 g，每日 2 次；鸦胆子油软胶囊，每次 0.53 g，每日 2 次。

四诊：2019 年 12 月 5 日。

患者白细胞低，放疗 32 次，化疗 4 次。慢性胃炎，HP 阳性，不消化，舌苔白腻，脉细滑。证属气阴虚亏，癌毒内结，治宜补养气阴，攻除癌毒。

方药：党参 30 g，生白术 30 g，生薏苡仁 20 g，玄参 20 g，玉竹 60 g，白茅根 15 g，藤梨根 10 g，冬凌草 10 g，猫爪草 10 g，通

关藤 10 g，莲子肉 30 g。另服华蟾素片，每次 0.3 g，每日 2 次；鸦胆子软胶囊，每次 0.53 g，每日 2 次。

五诊：2019 年 12 月 19 日。

患者口臭，怕冷，大便不成形，疲劳，无力，荨麻疹，舌苔薄，脉细。证属气阴虚亏，癌毒内结，治宜补养气阴，攻除癌毒。

方药：党参 30 g，生白术 30 g，生薏苡仁 20 g，麸炒白术 30 g，麸炒山药 30 g，玄参 20 g，玉竹 60 g，白茅根 15 g，藤梨根 10 g，冬凌草 10 g，猫爪草 10 g，通关藤 10 g，莲子肉 30 g。另服华蟾素片，每次 0.3 g，每日 2 次；鸦胆子油软胶囊，每次 0.53 g，每日 2 次。

六诊：2020 年 1 月 16 日。

患者药后口干，荨麻疹明显，舌苔薄，脉细。证属气阴虚亏，癌毒内结，治宜补养气阴，攻除癌毒。

方药：党参 30 g，生白术 30 g，生薏苡仁 20 g，麸炒山药 30 g，蒲公英 15 g，玄参 20 g，石斛 30 g，玉竹 60 g，白茅根 15 g，藤梨根 10 g，冬凌草 10 g，猫爪草 10 g，通关藤 10 g，莲子肉 30 g。另服华蟾素片，每次 0.3 g，每日 2 次；鸦胆子油软胶囊，每次 0.53 g，每日 2 次。

七诊：2020 年 3 月 17 日。

患者复查病灶未见进展。自觉有火热感，促甲状腺素稍高，EB 病毒衣壳抗体稍高。白细胞低，鼻涕带血丝，咽干，有头痛，嗳气，疲劳无力，上腹有时难受，大便有不消化，舌苔薄，舌稍红，脉细滑。证属气阴虚亏，癌毒内结，治宜补养气阴，攻除癌毒。

方药：党参 30 g，玄参 20 g，石斛 30 g，玉竹 60 g，白茅根 15 g，藤梨根 10 g，冬凌草 10 g，猫爪草 10 g，通关藤 10 g，莲子肉 30 g。

另服华蟾素片，每次 0.3 g，每日 2 次；鸦胆子油软胶囊，每次 0.53 g，每日 2 次。

八诊：2020 年 4 月 16 日。

患者有时胆汁反流，嗳气好转，胃不舒服。慢性胃炎伴增生，贲门炎，食管多发黏膜下隆起。鼻有分泌物。面色少华，头有时晕。舌苔薄，舌稍红，脉细。证属气阴虚亏，癌毒内结，治宜补养气阴，攻除癌毒。

方药：党参 30 g，芡实 30 g，石斛 10 g，生白术 60 g，玉竹 60 g，白茅根 15 g，藤梨根 30 g，冬凌草 30 g，猫爪草 10 g，通关藤 10 g，莲子肉 30 g。另服鸦胆子油软胶囊，每次 0.53 g，每日 2 次。

按语：本案鼻恶性肿瘤，活检低分化癌，鳞状细胞癌，未手术。双侧颈部淋巴结肿大，考虑淋巴结转移可能。中医药治疗 1 年余，病情稳定，病灶未见进展，临床症状有所改善。在本案治疗中，着重补养气阴、解毒软坚散结。养阴药的运用，有利于提高机体的抵抗力和消除病毒，但必须在补脾健胃的基础上进行。

名医小传

章永红，南京中医药大学教授、博士生导师，江苏省中医院主任中医师，南京中医药大学中医肿瘤学科方向带头人。章永红出身于祖传四代中医世家，为江苏著名孟河医派传承人之一，为全国首届 6 名中医博士之一。2002 年被评为江苏省名中医，2009 年起被评为第一、第二、第三批江苏省老中医药专家学术经验继承工作指导老师。2008 年任国家自然科学基金项目评审专家，2010 年被聘为国家科学技术奖评审专家，2016 年经江苏省中医药管理局确定成立章永红名老中医药专家学术传承工作室。

第一章　成长历程

章永红，1951 年 12 月出生于江苏省如皋市丁堰镇的一个祖传四代中医世家，其曾祖父、祖父、父亲都是中医。其祖父章星台在江苏如东花桥（今江苏省如东市石甸乡）开中药店，名为天和堂，卖药行医。其父章鹤年是 20 世纪 30 年代毕业于上海中国医学院并留校工作的高材生，曾受到秦伯未、蒋文芳、章次公、包天白等名师精湛学理和高超医术的教授和指导。其父抗日战争时期在如东游击区行医，解放后在丁堰、南通、海安县人民医院等医疗单位工作，曾得到现代中医学界泰斗、国家卫生部顾问秦伯未的赏识，曾与国际著名医学专家、中国国家卫生部顾问马海德博士合作科研麻风病，是当地远近闻名的名老中医。章永红从小耳濡目染，受中医药的熏陶，看到许多患者经父亲治疗摆脱病痛，被神奇的中医药所深深地吸引。

一、求学之路

（一）实现人生梦想——上大学

章永红从小就聪明勤奋，学习成绩优秀。从 1962 年 9 月至 1968 年 12 月分别在江苏省如皋县丁堰中学初中部，江苏省如皋县白蒲中学高中部读书期间，均担任班级学习委员，且年年被评为三好学生，被班主任认为是有望考取清华大学的优秀人才。

与很多年轻人一样，青年章永红也有一个上大学学习、深造的梦想。然而，中国发生了"文化大革命"。1968 年 12 月高中毕业的他，成为中国千万名知青中的一员，插队到如东县石甸人民公社（今如东市石甸乡）。作为一名知青，他的大学梦想并没有被插队所泯灭，辛勤劳动之余，他阅读各种书籍。为了更好地学习，在当时贫困的农村，他曾花 3 天时间不睡觉，抄写了 1 本《新华字典》。而后，在父亲指导下，他开始研读中医药书籍，如《中药学》《中草药图谱》《中医基础理论》《中医临证备要》等，实地认识一些农村所常见的中草药，并开始用中草药服务农民，为大家治疗一些简单的病。如有人割麦子，手被镰刀划伤流血，就采集新鲜的荸草，洗净捣汁外涂刀伤处，止痛消炎止血，立竿见影。有人得了肝癌，腹痛、腹胀不已，就采集新鲜的蛇莓，抓 1 只癞蛤蟆（蟾蜍），去除内脏，加生姜煮水喝，取得一定临床效果。有人患胃病，胃痛，就用鸡蛋 1 只，红糖适量，生姜数片，一同用油煎熟，炖服，立马痛止胃舒。有人咳嗽、盗汗，就采集新鲜的桑叶煮水喝，止咳止汗效果明显。中草药的疗效，使章永红对中医药充满好奇和兴趣，同时在内心也坚定了学习中医药的决心。

1972 年国家高校恢复招生。这对章永红来说，给了他实现上大学梦想的机会。1973 年春由于他在农村的突出表现，被组织推荐为上大学候选人，参加了统一文化考试。最终他以优异的成绩被江苏新医学院（南京中医学院与南京医学院合并）中医系录取，从而实现了他上大学、学习中医药的梦想。

在大学学习期间，他如饥似渴地学习中医药的专业知识——在书本中学、在课堂中学、在实践中学，总之，不放过任何学习的机会。由于当时大学生数量较少，给学生授课的都是中西医大家，大家那些特别经典和精辟的讲授，使他受益匪浅。临床实习和见习的医院也是一流的江苏省中医院和江苏省人民医院，章永红在儿科病房实习时，跟随的老师是中医儿科泰斗、全国著名儿科专家江育仁主任医师。他跟随江老门诊和查房，发现江老的用药特别少而精，基本上每张方子不超过 5 味药，而效果卓著。他请教江老，江老指导说"辨证要准，用药要精"。当个好医生，不但要精通中医医理，还要精通中药药理，合起来就是要精通中医看病、治病的理法方药。然而，要做到这一点十分不容易。因为在临床实践中，患者叙述的症状常常五花八门，复杂而互相矛盾，叫人辨证无从下手，这就需要系统而精通的中医基础理论，透过现象抓本质，透过复杂抓关键，从而得出正确的辨证。用药也一样，用于同一治法的方药很多，如何选方用药大有考究，这就需要对中药的药性、药味、药理有全面而深刻地了解，才能做到优中选精，切合病机关键，方能取得较好地临床疗效。导师的教诲给章永红留下极为深刻的记忆，他在后来的临床医疗学习和实践中特别注重"辨证要准，用药要精"。

在大学学习期间，章永红担任团支部组织委员，"红、专结合"，在繁忙的学习之余，积极开展学雷锋活动，由于表现优秀，1976年4月1日正式加入中国共产党，成为一名光荣的共产党员。1976年7月唐山发生大地震，全国人民支援唐山抗震救灾。正在江苏省中医院学习的章永红临危受命，参加医疗队赴唐山救死扶伤，在艰苦的工作生活条件下，不怕苦不怕累，不分昼夜地履行救死扶伤的职责，在抗震第一线救治伤病员，并发挥中医药一把草的作用，为伤病员服务。

在大学学习期间，章永红学习刻苦认真，重视临床实践，已开始在医药刊物上发表中医药方面的文章。1976年在江苏中医研究所、江苏新医学院附院编的《中西医结合临床资料选编》发表《随师治验二则》，在《江苏医药（中医分册）》发表《过敏性皮疹的治疗点滴》。

（二）难忘的研究生学习

1977年2月章永红作为优秀毕业生被分配到南通地区肿瘤医院内科病房工作，做住院医师。他深深认识到，我国中医药是一个伟大的宝库，中医药知识博大精深，学无止境。要做一名合格、好的中医医师就要"勤学"。因而，工作之余，他不是看中医药书籍，就是抄录全国名老中医临床经验资料。对于专家的讲课，他更是认真听，详细记录，专心思考。一次，有位专家专门讲了中药提高免疫功能的问题。他说经过他的长期研究和自身实践，中药提高免疫功能的第 1 号种子是黄芪，第 2 号种子是白术，章永红认为这与中医理论颇为吻合。从中医角度讲，黄芪为补气之长，白术为补脾之首，这个学术观点成为章永红在后来的中医临床实践和研究中形成的学术思想的重要组成部分，对构建他独特的临床经验体系起了很大作用。在肿瘤内科治疗实践中，章永红运用所学知识补气健脾法治疗晚期癌症，改善了患者的临床症状，延长了患者的生命，运用灵芝、蟾皮、西洋参治疗肿瘤取得较好的临床效果，他的做法得到了同行的认可和赞赏。

1979 年国家恢复研究生招生。章永红知道这是他提高学习中医药知识水平的又一次机会，一个新的制高点。不能错过！于是他报名参考。可是，由于准备不足，他没有考上。对于落榜，他毫不气馁，1980 年春，章永红再次报名参加研究生考试。由于当时南通地区肿瘤医院内科病房患者多医生少，没有专门的假期准备复习迎考，只能利用工作之余抓紧时间复习。这次他汲取了上次的教训，为了防止身体被拖垮，就用红枣、山药、莲子、龙眼肉、枸杞子，水煎煮服食之，进行自我食疗，效果不错。临考的前一天，章永红住进考场招待所，一夜未眠，把《中医内科学》《中医基础理论》《方剂学》《中药学》《中医诊断学》，以及《黄帝内经》《伤寒论》《金匮要略》《温病条辨》四大经典等中医药学内容，在脑海中过滤了一遍。毕竟年轻啊，体力旺盛，虽然一夜未眠，第二天又头脑清晰、精神抖擞地走进考场，完成了研究生招生考试。

1980 年章永红被上海中医学院硕士研究生中医内科肿瘤学专业录取。其导师是全国中医肿瘤学泰斗、全国著名中医肿瘤专家钱伯文主任医师。1980 年 9 月章永红到上海中医学院报到，并被组织安排担任 1980 年级硕士研究生班班长。开学后，章永红去拜见导师钱老。钱老说，《中医内科学》《中药学》等这些系统中医药学理论要反复学习，深刻领会其中的精髓实质，更重要的是要把这些理论知识与临床实践相结合，重在实践，在实践中掌握和升华这些理论知识，创新新的知识点及治疗经验，很多实践经验是书本上学不来的。钱老的教诲，给他留下了深刻的印象，使他终身铭记。因而，无论理论课程学习如何繁重，他都坚持跟随钱老门诊看病，临证抄方，记录医案，努力从每个病案，每一张处方，学习钱老治疗各种肿瘤的临床经验，并协助钱老整理总结钱老的临床治疗经验。在钱老的指导下，他对中医药治疗胃癌进行了深入的临床和实验研究。1983 年在《中医杂志》发表《浅谈胃癌的中医辨证鉴别与治疗》，在《上海中医药杂志》发表《中医中药治疗 58 例胃癌近期疗效观察》，在《辽宁中医杂志》发表《中医方药对 32 例胃癌血清溶菌酶水平的影响》。在钱老指导下，他还对中医药治疗乳腺癌、肺癌、肝癌、肠癌、脑肿瘤、卵巢癌等进行了研究探讨。在学习研究中，章永红发现钱老在治疗癌症中十分重视化痰调气、健脾解毒疗法，认为肿瘤形成的核心因素是痰结，痰结的形成又与气郁、脾虚、毒结有密切关系。其喜用壁虎、薏苡仁等中药治疗癌症。壁虎滋阴降痰散结效佳，用量多为 2～3 g。薏苡仁补脾利湿，有补而不滞、利而不克的特点，用量多为 24～48 g。跟随钱老临证 3 年，学习钱老治疗肿瘤的临床经验，收益颇丰。在硕士读研期间，章永红大量阅读了国内外有关中医药的文章，并把日本汉方药杂志上的有关治疗疑难病的经验文章翻译成中文，刊登在《国外医学中医中药分册》上。

（三）刻骨铭心的读博经历

1983 年初秋，在上海中医学院攻读中医内科学肿瘤专业硕士生已 3 年的章永红，正在忙于毕业论文答辩。正在这时，传来了我国行将招收首届中医博士的消息。按照招生计划，全国共招 6 名，其中北京 2 名，南京 1 名，上海 3 名。闻此消息，继续求学的愿望使章永红振奋——这是他学习中医药知识的又一次冲刺，新的里程碑。不能错过！然而章永红遇到了人生难题：一边是他的硕士生导师，著名的钱伯文教授希望他能留校，在他身边工作（当时能在上海工作，是许多人梦寐以求的）。一边是南京，南京是章永红完成大学学业的母校，也是他甜蜜爱情走进婚姻殿堂的地方。是留在上海工作还是回南京继续求学？犹豫之时，仁厚、大度的导师看出了他的心思，鼓励他继续求学。于是，章永红坚定不移地选择了报考博士。考前的复习是非常艰辛的，可谓是"时间紧，任务重"。当时任研究生班长的章永红，白天忙于班级事务，根本没有时间看书，就靠晚上进行复习，那种状况不亚于古时的"头悬梁，锥刺股"。那时的章永红，家庭经济和精神负担是典型的"上有老，下有小，中间还有弟妹"的状况。平时节俭的他，由于经常熬夜，缺少营养，身体瘦弱，体检时血色素只有 8 g。那时的同学之间是互助友爱的，章永红的一位上海同学见状，就主动热情地带他去上海的饼干厂买便宜的碎饼干。晚上看书久了、饿了，吃上一点。随着时间的过去，离考博日期只有四天了。那天下午，章永红向学校请了假赶往上海火车站。那时的章永红，经济拮据，从上海回南京没有给妻儿带任何礼物，只是肩背手提了一大堆复习资料。到了上海火车站，一看离上车还有一个多小时，时间岂能浪费，找了个座位坐下来，立即拿出复习资料看起来。当时车站虽然人声鼎沸，但丝毫也没影响章永红沉浸在书本的知识海洋中。由于他太专注了，等他把 1 本资料翻记完，抬起头回到现实中时，才发现自己乘坐的列车已经开走了。这可怎么办？就在章永红焦虑万分，感到无助时，一个漂亮的车站女服务员来到他面前，微笑着问他发生了什么事情？章永红将误车的事告诉了她。她笑着说："被我猜中了。"原来，她早已在观察众多行色匆匆旅客中，旁若无人看书的章永红。之后，在列车员的热情帮助下，章永红改签到了晚上回南京的慢车。火车不紧不慢空咚、空咚地开着，300 公里的距离在 8 个多小时后也就是深夜 1 点多钟，车终于到南京了。虽然在车上章永红满脑子都是复习内容，此时却是归心似箭。车刚停稳，他就迫不及待冲离坐位，忽听背后声音："小伙子，东西掉了。"回头一看，是一叠考前冲刺的复习资料，顿时惊出一身汗，如果丢了，损失不可估量啊！回到南京小家，离考试还有 3 天。在这 3 天中章永红几乎彻夜未眠，将大学教材《中医内科学》《方剂学》《中药学》等临床和基础的专业课程书基本背了个遍。考试的日子终于到了，那天参加笔试的有数十人。其中不乏章永红认识和听说的名医和资深学者。开始，他的心情是既忐忑，又自信。忐忑的是，这么多江苏中医界的优秀者争考这一个名额，自己行吗？自信的是，为了这次的求学，付出了巨大的努力，做了充分准备。待拿到考卷时，章永红平静心情，摒弃一切杂念，专心答题。不久复试的 5 名名单出来了，章永红是其中一位。复试后录取 1 名。功夫不负有心人，章永红被录取了，成为江苏地区，南京中医学院第一位中医博士生，也是全国首届 6 名中医博士生之一。

1983 年 12 月至 1984 年 4 月，章永红在博士生入学前被分配到江苏省中医院脾胃病房工作。当时首届国医大师、全国著名中医药脾胃病专家徐景藩主任医师、单兆伟主任医师都在脾胃病房。章永红每天跟随徐老门诊和查房，非常认真地学习徐老的临床经验。徐老为师施教耐心细致，从不保守，随时随地结合门诊病例和查房病案讲解他的独到中医见解和临床经验。章永红随身带个笔记本，认真记录徐老的每一句医话和每一个医案，下班后把徐老的医案医话进行整理学习。很快，章永红就在《中医杂志》发表了《徐景藩医疗经验琐记》的学习论文。

1984 年 4 月，在一个春暖花开的日子里，章永红到南京中医学院报到攻读博士研究生。南京中医学院对培养章永红这个第一位中医博士生十分重视，成立了以首届国医大师周仲瑛院长为首的包括现在多名国医大师在内的第一位博士生培养指导小组，以及附属医院内科学顶尖专家临床指导小组。学校及医院这些国家级中医学专家前辈们多次开会研究培养计划和方案，探索培养经验。章永红的导师邹云翔更是身体力行，90 多岁高龄了，还手把手地教章永红学习他的临床医案和临床理念。导师和领导、前辈们的重视和关心，给了他力量，也使他十分感动。暗下决心，一定不辜负大家的希望，好好学习，为祖国中医事业的发展尽力。章永红的博士生学习分两个部分：临床和实验。临床学习进行得很顺利。医学实验却遇到了麻烦——缺少实验动物。当时学校在这方面的培养条件和现在比是天壤之别。为了能买到实验动物，章永红骑着咯吱咯吱响的破旧自行车，到过南京医学院、南京大学、南京铁道医学院、郊区的动物养殖场等南京有可能买到实验动物的地方，毫不夸张地说，转遍了整个南京城及周边，然而是一无所获。眼见时间一天天过去，他的医学实验无法开展。不能按期完成动物实验，将直接影响章永红的博士论文和毕业。就在章永红几乎绝望时，上海硕士生班的同学，给章永红传来佳音，告诉他，可以到上海第一医学院实验动物中心买到实验动物。绝处逢生，章永红立即向学校汇报，学校大力支持，决定派车去上海购买。终生难忘，那是一个寒冷的阴雨天，地上有霜冻。两个师傅轮流驾驶着1辆旧卡车，载着他，沿着泥泞的旧公路，颠簸着向上海进发。到上海第一医学院实验动物中心后，老师们又热情地把章永红转介绍到上海郊区实验动物养殖场。赶到养殖场，天色已晚，人家已经下班，买实验动物只有等第二天了。大家奔波了一天，又累又饿又冷。在那个物质贫乏和服务欠缺的年代，养殖场旁边当时没有饭店和旅馆，幸运的是有一个小卖部。章永红赶紧去小卖部买了点便宜的白酒，向养殖场留守人员买了点兔肉，又向门卫师傅借了口锅。两个开车师傅和章永红就在空地上架起了锅，生火煮肉，吃了一顿简餐。肚子问题基本解决了，可在哪里过夜呢？回到上海城区，路途不近，时间已晚，不合算。商量后，三人决定在卡车上过夜。仗着还年轻，三个大男人挤挨着，在大卡车的司机前座上迷糊了一夜。第二天一早，雨停了，章永红将买到的实验动物——白兔装好车，又冒着寒冷的霜冻回到了南京。一路上，他虽然感到冷、累、困，但心里是一种安定、快乐！只是苦了两个开车的师傅。在领导、前辈和众人的关怀支持下，章永红终于通过了各门博士生课程的考试，完成了毕业论文的写作，等待答辩。对首届中医博士生的论文答辩，国家、省和学校各级领导十分重视，记得当时北京来人了，省里来人了，报社来人了。邹老更是坚持到了答辩现场，坐在台上，几十个座位的答辩场是座无虚席。章永红穿着蓝色的中山装，有条不紊地回答着专家们的提问，隆重而严谨的首届中医博士生论文答辩会最终圆满成功。《新华日报》1987年3月25日发表了《我国首届中医博士生通过论文答辩》的新闻报道，

《扬子晚报》1987年3月28日发表了《中医博士生章永红新法治疗肾病引人瞩目》的文章。《中医报》1987年4月7日发表了《中医博士生章永红提出治疗慢性肾炎氮质血症新见解》的文章。过了些日子，学校学位委员会经过讨论正式授予章永红医学博士学位，学位证书编号为南中医博字001号。

章永红读硕士研究生、博士研究生的经历为其以后的事业发展打下了坚实的基础。大师级的前辈给他传授的知识和经验，使他受益终身。

二、走出国门

随着我国改革开放的发展，章永红萌发了走出国门，到发达国家去学习他们先进的技术经验、扩大自己的知识面、提高自己的医学水平的想法。

机会来了，1991年3月至1992年3月，章永红作为国家访问学者，第一次到日本东京大学医学部第2药理学部留学，指导老师是日本药理学界著名的远藤仁先生。

第一次出国，他充满着兴奋和新奇。然而，就在他到达东京机场，下了飞机，到所在航班指定行李处拿行李时，却怎么也找不到自己的行李箱了，他顿时感到惊慌失措。要知道，他到日本留学1年的所有东西（包括国家发给的留学经费——当时毫无经验的他认为将钱放在身边不安全）都在那个箱子里啊！镇静下来后，他找到机场的有关服务处。服务人员将他的情况登记后，让他先到东大去，机场负责帮助找到他的行李后，会通知他的。出了机场，乘地铁到达东京上野公园后，根据地图所示，觉得离住所不远，为了省钱，选择了步行。谁知，走了很长时间还是没有到达，一问，才知方向走反了，又是晚上，只好叫出租，结果花了更多的钱打车到了住地。关于行李，在忐忑期待的三天后，机场打电话告诉他，行李找到了，并派人将行李送到了他手上。原来他的行李，是在我国上海虹桥机场被行李员误送到飞往旧金山的飞机上了，总算有惊无险！

这次留学，在远藤仁先生的指导下，章永红进行了灵芝素抗衰老、抗癌、抗肾炎的系列实验研究。他每天从早上 9 点开始做实验，一直到晚上 11 点多才结束。实验方法是由指导老师或指导老师的助手，手把手教学会的。每天配药，给实验动物注射，细胞培养，蛋白质提取、指标检测等，忙得不可开交。第 2 药理学部每周有 3 天的早晨进行学术研讨，每位研究人员轮流讲课。章永红也在指导老师的安排下，参加学术讲课。由实验到学术研讨，他学习了很多药理学的前沿知识，开阔了眼界，扩大了知识面。1991 年初秋，章永红在指导老师安排下，赴日本岗山参加日本药理学全国性学术会议，他将自己的阶段性研究成果，在学术会议上进行了交流。章永红的研究成果引起了日本药理学界对中药研究的兴趣和重视，他的研究项目得到日本医药资源研究振兴会的研究奖励。

1997 年秋，章永红受邀赴日本大阪医疗讲学。当时大阪医科大学附属病院有位年轻的女白血病患者，长期发热不退，西医和汉方医治疗均无明显效果。其父为日本的汉方医，即邀请章永红为其女诊治。章永红诊后认为其病机关键是精虚热毒，予以龟甲胶、百合、青黛、天冬、太子参等治疗，服药 1 周，癌热退尽。其家属及友人十分高兴，作为答谢，特邀请章永红夫妇赴日本做客。

1999 年 9 月至 2000 年 10 月，章永红作为访问学者第二次赴日本，到大阪市立大学医学部第 1 病理学留学，指导老师是日本病理学著名癌症病理研究专家福岛昭治先生。

大阪留学期间，在福岛昭治先生的指导下，章永红进行了肝癌癌变及其癌变细胞凋亡与番荔枝素影响的系列实验研究。实验从整体动物开始，先建肝癌模型，再做病理研究、细胞基因检测等。章永红在福岛昭治先生指导及其助手的帮助下，很快熟练掌握了系列实验方法。每天，他从早上 8 点半开始，一直忙到晚上 11 点多才结束。中午只吃个简单的餐食；下午、傍晚吃点实验室备有的小茶点，小憩一下；晚上实验结束后，到附属医院浴室泡个热水澡，消除一天的疲劳。福岛昭治先生对实验室的研究人员要求很严，每周有 3 天早上业务学习不得缺席，各研究人员分别定期介绍最新的癌症研究动态和各自研究项目的进展情况。2000 年 10 月章永红在指导老师的安排下，赴横滨参加日本癌学会总会学术会议，将自己的部分研究成果在学术会议上进行交流。章永红的勤奋钻研、敬业精神及用天然药物抗癌研究的创新，得到指导老师福岛昭治先生的赏识，大阪市立大学校长儿玉隆夫先生曾聘请章永红担任大阪市立大学的客座教授。

2005 年 9 月至 2006 年 9 月，章永红作为高级访问学者，第三次奔赴日本，到东京大学大学院医学系研究科分子生物学实验室留学，指导老师是日本分子生物学领域研究抑癌基因的著名专家冈山博人先生。

此次东大的留学，在冈山博人先生指导下，章永红从事抑癌基因 Bak 的重组构建及其基因治疗与虫草素的影响系列实验研究。对章永红来说，从 Bak 基因的单离、确认、复制到重组构建，基因治疗等，均是全新的实验技能。提取基因片段、PCR 技术、蛋白电泳、基因复制、基因序列检测、细胞培养基因转染、基因治疗等，费时而复杂，易失败而反复，学习很辛苦。经过艰苦努力，他较快地熟练掌握了基因构建的实验方法，在较短的时间内超过预期完成了实验任务。为此，指导老师颇为赞赏地说，别人花 2 年时间都完不成的任务，章先生 1 年不到就完成了，很好。2006 年初春，在指导老师安排下，章永红赴箱根参加日本分子生物学学术会议。冈山博人先生时常邀请欧美分子生物学界的诺贝尔奖获得者来东京大学与实验室的研究人员进行学术交流，章永红也在指导老师的安排下，参加此类学术交流活动，并在会上积极发表自己的看法。在东京大学分子生物学实验室学习期间，章永红发现，日本的基础医学研究专家对中药很认可。实验室有位副教授基本上都随身带着中药颗粒剂葛根汤。一有不舒服，他就冲服 1 包，感觉不错。日本对中成药的制备很精致，葛根汤冲泡下来，很快溶解，没有沉渣，口味也非常好。在接触日本汉方药界的专家学者后，发现他们对张仲景的《伤寒论》《金匮要略》中的经方十分崇拜，现实中绝对是按古方原制。日本厚生劳动省对经方制药也是一路绿灯，对此，章永红很有感触，中医药发展既要有现代技术研究，又要有原汁原味的古方制作，这样才能古为今用，古今结合，融会贯通，更好地服务于患者。

20 世纪 90 年代的新加坡是亚洲"四小龙"之一，其花园式国家吸引着人们的到来。1997 年 12 月至 1998 年 3 月，章永红以临床带教老师的身份，赴新加坡中华医院进行临床医疗学术交流，对新加坡临床医师进行临床治疗指导。

新加坡位于赤道边，天气炎热，民众却喜食辛辣，所以湿热病证尤多，心脑血管病和癌症患者也大多与湿热瘀结有关。有位心脏病患者心痛和心律失常频发，章永红以生脉饮为基础，加用大青叶、丹参、当归、茯苓、甘草，连服数剂即获佳效，心痛和心律失常基本消失。有位商业老板患脾胃病证久治不愈，经章永红以参苓白术散为基础，加用垂盆草、马齿苋、薜荔果等调治，治疗效果非常好。该老板一高兴，出面经济担保，邀请章永红夫人赴新加坡省亲 20 天。有位胃癌患者，食欲很差，章永红以异功散为基础，加麦芽、谷芽、山楂、神曲、白花蛇舌草、薏苡仁等治疗，效果也非常好。

在新加坡期间，章永红对新加坡中华医院同事们提出的医疗、用药等问题是有问必答，耐心讲解，他的平易近人、谦逊可亲得到了同事们的赞扬。在工作之余，抓紧时间去图书馆查阅中医药抗癌资料，记录整理学习心得、刻苦有恒的学习精神，新加坡的同事们深为感动。

三、海南"寻宝"

1997 年春，章永红申报"番荔枝植物抗癌化学成分的分离及抗肿瘤作用的研究"科研项目，经过江苏省自然科学基金评审专家评审，获江苏省科技厅自然科学基金项目立项资助。能申报到科研项目，是一件令人十分高兴的事。但是，难题接着来了：番荔枝属于热带植物，所生活的南京没有。经过查阅资料，知道中国热带农业科学院热带作物品种资源研究所有这种植物。为了采集足够的番荔枝植物原药材，章永红与夫人决定去海南寻求帮助。

他们带着南京中医药大学开的一张介绍信，在没有任何事前准备，不认识任何人的情况下，踏上了海南"寻宝"之途。乘飞机飞海南海口，中午下飞机后，多方打听，才知道研究所在海南的儋州市，并且下午只有一班汽车。冲到汽车站，赶上了那唯一的一班车，松了一口气。长途汽车在坑洼不平的土路上，颠簸了近 6 个小时后，傍晚才到达中国热带农业科学院热带作物品种资源研究所。

好在所里的人还没有完全下班，懵里懵懂的，他们见人就打听所长的办公室在哪里，所里的人很淳朴、热情。经指点，看到了所长办公室，谁知里面没有人。正在沮丧，另外一间办公室出来一人，询问找谁？他们出示了介绍信，说明来意和情况后，被告知，这个人是副所长，并且非常热情地表示可以帮忙，同时又将研究所植物专家王祝年先生找来，交代了任务。哈哈哈哈，真是上天保佑啊！

第二天在研究所植物专家王祝年先生（王先生2008年主编出版了《海南岛天然抗癌本草图鉴》，由中医古籍出版社出版）的热情指导和带领下，去采集了番荔枝的枝叶和小果实，整整装了两大蛇皮袋。当天，章永红与夫人又乘那唯一的一班车赶回海口。住了一夜，早晨，他们背着两大蛇皮袋番荔枝果实和枝叶到了飞机场。

20世纪90年代，坐飞机对普通人来说，是一种奢望，坐飞机的人都会有一种自豪感，非常珍惜这种机会。因此，所见机场的乘客们都是服饰整洁、西装革履。而章永红夫妇，虽服饰整洁，却拖拎着两个很不相称的蛇皮袋，人们用疑惑的眼光看着他们。当他们办理行李托运、登机票时，工作人员忍不住询问：袋子里装的是什么？得知是树枝的枝叶和小果实时，不解地问，有什么用？他们开心、自豪地告诉工作人员：那是他们的"宝贝"，是用来做科学研究的。闻言，工作人员投来赞扬和敬佩的目光。

以上课题，经过章永红及其课题组的辛勤工作，圆满完成了项目研究，其部分研究成果在2004年港沪国际肝病会议上发表。

第二章　学术渊源

一、家学

章永红中医药学习的启蒙老师，是其父亲章鹤年主任医师。章鹤年 1932 年从上海中国医学院毕业后被留校工作，从事中医临床医疗与教学工作。在上海中国医学院学习与工作期间，章鹤年坚持中医临床，在上海方公浦诊所应诊，以治内科、儿科、妇科、杂病见长。实践中，章鹤年努力提升、总结自己的医术水平，毕业后不到 3 年，就在家庭医学杂志上编辑出版了《家庭食物新本草》；由上海梅白格路新中国医药研究社出版了丛书《喉科概要》《本草概要》《卫生概要》，这些书被并入中国医学问答丛书中；编辑《秦氏内经学》（民国二十五年，作者陈中懂、章鹤年），由上海中医书局出版。章永红大学毕业后的工作中，得到了父亲行医治疗经验的传授和指导，使其中医药治疗疾病的临床技能得到了很大提高，对中医药治疗疾病规律的认识上有了一定的进展。

二、学术思想形成

章永红学术思想形成，是其硕士生导师、上海中医药大学的钱伯文教授。钱老 1938 年毕业于上海新中国医学院，曾任中华人民共和国药典委员会委员、名誉委员，上海中医药大学终身教授、博士生导师，全国名老中医，上海中医药学专家委员会副主任委员，上海中医药研究院专家委员会副主任委员，上海康复食疗协会名誉会长，中国中医药学会外科学会肿瘤专业委员会顾问，全国著名中医肿瘤专家。钱老有着四十余年的临床工作经历，通过长期的实践，对于肿瘤的中医治疗，有着丰富的经验。他总结了肿瘤的辨证施治规律，即"主张从调整整体着手，充分发挥正气的抗癌作用"，此规律用于临床行之十分有效。钱老的临床经验和其总结的施治规律，对章永红学术思想的形成，起到了至关重要的作用。

（一）学术提高，流派传承

章永红学术思想的提高，传承流派，得益于他的博士研究生导师，南京中医药大学邹云翔教授。邹云翔教授是我国著名"孟河医派"费伯雄一脉的嫡传弟子之一，一代名医，我国中医肾病学宗师，著名中医学家，肾病、老年病专家，一级教授，全国第一批中医学博士研究生导师。邹老是江苏省中医院创始人之一并任院长 28 年，曾任卫生部医学科学委员会委员，国家科委中医组成员，中华中医药学会第一届副理事长，江苏省第一至四届人民代表大会代表，全国第二、三、四届人民代表大会代表，中共江苏省委第六届候补委员，南京中医学院副院长。在担任中央保健委员会医师 30 余年中，为党和国家领导人的中医保健工作做出重要贡献。他热情为老百姓看病，疗效卓著，活人无数，誉满神州。章永红作为邹老的第一个中医博士生，在读博期间盛得邹老的亲自精心指导，邹老不仅手把手教导章永红分析其临证医案和临证处方，还指导他记录和整理邹老的医案医话和学术观点；阅读和领会孟河医派的奠基人费伯雄的代表著作《医醇賸义》《食鉴本草》《医方论》《怪疾奇方》等。

　　孟河名医辈出，当首推费伯雄。《清史稿》有传，评曰："清末江南诸医，以伯雄最著。"费氏医学思想以"醇正""缓和"为特色，认为"天下无神奇之法，只有平淡之法，平淡之极，方能神奇"。费伯雄的处方用药总以协调阴阳，顾护正气为前提。《医醇賸义》总结了费伯雄一生治疗杂病的学术经验。章永红在导师邹云翔的指导下，认真研读《医醇賸义》，在中医药治疗杂病方面深得费氏学术、经验真传，使他的中医药学术和医术水平得到极大提高。

　　章永红除了得到其父亲、硕士博士导师的精心指导外，在学习、工作的过程中还得到过很多中医药前辈的经验指导和帮助，深得众名医真传。在读大学时，曾得到中医儿科学泰斗、全国著名中医儿科学家江育仁老师的临床指导。硕士研究生毕业后又得到首届国医大师、全国老中医药专家学术经验继承工作指导老师、全国著名中医药脾胃病专家徐景藩老师的临床指导。在读博期间又得到导师邹云翔之女国医大师邹燕勤教授的临床精心指导等。众多大师级中医药前辈的临床指导和经验传承，使章永红的中医药学术水平和学术经验，不断向前跨越新高度的同时，也奠定了其深厚的学术根基。

　　（二）博学经典，融会贯通

　　章永红在学习和临床医疗的过程中，除了跟随名医大家学习、继承众名医的宝贵临床经验和学术思想外，还认真研读中医经典医籍和历代名医大家的经典之作，从中汲取中医药知识的精华。如《黄帝内经》、张仲景的《伤寒杂病论》《神农本草经》、李时珍的《本草纲目》、朱丹溪的《丹溪心法》、李东垣的《脾胃论》等，都是他的手中书，枕边卷，随时所阅，随心所思。

　　《黄帝内经》是中国最早的医学典籍，传统医学四大经典著作之一。《黄帝内经》基本理论精神包括：整体观念、阴阳五行、藏象经络、病因病机、诊法治则、预防养生和运气学说。《黄帝内经》中讲到的"有胃气则生，无胃气则死"的论点，《素问·五常政大论》中"大毒治病，十去其六；常毒治病，十去其七；小毒治病，十去其八；无毒治病，十去其九；谷肉果菜，食养尽之，无使过之，伤其正也"的记载，被他认为是中医临床遣药用方、养生防病应遵守的基本原则之一。治疗疾病的实质是祛除致病因素，调整人体机能。攻邪不可过剂，应留有余地，恰到好处，以除病而不伤正为度。还应结合食疗，以扶助正气，最大限度地保存正气，消除病邪，才能收到良好的临床效果。

清代医家张志聪说过："不明本论（《伤寒论》）者不可以为医。"《伤寒杂病论》中对伤寒病的"六经分类"的辨证施治原则，张仲景创立的一系列卓有成效的经方，都是章永红在临床中常用的医疗良方。

《神农本草经》系统地总结了古代医家等各方面的用药经验。《神农本草经》的上药和中药，养命养性之药应多用，有毒之药尽量少用或不用。《本经·序录》中云"上药一百二十种为君，主养命以应天，无毒，久服不伤人"，如人参、甘草、地黄、黄连、大枣等，"中药一百二十种为臣，主养性以应人，无毒有毒，斟酌其宜"，如百合、当归、龙眼、麻黄、白芷、黄芩等。上品药为君药，中品药为臣药。长期临床实践和现代研究都证明《神农本草经》中对于所载药物的功效认识大部分是正确的，这些也成为章永红在临床医疗中常用的中药。

李时珍的《本草纲目》不仅为中国药物学的发展做出了重大贡献，而且对世界医药学、植物学、动物学等的发展也产生了深远的影响。章永红在多年的临床实践中深刻体会到，做一个能治好病的优秀医生，不仅要懂医理，更要懂药理。于是，他常带着临床问题，认真钻研和学习《本草纲目》，对《本草纲目》中的一千多种中药及附方，反复学习研究，并在临床医疗中加以应用，产生了很好的临床效果。

金元时代，中医滋阴派的创始人朱丹溪的"阳常有余、阴常不足"的学术思想，其阴精难成而易亏、治病必求其本、病邪虽实胃气伤者勿使攻击等观念，认为：人身的阴精应当时时虑其不足，不能任意耗伤。治疗火热病，实火可泻，用黄连解毒汤。对于火盛而体虚之人，不可骤用凉药。虚火属阴虚火动者，宜滋阴降火。人身诸病多生于郁，气郁、血郁、湿郁、痰郁、火郁、食郁，又以气郁最为关键。朱氏创立了越鞠丸以统治六郁，方中用香附治气，川芎治血，栀子清火，苍术治痰湿，神曲治食，其中香附又为主要者。章永红汲取了朱氏的观点，形成了在治疗上，注重滋阴、养血、清热，反对滥用温燥和盲目攻邪的治疗特征。

章永红十分推崇我国医学史上著名的金元四大家之一、中医脾胃学说的创始人李东垣的学术思想。李东垣脾胃论的核心"脾胃内伤，百病由生"认为，内伤疾病以脾胃内伤最为常见，其原因有三：一为饮食不节，二为劳逸过度，三为精神刺激。脾胃属土居中，与其他四脏关系密切，不论哪脏受邪或劳损内伤，都会伤及脾胃。补脾胃，升清阳，泻阴火，调整升降失常是其治疗大法。章永红在临床医疗实践中，常运用李东垣创立的著名方剂补中益气汤加枳壳治疗，临床效果显著。方中用参芪术补中益气，用柴麻芪升清，用甘草补中泻阴火，再加枳壳协调脾胃升降复常，故而显效。

除上，清代吴鞠通的温病学说中，标志性专著《温病条辨》，

"治上焦如羽，非轻不举；治中焦如衡，非降不安；治下焦如沤，非重不沉"的治疗原则，温病清络、清营、育阴等治法，银翘散作辛凉平剂、桑菊饮作辛凉轻剂、白虎汤为辛凉重剂，还有藿香正气散、清营汤、清宫汤、犀角地黄汤等方剂，均为章永红在临床医疗中所学习和采用，效果非常好。

各中医名家的经验之长，各中医大家的深邃思想，为章永红发展中医药理论，打下扎实、深厚的基础。

第三章　学术思想

人生之路是自己走出来的。至今，章永红在人生之路上，已从医临床 43 年。43 年中，他博读"百家之书"，博采"众家之灵"，知识广博，内心丰盈。积累了丰富而独到的临床经验，尤其在肿瘤病及疑难杂症的医疗上，逐渐形成了自己独特地学术思想体系和医疗经验体系。

一、创新学术思想体系

（一）对癌毒的定义、特点及病理特性的研究

癌毒是近年来中医界提出地肿瘤病因新假说。章永红根据长期的肿瘤治疗临床实践和理论研究，首次认为"癌毒是各种能引起人体脏腑组织恶性异常增生的特异因子（致癌有毒因子）的总称"。与一般的所谓"毒"的概念不同，癌毒的关键特点是致癌性。癌毒既

可以由外而来（从口鼻、皮毛而入），也可以由内而生（人体脏腑组织病理异常，日久而生）。癌毒除了具有致癌的特殊毒性外，还具有易与风、热、湿、痰、瘀等结合的病理特性。其中，在正虚的基础上，毒、痰、瘀的胶结互生是其显著的病理特点。章永红从肿瘤临床中总结出的以上观点对肿瘤临床审证求因、辨证论治大有裨益，创新了中医肿瘤学的临床治疗理论和治疗学说。

原创性明确提出"全力扶正，尽力攻毒"的抗癌基本原则，主张癌症的治疗，调补脾胃是前提，扶助正气是根本，软坚散结是关键。

1. "全力扶正"是抗癌的根本　癌症患者从全身来说，存在不同程度的气血阴阳亏虚；从局部来说，存在正气至虚和癌毒至实的病理改变。因此，癌症治疗上以补益为根本治则。扶正之首在于补气，扶正之重在于补脾，扶正之根在于补精。由于气血同源、阴阳互根、五脏相关，故扶正还应注意气血、阴阳、五脏之间的配伍。补气为扶正之首要，是各种扶正疗法的基础治疗。补益脾胃十分重要，这既是扶助正气的需要，也是顺利进行其他治疗的需要。因此，补脾为扶正抗癌之重点，是各种抗癌治疗的基础和前提。精气互生，精血同源，故临床治疗肿瘤多精气同补、精血同补。

2. "尽力攻毒"是抗癌的关键　癌毒既是病因，又是病果。癌毒是癌症发生、发展和转移的关键因素。充分发挥中医的辨证论治特色，调整癌症患者体内环境生态平衡至关重要，在这个调整平衡过程中，攻除癌毒治法扮演着重要角色。对癌症的中医药治疗，必须以尽力清除体内的癌毒为治疗关键，常用治法有以毒攻毒、解毒攻毒、化瘀攻毒、化痰攻毒、扶正攻毒等。

（1）以毒攻毒法：应在扶正的基础上进行，以做到既能清除癌毒，又能防止毒副反应的发生。

（2）解毒攻毒：中药大多性寒，临床运用须注意防止伤胃。一般来说，用量不宜过大，或寒热并用，适当配伍温性药物，特别是健脾暖胃中药。

（3）化瘀攻毒：中药易耗气、耗血、伤阴，故在临床应用时宜适当配伍益气、养血、滋阴的药物。由于瘀属阴邪，非温不化，故温性药物配伍也应注意应用。

（4）化痰攻毒：脾为生痰之源，故肿瘤临床在运用化痰、利湿、攻毒中药时，宜适当配伍健脾药，消痰软坚散结的疗效会更好。

章永红在多年的癌症临床治疗得出：攻毒不宜猛，宜轻、宜缓、宜久，宜多层次，宜多靶点的经验，故在服用汤药的同时，多采用攻毒中成药、小剂量、多品种、多靶点缓攻久攻，避免毒副反应，细水长流，以求滴水穿石、延长生存期的抗癌效果。

对晚期肿瘤的治疗，强调"得胃气则生，失胃气则亡"，争取"带瘤生存"为主要治疗目标。

（二）独特的癌症医疗经验体系

1. 扶正攻毒 通常，晚期非小细胞肺癌预后较差，1年生存率约为30%，2年生存率不超过10%。章永红采用全力扶正、尽力攻毒的中医抗癌基本原则治疗肺癌，据近几年治疗晚期非小细胞肺癌数百余例观察病例统计，他将晚期肺腺鳞癌3年生存率提高到35.0%以上，疗效显著，与近年来相关报道中的对照组比较，显示扶正攻毒法能明显延长晚期非小细胞肺癌生存期。创新中医药抗癌治疗理论，构建中医药在晚期癌症临床治疗领域的治疗方案，全力扶正、尽力攻毒可能成为晚期癌症患者带瘤生存、延长生命的有效治则。

2. 调补脾胃、保护胃气 在进行抗癌治疗中，首先必须调补脾胃、保护胃气。章永红认为调补脾胃在中医临床治疗上占有十分重要的地位。其原因有三：一是因脾胃为后天之本，气血生化之源，与人体的正气强弱密切相关；二是因百病多由脾胃衰而生，脾胃之气既伤，而元气也不能充，而诸病由生；三是药非胃气不行，脾胃之气不强，百药难施，自然得不到任何效果。所以说，古有十方九归，今有十方九术。这意思是说，过去医者多用当归补血，今天应多用白术补脾。

调补脾胃包括两个方面的内容，一是"调"，二是"补"。所谓"调"者，调理脾胃也，以理气为先、为基础。所谓"补"者，补益脾胃也，以补气为先、为基础。在理气时，注意酌情运用理气祛湿、理气清火、理气活血等治法；在补气时，注意酌情运用补气养阴、补气养血、补气补阳等治法。章永红在调理脾胃中常选用汉代张仲景《金匮要略》橘皮枳实生姜汤（橘皮、枳实、生姜），加砂仁、广木香，主要用于脘腹痞胀、消化不良、食欲不振等脾胃气滞证候。补益脾胃常选用清代汪昂《医方集解》六君子汤（党参、白术、黄芪、山药、茯苓、甘草）加灵芝、黄精，主要用于饮食减少，食后脘腹胀满，大便溏泄或易溏，精神疲倦，四肢乏力，面色少华，脉细弱等脾胃虚弱证候。这是治疗脾胃虚弱证候的经验方，临床用之常获殊效。"调"与"补"两者结合，辨证论治，随证加减，自然疗效卓著。在治疗癌症时，必须处处重视顾护脾胃之气，做到补益而不碍脾胃，祛邪而不伤脾胃，力求选用平和之品。中医认为，甘平恒用，无伤中之害。临床常选用党参、山药、太子参、西洋参、黄精、炒白术、当归、白芍、石斛、玉竹、参三七、陈皮、绿梅花、佛手、香橼皮、砂仁、茯苓、薏苡仁、扁豆、鸡内金、生麦芽等平和之品调补脾胃。

3. 软坚散结 最常用的有扶正软坚、解毒软坚、攻毒软坚、调气软坚、化痰软坚、化瘀软坚等。在扶正、解毒、攻毒、调气、化痰、化瘀等中药中，具有软坚散结作用的中药很多，如夏枯草、山慈姑、漏芦、桃仁、凌霄花、干漆、三棱、莪术、天南星、昆布、海藻、刺蒺藜、阿魏、苏子、魔芋、天葵子等为临床所常用，可根据证候辨证酌情选药施治。肿瘤临床上常多用虫类药，以其软坚消癥之功，消除癥积肿块。常用的虫类药有全蝎、蜈蚣、僵蚕、水蛭、守宫、干蟾皮、露蜂房、九香虫、地鳖虫、鳖甲、龟板、穿山甲、山蛩虫、蟑螂、斑蝥、地龙、海龙、牡蛎、马陆、虻虫、鼠妇等。临床可根据证候辨证酌情选用，用之得当，常获殊效。在运用虫类药时，要特别注意顾护正气，使之攻而不伤正气。

（三）各种癌症病因病机分析与治疗

1. 乳腺癌 最主要的病因病机是肝郁生毒，肥厚生痰，痰毒互结，伤脾伤肝，易生瘀结，因此养肝补脾、调气解毒、化痰化瘀是重要的治疗原则。养肝可选用制何首乌、玉竹、石斛、女贞子等，补脾可选用党参、太子参、莲子、红枣、四叶参等，调气药可选用八月札、玳玳花、佛手花、梅花、化橘红、生麦芽等，解毒药可选用白花蛇舌草、夏枯草、猕猴桃根、蒲公英、薜荔果等，化痰药可选用山慈姑、昆布、生薏苡仁、茯苓、瓜蒌等，化瘀药可选用莪术、山楂、全蝎、凌霄花等。临床上根据辨证，灵活组方治疗一般都有良好疗效。

2. 肺癌 治疗肺癌，要重视扶正。补气养阴是扶正的重点，祛邪以化痰解毒为主。由于化瘀药有耗气伤阴血之弊，对娇嫩的肺脏不宜多用。补气药可以用大补峻补的药，如红参、白参、黄芪、红芪之类，而这些补气药对乳腺癌患者不太适宜。凡是与内分泌有关的癌症，这些补气药都要慎用。补气养阴，以生脉饮为基础，加用南沙参、北沙参为重点，对保护肺之气阴大有裨益。气喘痰多，以三子养亲汤为基础，加用薏苡仁、猪苓、化橘红之类，用量可适当偏大。解毒不宜太苦寒，尽量以甘淡或甘寒为主，努力不使其伤肺脾。有的肺癌脑转移患者经过上述治疗，常能带瘤生存3年以上。

3. **胃癌** 治疗胃癌，重点从健脾入手，佐以调肝。健脾不等于补气，单纯补气会碍脾，黄芪便是例证，所以有黄芪配陈皮的著名药对。健脾包括补脾、运脾、消积、导滞。根据《黄帝内经》甘入脾理论，应当多用甘药，总之，多用平和甘淡之品是首选。解毒散结不可少，常用药有白花蛇舌草、猕猴桃根、蒲公英、垂盆草、冬凌草等。消除癌灶的关键是软坚，有软坚功效的药物多为化痰药，故昆布、僵蚕、白芥子等亦常用。通过上述中医药的辨证治疗胃癌，可以取得较好的临床效果。有的胃癌肝转移患者经过治疗，病情也能得到有效控制和缓解。

4. **肝癌** 治疗肝癌，章永红认为由于肝癌已经不再是完全由慢性肝炎引起，很多肝癌是由误食了霉变的玉米、花生等食物引起的，所以其重点是治脾，通过治脾而达到治肝的目的。肝癌的辨证论治重点和中心应当是治脾，补脾养肝、健脾生血、运脾利湿是最常用的治疗方法。在此基础上，再疏肝通络、化瘀软坚、解毒散结，方能取得较好效果。有的肝癌患者，通过中医药的健脾保肝治疗，常能带瘤生存3年以上。

5. **肠癌** 肠癌的发生与情志和饮食密切相关。由于情志和饮食的失调，导致肠道湿热气滞。这种病理因素如果长期得不到清理，就有可能酿生瘀毒成癌，所以治疗重点是健运脾胃和清利湿热。健运脾胃常以异功散、参苓白术散为基础方，可加灵芝、云芝等药，清利湿热常用白花蛇舌草、魔芋、山慈姑、冬凌草等药。治疗肠癌，还有一点是要注重用开胃消导的药，如生麦芽、炒谷芽、六神曲、玫玫花、佛手花、山楂、鸡内金等，这对恢复脾胃健运有益。

6. 卵巢癌　卵巢癌的病机关键是虚毒。正气虚亏，癌毒内结。治疗卵巢癌，重点是健脾解毒，通过健脾以生气血，通过解毒以散结软坚。由于卵巢癌与内分泌有关，故温性补阳药须慎用，以防止助癌毒生痰瘀，对消除癌灶不利。一般说来，应多选用平和的健脾之药及平和的解毒之药。既不能太温燥，又不能太寒凉。温燥易伤阴助火毒，寒凉易伤脾损伤气血。例如党参、太子参、四叶参、芡实、山药等，药性平和又健脾胃；垂盆草、猫爪草、薜荔果、天花粉、蘑芋等，药性较为和缓又解癌毒。经过中医药治疗，常能取得良好地临床疗效。

7. 脑瘤　脑瘤的核心病理因素是痰毒阻络，化痰解毒通络是临床治疗中的重要内容。痰毒的形成与脾虚和湿热有关，络阻与痰毒血滞有关。因此，治疗又应常佐健脾和清利湿热，再加通利血脉的药。化痰利湿药常选用白芥子、昆布、僵蚕、莱菔子、薏苡仁、茯苓、半边莲、泽兰、姜半夏、化菊红等，解毒药常选用红豆杉、白花蛇舌草、猕猴桃根、白英、山慈姑等，通利血脉的药常选用全蝎、壁虎、莪术、桃胶、川芎、当归等。痰毒阻络亦易致风动，故息风药也常适当选用。选择息风药时，也常选用具有一定扶正作用或药性平和或有软坚作用的息风药，如龟甲、鳖甲、全蝎、壁虎、地龙、白僵蚕等。

二、创新提出治疗疑难病活血化瘀中的"补气阳化瘀法"和"养阴血化瘀法"

1. "补气阳化瘀法" 气为血之帅，气不足则血难行，血难行则易成瘀，气足则瘀易消；阳不足则瘀难化，阳气足则瘀易化。首先，气不足则血不行，血不行则瘀难化。元气既虚，必不能达于血管，血管无气，必停留而瘀。故活血药配伍补气药，既治病以求本，又有补气以活血，加强其活血化瘀的作用。其次，由于化瘀之品大多是耗气之峻剂，故对血瘀患者，即使无明显气虚，也应在化瘀的同时，佐以补气。再者，瘀为阴邪，非得阳气则不易化。阳不足则生虚寒，虚寒内生则血难行易成瘀。凡久病入络，瘀伤脏腑之气，证见气短、纳差、消瘦、面暗、胸腹疼痛，或按之则痛、按之有块等症状者，均可用黄芪、白术、生熟苡仁，配伍莪术、三棱、丹参、八月札、山楂等药治之，常常获效。其中山楂，若以甘药佐之，化瘀血而不伤新血，开郁气而不伤正气，其性尤和平也，每每加入方中，与白术同用，有效。临床在运用化瘀药时，常用黄芪、人参（或西洋参，或党参，或太子参）之品，以达益气化瘀之功。补阳还五汤、当归补血汤是临床治疗气虚血瘀证的常用有效方剂，在临床中还可用化瘀补气法开胃增食。胃纳欠佳，脾化失常，世人常以消导、补益、运湿、调气、攻下等法治之，而以化瘀补气法治之，似不多见。三棱气味俱淡，微有辛意，莪术味微苦，气微香，亦微有辛意，性皆微温，为化瘀之要药。若与人参、白术、黄芪诸药并用，能开胃进食，调血和血。人参、白术、黄芪能补气，得三棱、莪术以流通之，则补而不滞，而元气愈旺。元气既旺，愈能鼓舞三棱、莪术之力以消癥瘕，此其所以效也，肿瘤患者胃纳欠佳者，亦可用归芍六君子汤加减有效。

2."养阴血化瘀法" 血少易瘀滞，阴伤易血滞，阴血足则瘀易化。血属阴，阴伤则血损，血少质黏，滞而为瘀。瘀血阻滞，往往影响新血的生成，而新血不生，瘀血亦不能自去。阴伤久之则无水舟停，或少水舟行缓慢而成瘀。人身之血，可淖者也，其淖者，液为之合和也，津液为火灼，则血行愈滞。此为中医的阴伤血滞理论。不补血而祛瘀，瘀不能尽去；补化兼行，瘀既去而正不伤。对于瘀血而兼有血虚者，由于血虚少，无以充盈血脉，则艰涩难行，更应祛瘀与生新兼顾，并行而不悖。在瘀血未去，新血未生，瘀血而兼血虚的情况下，配伍养血药，具有补血活血的双重作用。同时，活血化瘀药性多破泄，虽能祛瘀血，亦能伤好血，配伍养血，能使瘀祛而不伤正。凡有血瘀者均可采用养阴血化瘀法。对于瘀血而兼有血虚者更应采用本治法。地黄当归汤为临床所常用。四物汤主治营血虚滞之证，补血而不滞血，和血而不伤血，实为补中有散，散中有收之良方，不但妇科常用，内科也十分常用。桃红四物汤更为血瘀证所常用，具有祛瘀生新的显著功效。如遇血黏度增高者，用四物汤加鸡血藤、红花、丹参等治疗有良好效果。瘀血而无明显血虚见证者，治疗时亦应注意兼配养血药。莪术、阿胶为肿瘤临床所常用的药对。阴伤血滞的病理改变在热病、内科杂病和晚期乳腺癌、肺癌、肝癌临床上较为常见。对阴虚有瘀者，以通幽汤合复元活血汤加减治疗。此方对肺、胃肿瘤阴虚血瘀患者有效。根据阴伤血滞为瘀的理论，临床上常将生脉饮、丹参饮合并使用治疗心血管病，有很好效果。

章永红的补气阳化瘀法和养阴血化瘀法，避免了单一活血化瘀疗法的弊端（易耗气伤阳，易耗血伤阴），对临床治疗疑难病正确运用活血化瘀法具有重要的理论指导价值。临床实践证明，以此理论指导处方用药，治疗多种疑难病中的血瘀病证，如冠心病、糖尿病、脑血管病、类风湿关节炎、慢性萎缩性胃炎等，临床疗效显著。当然其他的化瘀配伍也不能偏废，如理气化瘀，气达则血行；消痰化瘀，痰瘀交结，痰不消瘀难化；解毒化瘀，毒瘀互生，毒去瘀不生，瘀去则毒不生；利湿化瘀，湿不利瘀无出路，利湿则瘀化下行；祛寒化瘀，瘀为阴，寒则瘀结，寒去则瘀化等。

三、疑难杂症的治疗

章永红在疑难病治疗领域也积累了丰富经验，具有独到地治疗见地。提出治疗疑难病中医药扶正解毒很重要。章永红认为，凡疑难病证，因久病必有虚，病久必生毒。扶正毒自除，毒去正自安。扶正不外乎益气、养血、滋阴、温阳几方面。解毒包括解痰湿毒、解瘀滞毒等。

对湿热证治疗。认为治疗的重要环节是祛除湿邪，湿郁化热，热易伤阴。如滋腻养阴易碍湿，如苦寒清热亦易碍湿，唯有祛湿较妥。湿邪属阴，祛湿有三法，即燥湿、化湿、利湿，其中化湿最佳，在化湿的基础上，配伍清热等其他治法，方能取得佳效，常用的化湿药有藿香、佩兰、大豆卷等。

对瘀热证治疗。除须化瘀清热外，还应酌情佐以利湿、通腑、养阴等其他治法。认为利湿可以使瘀热下行从小便而出，通腑亦可以使瘀热下行从大便而出，养阴可以增水行舟，有利瘀化热去。上述治法可以广泛用于肺部疾病、心脑血管病、糖尿病、肝胆病、血液病等病证中的瘀热证，疗效十分显著。

对温热病证的治疗。要特别注意补气养阴。温热病是由外感温热病邪引起，以发热为主证，以易于化燥伤阴为特征的一类疾病。温热病的特点是阳证、热证，热炽津伤这一具有共同性的病理特点最为突出，明显地贯穿着整个温热病的各个阶段。因此，温热病的治疗方法中，保津养阴十分重要。"留得一分津液，便多一分生机"。用补气养阴法治疗温热病，补气尽量用药性平和之药，如太子参、党参、山药、西洋参、甘草等，尽量不用温燥助火之品，养阴用生地、天冬、麦冬、玉竹、黄精、石斛、天花粉、北沙参、南沙参之类。

对心悸心痛的治疗。认为对此治疗，应掌握中医基本病机，即虚、毒、痰、瘀，尤应重视虚瘀的治疗，并应注意四者之间的用药配伍。在化瘀药的选择上，尤喜用当归、红花、三七、丹参、赤芍、蒲黄等药，在扶正药的选择上，多习用黄芪、玉竹、麦冬、山萸肉、党参、太子参、熟地等药。

头痛久病，久治不愈者的治疗。认为血虚瘀阻是其重要病机，应从养血通络着手，临床常选用桃红四物汤、补阳还五汤等加减，常获奇效。临证中应注意辨证选药，如伴血压高，应选用怀牛膝、鬼针草等药；如伴血糖增高，应选用山萸肉、鬼箭羽等药；如伴颈椎病，应选用石菖蒲、鸡血藤等药。

临床上治疗肝郁证时，强调注意两点：一是疏肝不忘养阴血柔肝，因肝体阴而用阳；二是疏肝不忘健脾运脾，因肝主疏泄，脾主运化，疏泄失常则影响运化，反之亦然。柔肝多选当归、白芍等药；运脾多选紫苏叶、生麦芽等药。

水肿久病的治疗。认为水肿久病多为阴水，除健脾利水、温肾利水、化瘀利水等中医治疗外，还应注意通阳气、通血络。水属阴非温不化，非通不去，故通阳气，通血络必不可少。通阳气常用桂枝、薤白等药，通血络多选地龙、川芎、怀牛膝、鸡血藤、莪术等药。对阴虚水肿者，则重用楮实子、路路通、怀牛膝等药。

治疗溃疡性慢性结肠炎（经常腹泻便血、西医主要用激素治疗、无特别有效方法、患者痛苦不堪），根据脾气虚易生湿，阴血虚易生火的理论，结合病情选方用药，取得良好临床效果。

肾劳湿毒证的病机关键是肾之阴阳精气亏虚，并与脾虚相关；邪气为湿毒内留，并与瘀毒相关。治疗的重点是补肾之阴阳精气，并加健脾之法；祛邪重点是泻利湿毒，并加养血化瘀之法。整个治疗过程，以扶正为基础与前提，以祛邪为目标与关键。因为正气不足，难以抗邪；邪气不祛，难以安正，两者不可或缺。临床用药慎用温燥、苦寒、有毒、碍湿、峻烈之品，宜用平淡之法及平和之品，用量不宜太大，在和治及缓治中方能逐渐取得佳效。

治疗高尿酸血症，重点是补脾利湿。常用薏苡仁、丝瓜络、茯苓、猪苓、太子参、四叶参、党参等药。临床治疗效果显著。也可每天吃丝瓜食疗，有的患者坚持每天吃一根丝瓜，食疗1周后检查血尿酸即降至正常。

治疗肾结石、肾积水，重点是补肾和化石利湿。补肾多用川断、巴戟天、杜仲、桑寄生、仙灵脾、肉苁蓉等温润补肾之品，化石利湿多用金钱草、石韦、鸡内金、白芍、石菖蒲、六月雪等清利湿热通络之品，临床辨证论治常能获显著疗效。有的患者原本必须手术治疗的，经过中医药治疗后结石和积水消除，可以避免手术之苦。

用六味地黄丸加荔枝核、鬼箭羽、黄连等治疗糖尿病，用犀角地黄汤加白鲜皮、地肤子、玉竹等治疗牛皮癣，用四物汤加阿胶、紫丹参、枸杞子、黄精等治疗闭经，用当归六黄汤加桑叶、玉竹、碧桃干等治疗盗汗，用生脉饮加大青叶、炙甘草、紫丹参等治疗病毒性心肌炎，用桃红四物汤加生脉饮、紫丹参、黄芪等治疗冠心病，均收奇功。

"古为今用，西为中用，学以致用，创新应用，科学运用"。论医"戒偏戒杂"，主张"和治缓治"。师古而不泥，不趋奇立异，以平淡之法获效，这是章永红在中医药治学科研过程中所主张的。

第四章　主要学术成就

一、国家级层次

1988年春，参加由国家卫生部和国家药监局组织的《中药新药临床研究指导原则》起草和审定工作会议，参与起草和审定了中医内科学相关疾病的中药新药临床研究指导原则文件。

1989年春，参加由国家卫生部和国家药监局组织的《中药新药临床研究指导原则》起草和审定工作会议，参与起草和审定了中医内科学相关疾病的中药新药临床研究指导原则文件。

2005年，任中华中医药学会肿瘤分会常务委员。

2005年，任国家食品药品监督管理局保健食品审评专家。

2008年，任国家自然科学基金项目评审专家。

2008年，任国家教育部科技奖励评审专家。

2008年，任《中华现代内科学杂志》专家编辑委员会常务编委。

2010 年，任国家科学技术奖评审专家。

2010 年，参加中西医结合防治肿瘤国际会议，任学术委员会委员。2011 年任国家中医药管理局"十二五"重点学科"中医肿瘤学""肿瘤的中医辨治规律及临床应用研究"学科方向带头人。

2015 年，任国家中医药管理局第三批优秀中医临床人才高级研修班学员指导老师。

2014 年，被台湾中医医学会聘任为台湾中医医学会首席顾问。

2016 年，被聘为《中国肿瘤临床》特约审稿专家。

二、省级层次

2001 年，任江苏省第三届自然科学基金委员会生物医药组成员。

2002 年 10 月，被江苏省卫生厅、江苏省中医药局评定为"在继承发展中医药学中，医德高尚，医术精湛，成绩显著，被评为省名中医"。

2003 年，任江苏省中医药学会肿瘤专业委员会主任委员。

2003 年，任《南京中医药大学学报》审稿专家。

2004 年，任南京军区南京总医院《医学研究生学报》审稿专家。

2007 年，任江苏省中医药学会肿瘤专业委员会名誉主任委员。

2008 年，任南京中医药大学中央与地方共建中医药抗肿瘤实验室负责人。

2009 年，主持完成了国家中央与地方共建特色优势学科"中医药抗肿瘤实验室"建设项目，创建了南京中医药大学第一个中医药抗肿瘤实验室，购买了实时荧光定量 PCR 仪（7500）（美国 ABI 公司）、沃特世自动纯化制备系统（美国 Waters 公司）等先进实验设备，为培养中医药人才构建了实验技术平台。

2009 年，任南京中医药大学第一临床医学院中医药抗肿瘤研究所所长

2009 年，被江苏省中医药局确定为首批省老中医药专家学术经验继承工作指导老师。

2014 年，被江苏省中医药局确定为第二批省老中医药专家学术经验继承工作指导老师。

2019 年，被江苏省中医药局确定为第三批省老中医药专家学术经验继承工作指导老师。

2016 年，江苏省中医药局批准成立章永红名老中医药专家学术传承工作室。

三、获得奖项

2000 年，获江苏省中医药科技进步二等奖（为第一获奖人）。

2003 年，获江苏省科技进步三等奖（为第一获奖人）。

2003 年，获南京市第五届自然科学优秀学术论文三等奖（为第一获奖人）。

2004 年，获江苏省省级教学成果二等奖。

2003 年，获南京中医药大学优秀教学成果一等奖。

2004 年 11 月，获南京中医药大学"十佳科技之星"荣誉称号。

2014 年，获南京中医药大学首届优秀教师奖和首届以岭中医药

二等奖。

2018 年，获江苏省中医院"人文医疗先进个人"荣誉称号。

四、科研课题

主持完成了由国家及省厅级立项资助的科研课题 11 项（均为第一主持完成人）。获国家知识产权局药物发明专利 11 项。其中，"龙芝藻治疗恶性肿瘤的临床和实验研究"项目 1996 年获江苏省教委自然科学基金立项资助，"番荔枝植物抗癌化学成分的分离及抗肿瘤作用的研究"项目 1997 年获江苏省自然科学基金立项资助，"抗肿瘤中药有效物质与作用机制研究"项目 2002 年获江苏省基础研究计划（自然科学基金）重点项目立项资助，"补精解毒组分配伍对肺癌核转录因子 AP1、NFκB 活性的影响"项目 2009 年获国家自然科学基金面上项目立项资助等。

五、学术论文

作为第一作者和通讯作者，2004 年在《Acta Pharmacol Sin》（SCI 源刊物）杂志上发表了"Anticancer effect of two diterpenoid compounds isolated from Annona glabra Linn"的论文。

作为通讯作者，2014 年在《Asian Pacific Journal of Cancer Prevention》（SCI 源刊物）杂志上发表了"Bufalin Induces Mitochondrial Pathway Mediated Apoptosis in Lung Adenocarcinoma Cells"的论文。

至今，以第一作者发表核心期刊学术论文 43 篇，以通讯作者发表核心期刊学术论文 41 篇，其余发表学术论文 100 余篇。

六、学术专著

1998 年 4 月，出版了学术专著《蛇虫疗法》（南京：江苏科技出版社出版）。

1999 年 3 月，主编完成了南京中医药大学第一部自编教材 60 万字的《中医肿瘤病学》，并投入到南京中医药大学的本科生教学和研究生教学中使用。

2000 年 4 月，出版了花费 8 年时间独著的 81 万字的个人专著《抗癌中药大全》（南京：江苏科技出版社出版），该书介绍了具有抗癌作用的中药 700 种，单验方 2800 余首。

2000 年 9 月，出版了学术专著《常见内科病中医诊治》（北京：金盾出版社出版）。

2011 年 6 月，作为编委参编的普通高等教育"十一五"国家级规划教材《中医肿瘤学》出版（北京：中国中医药出版社出版），已供高校教学使用。

2013 年 1 月，由南京出版社出版《百年金陵中医·章永红》。

2021 年 3 月，出版了个人学术专著《章永红治癌临证经验》（南京：江苏凤凰科学技术出版社）。

2021 年 5 月，出版了个人学术专著《章永红抗癌用药经验》（南京：江苏凤凰科学技术出版社）。

2021 年，出版了个人学术专著《章永红抗癌食物中药运用经验》（武汉：汉斯出版社）。

2021 年，出版了个人学术专著《章永红抗病毒抗癌中药运用》

（武汉：汉斯出版社）。

参加了《中医内科学》《临床中医内科学》《中医内科学教学参考资料》《中医内科临床研究》《中医临床研究进展》（香港浸会大学和南京中医药大学合编中医学硕士学位课程试用教材）、《内科杂病的理论研究及治疗研习》（香港浸会大学和南京中医药大学合编中医学硕士学位课程试用教材）等国家高校教材及本校自编研究生教材的编写。

以副主编、编委、参编学术著作 10 余部。

七、培育英才

章永红 2001 年成为博士生导师，2013 年成为中医药博士后合作导师。经其培养的国内外中医药硕士、博士近百名。这些学生中，有的已成为江苏省名中医、江苏省老中医药专家学术经验继承工作指导老师、博士生导师、医院院长、学会会长等。为国外、境外培养的中医药新秀，现在大多已成为台湾、香港、新加坡、韩国、马来西亚等国家和地区的中医药学领域的骨干力量。

迄今，年近 70 岁的章永红，践行大医精诚宗旨，以忘我精神履行着医者的职责和使命，仍坚持在江苏省中医院名医堂每周 5 次门诊和带教学生，每次诊治 25～35 人，年服务患者 7000 余人次，疗效卓著。

他兢兢业业，为祖国中医药事业的振兴、发展而继续努力、贡献着自己的力量。